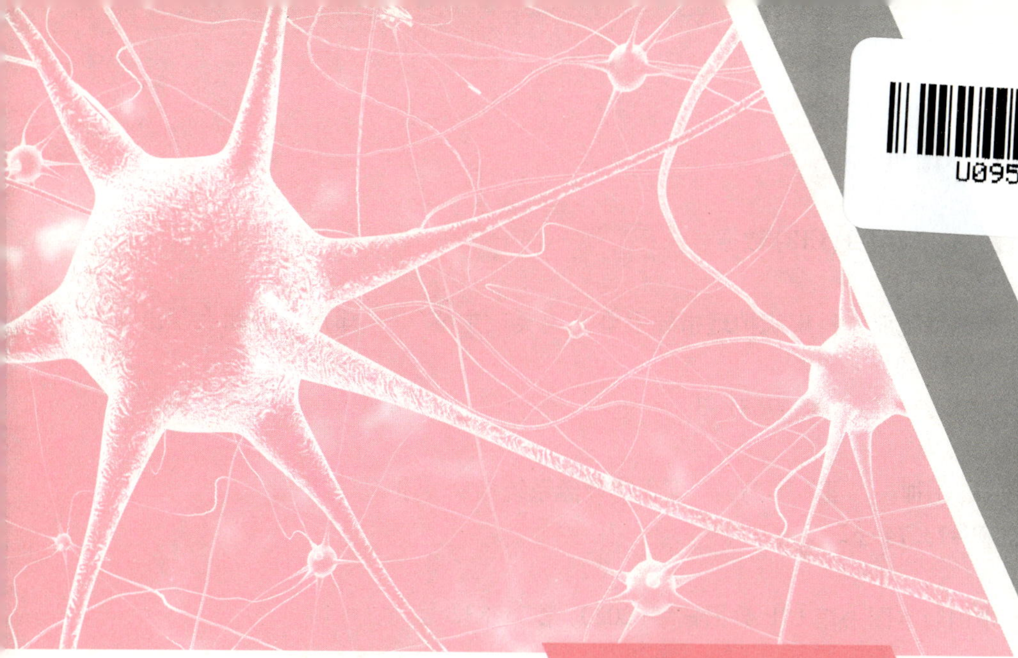

主编◎冯英璞

神经系统亚专科疾病护理指导手册

郑州大学出版社

图书在版编目(CIP)数据

神经系统亚专科疾病护理指导手册 / 冯英璞主编 . — 郑州 : 郑州大学出版社, 2021. 3

ISBN 978-7-5645-7681-3

Ⅰ. ①神… Ⅱ. ①冯… Ⅲ. ①神经系统疾病 - 护理 - 手册
Ⅳ. ①R473.74-62

中国版本图书馆 CIP 数据核字(2020)第 259832 号

神经系统亚专科疾病护理指导手册
SHENJING XITONG YAZHUANKE JIBING HULI ZHIDAO SHOUCE

策划编辑	李龙传	封面设计	曾耀东
责任编辑	陈文静	版式设计	曾耀东
责任校对	张彦勤	责任监制	凌 青 李瑞卿

出版发行	郑州大学出版社有限公司	地 址	郑州市大学路 40 号(450052)
出 版 人	孙保营	网 址	http://www.zzup.cn
经 销	全国新华书店	发行电话	0371-66966070
印 刷	河南龙华印务有限公司		
开 本	787 mm×1 092 mm 1 / 16		
印 张	21.5	字 数	496 千字
版 次	2021 年 3 月第 1 版	印 次	2021 年 3 月第 1 次印刷

书 号	ISBN 978-7-5645-7681-3	定 价	79.00 元

作者名单

顾　问　陈传亮

主　审　张红梅　李天晓

主　编　冯英璞

副主编　许　健　杨孟丽　张桂芳　许　珺　行　君

编　委　（按姓氏拼音排序）

陈云霞　程军艳　丁艮晓　丁玉莹　葛运利　郭　丹

侯　琨　霍晓冉　康　丹　李灿灿　李雅楠　刘　春

刘梦君　刘梦君　刘真亚　马　捷　梅　洁　孟晓静

秦秀宝　王　丽　王利平　王　琳　王秋芳　王小丽

吴　瑾　吴明晶　行　君　许　珺　许梦敏　许悦悦

杨　瑾　杨玉洁　叶松岩　张　驰　张婧爽　赵艳燕

周立民　朱明芳　朱新兰

前 言

随着医学技术的快速发展，医学领域分科更趋于细化和专业化，患者对护理专业服务的需求也在不断提高。为了适应现代护理事业的发展，提高专科护理的内涵与质量，河南省人民医院在全省率先细化了神经系统疾病25个亚专业，并进行相对应的专科化护理。经过大量的临床实践，积累了丰富的临床经验并与大家一同共享。

本书共包含神经系统的25个疾病，分为神经内科、神经外科、脑血管病科和神经重症四个章节的专科疾病护理，针对每一疾病，首先对典型病例进行深入分析，然后运用思维导图对案例进行层层剖析，运用“一问一答”的导语形式解答问题，有利于读者更好理解该病发病特点、相关诊断检查及护理要点，每一节末尾是关于该疾病的最新进展及指南，更利于科学地指导护理实践。

本书以提升专科护理质量为宗旨，从案例导入着手，以案例层层剖析为轴线，多角度、全方位讲解每一种疾病。所有案例均来源于临床一线护理工作，真实、生动、鲜活。我们衷心希望能给广大读者带去更多的帮助和支持。

在此，感谢全体编者的辛勤付出，本书的编者大多是来自临床护理一线的护士长和护理骨干，她们白天在病房护理患者，下班后还要编写书稿到深夜。正是她们把对护理事业的无比热爱倾注到本书的编写之中，才使得本书能够顺利出版。

最后，感谢参与本书编写的护理专家及协作单位的护理同仁！由于编者水平所限，书中疏漏之处在所难免，诚挚希望广大读者批评指正。

冯英璞

目　录

第一章 神经内科专科疾病护理

第一节　脑梗死

案例与思考

王某，男，57 岁，以“左侧肢体无力，行走向左偏斜，伴头晕，言语不利，左侧面部及左手掌麻木不适 5 天余”为主诉，于 2019 年 12 月 10 日 15:00 由平车推入病房。

现病史：患者于 5 d 前突然出现左侧肢体无力，行走向左偏斜，伴头晕，视物不旋转，言语不利，左侧面部及左手掌麻木不适，无意识丧失、恶心、呕吐、吞咽困难等。在某县人民医院诊断为“脑梗死”后给予活血化瘀、营养神经对症处理，症状未再加重或减轻。遂来我院就诊，以“急性脑梗死”为诊断入院，发病以来神志清，精神欠佳，饮食、睡眠正常。

既往史：患者于 1998 年患“急性脑梗死”，右侧肢体遗留功能障碍。

个人史：有高血压病，血压最高 160/90 mmHg，间断口服降压药。吸烟史 40 年，20 支/日。

查体与评估：体温 36.5 ℃，脉搏 91 次/分，呼吸 20 次/分，血压 130/76 mmHg。神志清楚，精神欠佳，言语不利，饮食正常，偶有饮水呛咳，右上肢肌力 5 级，右下肢肌力 5 级，左上肢肌力 4 级，左下肢肌力 4 级。入院护理评估：日常生活能力评定 85 分（轻度依赖），跌倒/坠床风险评估 4 分（高危），Caprini 血栓风险评估 7 分（极高危），EAT-10 筛查评分 2 分，营养风险筛查评分 2 分，Braden 压疮评分 23 分。

辅助检查：①影像检查，磁共振示右侧丘脑及侧脑室后角旁急性栓塞，双侧半卵圆中心、放射冠、基底节区、丘脑及侧脑室旁、小脑半球及脑干陈旧腔梗。②MRA 示脑动脉硬化。③彩超示双侧颈总动脉内中膜增厚，双侧颈总动脉及右侧锁骨下动脉斑块形成。④实验室检查：甘油三酯高，为 3.01 mmol/L，同型半胱氨酸高，为 32.26 μmol/L。

治疗与转归：入院后给予抗血小板、降脂稳定斑块、保护胃黏膜、营养神经、改善循环等药物应用。患者于同年12月20日好转后出院。

案例思考分析：

1. 患者诊断为脑梗死，何为脑梗死？脑梗死的临床表现是什么？

2. 此案例是脑梗死的典型案例，脑梗死的诊断要点是什么？可采取哪些主要检查？

3. 该患者为什么会发生脑梗死，脑梗死的发病机制及危险因素有哪些？

4. 患者主要治疗有哪些？

5. 患者的主要护理问题有哪些？应该采取怎样的护理措施？

6. 患者于12月20日好转出院，出院时针对存在的护理问题的护理方法及注意事项有哪些？

思维导图

运用思维导图的方法，对案例进行层层分析

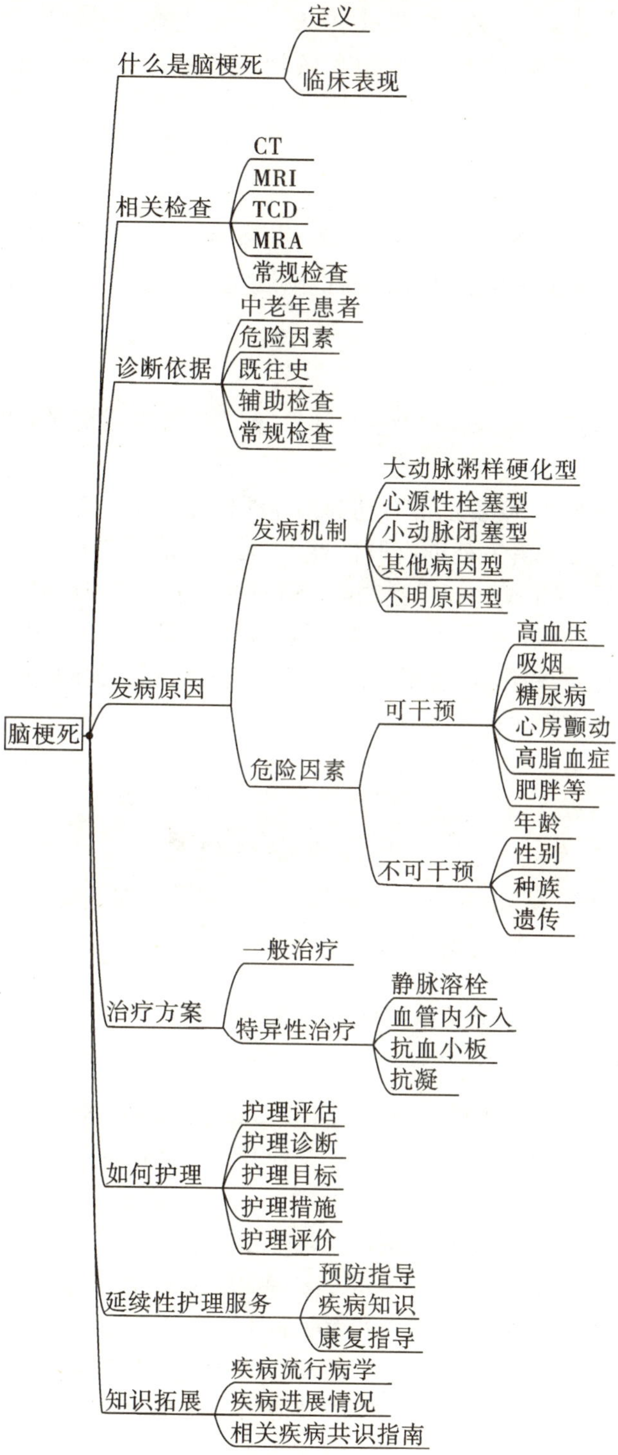

图 1-1 脑梗死的思维导图

案例分析一

脑梗死的定义及临床表现

该病例主要临床表现：左侧肢体无力，行走向左偏斜，伴头晕，言语不利，左侧面部及左手掌麻木。什么是脑梗死？脑梗死的主要临床表现还包含哪些？

（一）定义

脑梗死又称缺血性脑卒中（cerebral ischemic stroke，CIS）是指因脑部血液供应障碍，缺血、缺氧所导致的局限性脑组织的缺血性坏死或软化。脑梗死是脑血管病中最常见的一种类型，占70%～80%。

（二）临床表现

脑梗死的临床表现根据部位以及受累血管、侧支循环形成情况会出现相应的神经系统症状和体征。

临床特点：①多见于50岁以上有动脉粥样硬化、高血压、高血脂、糖尿病者；②安静或休息状态发病，部分患者发病前有肢体麻木、无力等前驱症状或TIA发作；③起病缓慢，症状多在发病后10 h或1～2 d达高峰；④以偏瘫、失语、偏身感觉障碍和共济失调等局灶定位症状为主；⑤部分患者可有头痛、呕吐、意识障碍等全脑症状。

该患者有动脉粥样硬化、高血压、血脂异常，有言语不利、偏瘫、偏身感觉障碍的局灶定位症状，有头晕等全脑症状。

案例分析二

脑梗死的检查项目

该病例进行了核磁共振、磁共振血管造影、颈动脉彩超、血生化检查等多项检查。目前临床脑梗死的检查主要有哪些？

2019 AHA/ASA急性缺血性卒中早期管理指南指出：

（一）头及颈部影像学

1. CT检查　平扫CT检查（computed tomography，CT）可准确识别绝大多数颅内出血，并帮助鉴别非血管性病变（如脑肿瘤），是疑似脑卒中患者首选的影像学检查方法。

2. 多模式CT　灌注CT可区别可逆性与不可逆性缺血改变，因此可识别缺血半暗带。对指导急性脑梗死溶栓治疗及血管内取栓治疗有一定参考价值。

3. MRI　MRI（Magnetic resonance imaging，MRI）如T1加权、T2加权及质子相在识别急性小梗死灶及后循环缺血性脑卒中方面明显优于平扫CT，可识别亚临床缺血灶，无电离辐射，不需碘造影剂。但有费用较高、检查时间稍长及患者本身的禁忌证（如有心脏起搏器、金属植入物或幽闭恐惧症）等局限。MRI在诊断脑梗死方面明显优于CT，该患者是发病5天后就诊，处于急性期，头颅MRI示右侧丘脑及侧脑室后角旁急性栓塞；双侧半卵圆中心、放射冠、基底节区、丘脑及侧脑室旁、小脑半球及脑干陈旧腔梗。

（二）血管影像

颅内、外血管病变检查有助于了解卒中的发病机制及病因，常用检查包括颈动脉超声、经颅多普勒（TCD）、磁共振脑血管成像（MRA）、高分辨磁共振成像（HRMRI）、CT 血管造影（CTA）和数字减影血管造影（DSA）等。

颈动脉超声对发现颅外颈部血管病变，特别是狭窄和斑块很有帮助；TCD 可检查颅内血流、微栓子及监测治疗效果，但其局限性是受操作技术水平和骨窗影响较大。该患者行颈动脉超声示：双侧颈总动脉内中膜增厚，双侧颈总动脉及右侧锁骨下动脉斑块形成。

（三）实验室检查

对疑似卒中患者应进行常规实验室检查，以便排除卒中类或其他病因。

常规实验室检查包括：①血糖、肝肾功能和电解质；②心电图和心肌缺血标志物；③全血计数，包括血小板计数；④凝血酶原时间（PT）/国际标准化比率（INR）和活化部分凝血活酶时间（APTT）；⑤血氧饱和度。该患者实验室检查阳性结果有：甘油三酯高，为 3.01 mmol/L，同型半胱氨酸高，为 32.26 μmol/L。

案例分析三

脑梗死的诊断依据

该病例患者诊断为急性脑梗死，诊断依据是什么？

诊断依据：中老年患者；多有脑血管病的相关危险因素病史；发病前可有 TIA；安静休息时发病较多，常在睡醒后出现症状；迅速出现局灶性神经功能缺失症状并持续 24 h 以上，症状可在数小时或数日内逐渐加重；多数患者意识清楚，但偏瘫、失语等神经系统局灶体征明显；头颅 CT 早期正常，24 ~ 48 h 消失后出现低密度灶。该患者为中老年患者，有“脑梗死”史，血脂异常，高同型半胱氨酸血症，高血压，吸烟均为脑梗死的危险因素，头颅 MRI 显示有脑梗死的责任病灶，因此诊断为急性脑梗死。

案例分析四

脑梗死的发病机制与危险因素

该病例患者为何会发生脑梗死？脑梗死的发病机制及危险因素有哪些？

其病因主要是各种原因导致的颅内及颈部大动脉粥样硬化，另外也包括主动脉弓粥样硬化。动脉粥样硬化形成的过程比较复杂，反复的机械性或毒性动脉内膜损伤及脑血管病的危险因素如高血压、糖尿病及血脂异常等在动脉粥样硬化的形成过程中起着重要的作用。大动脉粥样硬化导致脑梗死的机制主要包括血栓形成、动脉到动脉栓塞、载体动脉病变堵塞穿支动脉及低灌注。在分析脑梗死病因时，目前国内外广泛使用脑梗死的

TOAST 分型。TOAST 分型按病因分为 5 种类型:大动脉粥样硬化型、心源性栓塞型、小动脉闭塞型、其他病因型及不明原因型。

中国脑血管病一级预防指南 2019 版指出:不可干预的危险因素有年龄、性别、种族、遗传因素、出生体重。可干预的危险因素有高血压、吸烟、糖尿病、心房颤动、其他心脏病、血脂异常、无症状颈动脉狭窄、饮食和营养、缺乏身体活动、超重与肥胖、代谢综合征、饮酒、高同型半胱氨酸血症、口服避孕药、睡眠呼吸暂停、高凝状态、药物滥用、炎症和感染、偏头痛等。

该患者不可干预的危险因素有年龄,性别;可干预的危险因素有血脂异常,高同型半胱氨酸血症,高血压,脑梗死史,吸烟。患者血管病变的检查显示:脑动脉硬化;双侧颈总动脉及右侧锁骨下动脉斑块形成,从而导致了脑梗死的发生。

案例分析五

脑梗死的治疗方案

该病例患者入院后给予抗血小板、降脂稳定斑块、保护胃黏膜、营养神经、改善循环等药物应用。目前有关脑梗死的最新治疗方案有哪些?

(一)急性期一般治疗

嘱患者急性期卧床休息,加强皮肤、口腔、呼吸道及大小便的护理,预防压疮;患者存在饮水呛咳,给予吞咽功能筛查,给出正确的饮食指导,保证患者的营养,防止电解质紊乱以及病情加重。

(二)急性期特异性治疗

1.改善脑血液循环

(1)改善脑血液循环药物　急性缺血性脑卒中的治疗目的除了恢复大血管再通外,脑侧支循环代偿程度与急性缺血性脑卒中预后密切相关,该患者应用丁苯酞、舒血宁、奥拉西坦等改善循环类的药物。

(2)抗血小板　2019 AHA/ASA 急性缺血性卒中早期管理指南指出:对于未接受静脉溶栓治疗的轻型卒中患者(NIHSS 评分≤3 分),在发病 24 h 内应尽早启动双重抗血小板治疗(阿司匹林和氯吡格雷)并维持 21 d。该患者每日口服阿司匹林 100 mg 和氯吡格雷 75 mg。

(3)静脉溶栓和血管内介入治疗　2019 AHA/ASA 急性缺血性卒中早期管理指南指出:静脉溶栓是目前最主要恢复血流的措施,药物包括重组组织型纤溶酶原激活剂(Rt-PA)、尿激酶和替奈普酶。Rt-PA 和尿激酶是我国目前使用的主要溶栓药,现认为有效挽救半暗带组织时间窗为 4.5 h 内或 6 h 内。血管内介入治疗包括血管内机械取栓、动脉溶栓、血管成形术等。该患者是 5 d 后就诊,超过溶栓时间窗内 4.5 h 内或 6 h 内,无法采用静脉溶栓以及血管内介入治疗。

(4)抗凝　对大多数急性缺血性脑卒中患者,不推荐无选择地早期进行抗凝治疗。对于少数特殊患者,如存在心脏内附壁血栓或动脉夹层等,可在谨慎评估风险和获益后慎重选择抗凝治疗。该患者未合并心脏病，故未采用抗凝治疗。

2. 他汀类药物　急性缺血性脑卒中发病前服用他汀类药物的患者，可继续使用他汀治疗；在急性期根据患者年龄、性别、卒中亚型、伴随疾病及耐受性等临床特征，确定他汀治疗的种类及强度。该患者每日口服阿托伐他汀钙片 20 mg。

3. 神经保护药物　神经保护药物可改善缺血性脑卒中患者预后。该患者应用依达拉奉、胞二磷胆碱等神经保护类药物。

案例分析六

脑梗死存在的护理问题及护理措施

该病例患者入院护理评估：日常生活能力评定 85 分（轻度依赖），跌倒/坠床风险评估 4 分（高危），Caprini 血栓风险评估 7 分（极高危），EAT-10 筛查评分 2 分，营养风险筛查评分 2 分，Braden 压疮评分 23 分。患者目前面临的主要护理问题及相应的护理措施有哪些？

（一）护理评估

1. 病因和危险因素评估　了解患者有颈动脉斑块形成、高血压、高脂血症、脑梗死病史，发病前未规律服用降压药物，目前长期口服抗血小板、降压药物。

2. 起病情况和临床表现　患者于 5 d 前突然出现左侧肢体无力，行走向左偏斜，伴头晕，视物不旋转，言语不利，饮水呛咳，左侧面部及左手掌麻木不适，无意识丧失、恶心、呕吐、吞咽困难等，发病时神志清楚。

3. 意识状态评估　该患者自发病来神志清楚。意识障碍分类见附件 1。

4. 头颈部评估　该患者出现饮水呛咳，EAT-10 筛查为 2 分见附件 2；伴有言语不利；双侧瞳孔等大等圆，对光反射灵敏；无视野缺损；无眼球震颤、运动受限及眼睑闭合障碍；无面部表情异常、口角歪斜和鼻唇沟变浅；无听力下降或耳鸣。

5. 四肢、脊柱评估　该患者右上肢肌力 5 级，右下肢肌力 5 级，左上肢肌力 4 级，左下肢肌力 4 级，行走向左偏斜（见附件 3）。

6. 日常生活能力评估　主要包括穿脱衣物、进食、行走、上下楼梯、个人卫生等方面。该患者上下楼梯时需要极大帮助，如厕时需要部分帮助见附件 4。该患者跌倒、坠床的高危因素有活动功能障碍，步态不稳健等。跌倒、坠床风险评估见附件 5。

7. 压力性损伤风险评估　该患者压力性损伤风险评估为 23 分，不存在压疮风险见附件 6。

8. Caprini 血栓风险评估　见附件 14。主要包括年龄、BMI、既往史、近期状况（1 日内）、检查结果、手术相关因素等。该患者 Caprini 血栓风险评估 7 分，存在 DVT 风险。

9. 心理-社会状况评估　该患者未再发脑梗死，观察患者是否存在因疾病所致焦虑及抑郁等心理问题（见附件 7，附件 8）；了解患者和家属对疾病发生的相关因素、治疗和护理方法、预后、如何预防复发等知识的认知程度；患者家庭条件与经济状况及家属对患者的关心和支持度。

（二）护理诊断、目标及对应的护理措施

1. 脑灌注不足　与脑组织缺血、脑梗死有关。

护理目标：患者住院期间，保持血压稳定。

护理措施：

（1）注意血压准确测量的体位，右臂放在与心脏同高的位置。

（2）密切监测血压情况，维持患者血压高于基础血压的20%左右。

（3）测量血压时要避开运动、憋尿、进食，应保持安静30 min后进行。

（4）根据血压遵医嘱进行调整药物时，需要在给药后30 min进行复测血压，防止过度降压。

（5）嘱患者多饮水，避免出现大汗及腹泻，引起血容量不足等情况。

2. 吞咽功能异常　与丘脑皮质核束受损有关。

护理目标：能掌握恰当的进食方法，并主动配合进行吞咽功能训练，营养需要得到满足，吞咽功能逐渐恢复。

护理措施：

（1）观察患者进食情况，饮水时有无呛咳。

（2）指导患者进食时采用合适体位，选择合适的食物，低盐低脂，优质蛋白饮食。

（3）防止误吸、窒息。进食时保持病房环境安静，减少引起患者注意力分散的因素。

3. 有跌倒的风险　与运动中枢受损有关。

护理目标：住院期间不发生跌倒坠床等意外。

护理措施：

（1）提供足够的灯光，清除病房，床旁及通道障碍，在夜间使用夜灯。

（2）保持公共区域地面无水渍，湿滑地板要有醒目标志。

（3）教会患者使用床头灯及呼叫器，提醒患者下床时若有必要寻求帮助。

（4）悬挂高危跌倒（坠床）标识，必要时班班交接，加强巡视及时发现，满足患者需求。

（5）指导患者渐进坐起、渐进下床的方法（“三步”起床法），即：平躺30 s，坐起30 s，站立30 s再行走，对于偏瘫患者指导由健侧上下床。

（6）告知家属无论患者在卧床或下床活动时，都应随时陪伴在患者身旁，尽量穿防滑鞋，禁止穿一次性拖鞋。

4. 语言沟通障碍　与语言中枢损害有关。

护理目标：住院期间能与医护人员进行有效的沟通，表达自己的需求，得到恰当的救治。

护理措施：

（1）评估患者失语的程度，患者的文化程度及视、听能力。

（2）教会患者使用规范化手势语，及时满足患者需求。

（3）使用图片或书写文字等方法与患者交流。交流过程中尽量使用闭合式交流方式。

5. 躯体移动障碍　与运动中枢损害致肢体肌力下降有关。

护理目标：患者能适应卧床状态，配合进行肢体康复训练。日常生活活动能力逐渐

加强。

护理措施：

(1)给患者讲解活动的重要性。保持关节功能位，防止关节变形而失去正常功能。

(2)每 2 h 改变一次体位。每日做 3 ~4 次四肢的主动和被动活动锻炼。

(3)随着病情的稳定和肌张力的增加，逐渐增加肢体活动量。

(4)教会患者及家属锻炼和翻身的技巧。

(5)给予患者"握力球"，促进患者手部肌力的恢复。

6. 焦虑/抑郁　与瘫痪、失语缺少社会支持及担心疾病预后有关。

护理目标：患者在住院期间情绪稳定，能采取有效的方法应对或缓解焦虑。

护理措施：

(1)认识到患者的焦虑，对患者表示理解。

(2)主动向患者介绍环境，消除患者的陌生和紧张感。耐心向患者解释病情，消除心理紧张和顾虑，使其能积极配合治疗和得到充分休息。

(3)经常巡视病房，了解患者的需要，帮助患者解决问题，鼓励患者及时表达自己的感受。

(4)指导患者使用放松技术，如：缓慢的深呼吸，全身肌肉放松，听音乐等。

7. 知识缺乏　与缺乏疾病治疗、护理、康复和预防复发的相关知识有关。

护理目标：患者能描述疾病相关知识。

护理措施：

(1)通过交谈确认患者对疾病和未来生活方式的顾虑，针对患者的顾虑给予解释或指导。

(2)运用通俗易懂的语言向患者介绍病程及治疗。

(3)定时发放健康教育处方。提供适合患者所需的学习材料。

(4)鼓励患者提出问题，并耐心给予解答。

8. 有出血的风险　与应用抗血小板聚集和抗凝药物有关。

护理目标：住院期间患者未发生出血。

护理措施：

(1)经常检查皮肤、黏膜有无出血点及瘀点、瘀斑，注意观察有无鼻出血、血尿及大便颜色的变化。

(2)抽血时，止血带禁忌绷扎太久，以免引起皮肤黏膜出血点的出现。

(3)避免外伤，各种处置及操作时动作轻柔，禁用热敷和乙醇擦浴，避免肌内注射，减少静脉穿刺。

(4)避免刺激、摩擦皮肤、衣着宽松、保持鼻腔湿润，防止出血。

9. 潜在并发症　下肢深静脉血栓形成(DVT)。

护理目标：住院期间患者未发生 DVT。

护理措施：

(1)基本预防：

1)评估患者双下肢情况，包括皮肤温度、是否肿胀、皮肤色泽等，若发现异常及时告知医生。

2)正确指导和鼓励患者床上活动,如踝泵运动、股四头肌功能锻炼,勤翻身。对于因疾病原因不能自主活动的患者,照顾者应协助其活动。

3)病情允许时鼓励患者尽早离床活动,多做深呼吸和咳嗽动作。

4)对患者进行预防静脉血栓知识指导,建议患者改善生活方式,如戒烟、戒酒、控制血糖及血脂等。

5)鼓励患者进食低脂、粗纤维、维生素含量较高的食物,保持大便通畅。

6)避免在膝下垫硬枕和过度屈髋,并告知患者不要用过紧的腰带或穿着紧身衣物。

7)尽量避免在同一部位反复静脉穿刺或在下肢行静脉穿刺。

(2)物理预防:间歇充气加压装置和静脉足底泵。

(3)用药护理:

1)在服用抗凝药物时,嘱咐患者遵医嘱使用,不可擅自停药,定期复查凝血功能,做好各项凝血功能指标及血小板的监测。

2)用药期间密切观察患者有无出血倾向,一旦发生异常情况,立即告知医生,遵医嘱做出相应处理,同时尽量减少有创性检查及操作,做好患者心理护理,嘱咐患者勿用手挖鼻。观察患者有无过敏反应,如出现寒战、发热、荨麻疹等过敏反应时应立即告知医生,遵医嘱处理。

(三)护理评价

1. 患者或家属掌握肢体功能锻炼的方法并在医护人员和家属协助下主动活动,肌力增强,生活自理能力提高,无压疮和坠积性肺炎等并发症。

2. 患者能通过非语言沟通表达自己的需求,主动进行语言康复训练,语言表达能力增强。

3. 掌握正确的进食方法,吞咽功能逐渐恢复,未发生营养不良、误吸、窒息等并发症。

案例分析七

脑梗死的护理要点

该病例患者于 12 月 20 日好转出院,出院后有哪些注意要点,我们能为患者提供什么延续护理服务?

(一)疾病预防指导

患者可干预的危险因素有血脂异常,高血压,高同型半胱氨酸血症,吸烟。指导患者进食高蛋白、高维生素、低盐、低脂、低热量的清淡饮食,多食新鲜蔬菜、水果、谷类、鱼类和豆类,保持能量供需平衡,戒烟、限酒;应遵医嘱用药,控制血压、血脂和抗血小板聚集;告知其改变不良生活方式,合理休息和娱乐;外出时有人陪伴,气候变化时注意保暖,防止感冒。

(二)疾病知识指导

告知患者和家属疾病的基本病因和主要危险因素、早期症状和及时就诊的指征;指导患者遵医嘱正确服用降压和降脂药物，定期复查。学会运用“中风 120”和“FAST 评估法”早期识别脑卒中。

（三）康复指导

告知患者和家属康复治疗的知识和功能锻炼的方法，帮助分析和消除不利于疾病康复的因素，落实康复计划，并与康复治疗师保持联系，以便根据康复情况及时调整康复训练方案。如吞咽障碍的康复方法，包括唇、舌、颜面肌和颈部屈肌的主动运动和肌力训练；先进食糊状或胶冻状食物，少量多餐，逐步过渡到普通食物；进食时取坐位，颈部稍前屈（易引起咽反射）；软腭冰刺激；咽下食物练习呼气或咳嗽（预防误吸）；构音器官的运动训练（有助于改善吞咽功能）。指导患者进行早期康复，如踝泵运动，促进静脉回流，加强日常锻炼，预防静脉血栓形成。

鼓励患者从事力所能及的家务劳动，日常生活不过度依赖他人；告知患者和家属功能恢复需经历的过程，使患者和家属克服急于求成的心理，做到坚持锻炼，循序渐进。嘱家属在物质和精神上对患者提供帮助和支持，使患者体会到来自多方面的温暖，树立战胜疾病的信心。同时，也要避免患者产生依赖心理，增强自我照顾能力。

案例分析八

脑梗死的流行病学特征

该病例患者诊断为脑梗死，脑血管疾病有哪些流行病学特征？

我国脑血管疾病的发病呈现北高南低，中部突出地理分布特征。与西方发达国家不同，我国脑卒中的发病率和死亡率明显高于心脏病。《2019 中国卫生健康统计提要》数据显示 2018 年我国居民因脑血管病致死比例超过 20%，这意味着每 5 位死亡者中至少有 1 人死于卒中。脑卒中是我国成人致死、致残的首位病因，具有高发病率、高致残率、高死亡率、高复发率、高经济负担五大特点。脑梗死占全部脑卒中的 70% ~80%。我国缺血性脑卒中发病率处于持续上升阶段，2017 年患病率 1981/10 万（年龄标准化患病率 1470/10 万），是造成我国疾病所致寿命损失年的重要病因，已成为危害民众健康的主要疾病之一。

案例分析九

脑梗死的知识拓展

该病例患者入院评估存在吞咽障碍，EAT-10 筛查 2 分，营养风险筛查 2 分，有关吞咽障碍的最近进展有哪些？

吞咽障碍膳食营养管理中国专家共识（2019 版）指出：

共识一：吞咽障碍患者需要接受规范的膳食营养管理，以便降低吞咽障碍患者经口进食难度、尽早实现经口进食，改善患者营养状况，减轻吞咽时的残留和防止误吸、减少和（或）缩短管饲喂养的比例和时间，吞咽障碍患者膳食营养管理是临床各学科的共同责任。

共识二:吞咽障碍食品应具备流体食品黏度适当、固态食品不易松散、易变形、密度均匀顺滑等特点。

共识三:吞咽障碍高危人群在经口进食前应进行吞咽功能的筛查和评估,根据结果考虑是否经口进食并确定合适的食物性状。

共识四:吞咽障碍食品分为6级,其中液体食物分为3个级别(即1级低稠型、2级中稠型、3级高稠型),固体食物分为3个级别(即4级细泥型、5级细馅型、6级软食型);在固体食物里面增加吞咽训练专用食品。每一级食品都应详细描述物性特点及适合的患者。

共识五:吞咽障碍患者在进行营养干预前应进行营养风险筛查和营养状况评估。

共识六:患者应尽量保留或尽早开始经口饮食,当食物摄入不能满足营养需求时,可选择经食物性状调整的肠内营养制剂或特医食品。

共识七:当经口饮食不能达到营养目标时,应选择持续或间歇管饲肠内营养,当肠内营养不能满足60%的营养需求时,应通过肠外营养补充。

共识八:膳食营养管理应根据患者疾病的不同进行个体化营养制定方案。

(刘　春　葛运利)

第二节 自发性脑出血

案例与思考

乔某,男,52岁,代主诉:突发意识不清1 h余,于2020年5月14日急诊入院。

现病史:(代诉)1 h前(18:30)与家属争吵后出现意识不清倒地,伴有小便失禁,无呕吐、双眼上翻及角弓反张等情况,急送至我院,急诊查头颅CT提示脑干出血,期间有呕吐,呕吐物为胃内容物,急诊抢救间查体及了解病史后,以"脑干出血;高血压病3级,极高危;吸入性肺炎"收入我科。

既往史:有"高血压"病史2年余,用药及控制情况叙述不详,否认心脏病史、糖尿病病史、脑血管疾病史,否认肝炎、结核、疟疾病史,预防接种随当地进行,否认手术、外伤、输血、献血史,否认食物、药物过敏史。

查体与评估:体温36.5 ℃,脉搏78次/分,呼吸18次/分,血压180/110 mmHg。患者呈浅昏迷状态,双侧瞳孔等大等圆,直径2 mm,对光反射迟钝,肌张力正常,双侧病理反射未引出。入院护理评估:日常生活能力评定0分(完全依赖),跌倒/坠床风险评估0分(无风险),Caprini血栓风险评估6分(极高危),Braden压疮评分12分(高度风险)。

辅助检查:头颅CT示脑干出血,右侧半卵圆中心小片状高密度影。DR示双肺炎症,心影增大,主动脉迂回。凝血酶原时间10 s、活化部分凝血活酶时间27.6 s。

治疗与转归:入院后给予止血、降压、减轻脑水肿,抑酸、营养神经、预防感染、化痰、营养支持、补液、纠正电解质紊乱及对症支持治疗。患者神志转清于2020年6月6日好转出院。

案例思考与分析:

1. 患者诊断为脑出血,何为自发性脑出血,自发性脑出血的临床表现有哪些?
2. 此案例是自发性脑出血的典型案例,诊断要点是什么,可采取哪些主要检查?
3. 该患者为什么会发生脑出血,自发性脑出血的发病机制及危险因素有哪些?
4. 患者主要治疗有哪些?
5. 患者的主要护理问题有哪些?应该采取怎样的护理措施?
6. 患者于6月6日好转出院,出院时存在护理问题护理方法及注意事项有哪些?

思维导图

运用思维导图的方法，对案例进行层层分析

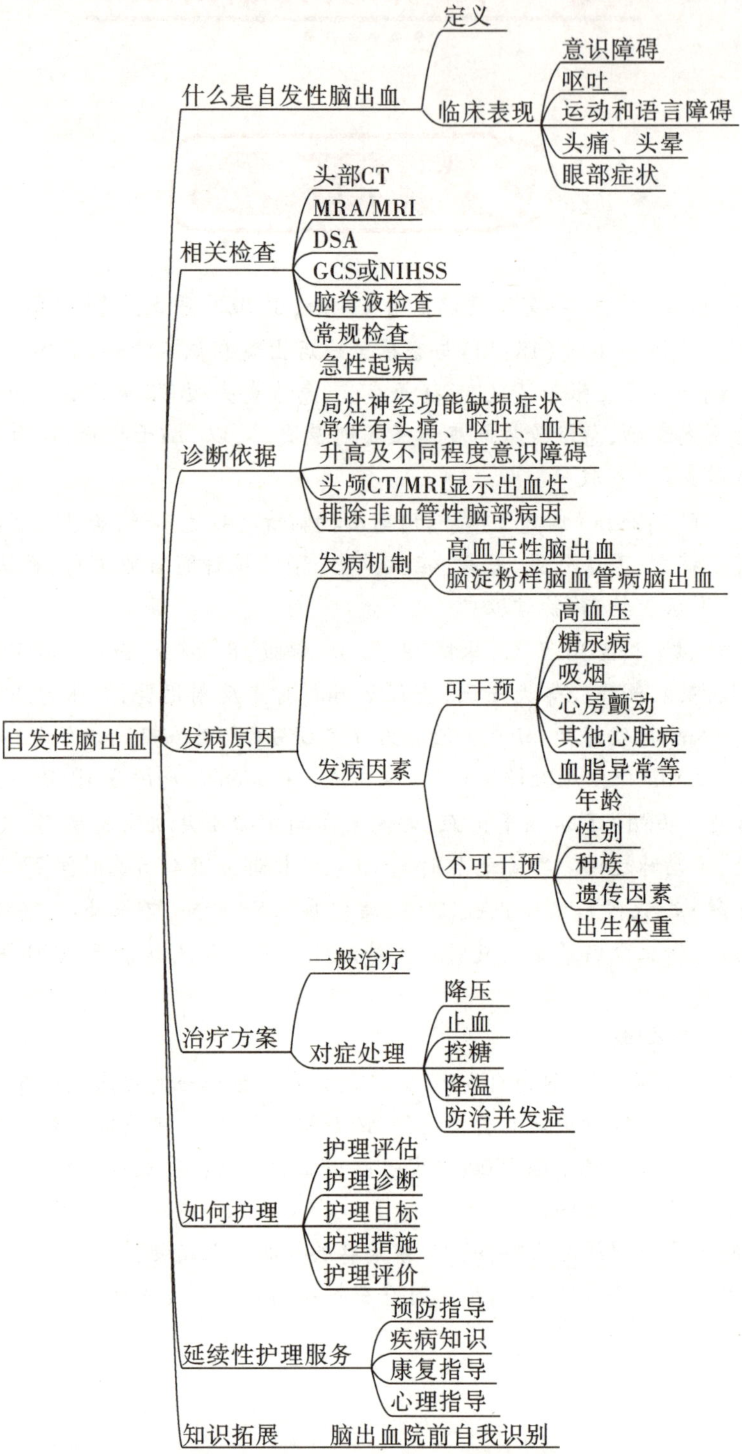

图1-2 自发性脑出血的思维导图

案例分析一

自发性脑出血的定义及临床表现

该病例患者主要临床表现:突发意识不清1 h余。什么是自发性脑出血?自发性脑出血的主要临床表现还包含哪些?

(一)定义

自发性脑出血(intracerebral hemorrhage,ICH)指非创伤性脑内血管破裂,导致血液在脑实质内聚集,其在脑卒中各亚型中的发病率仅次于缺血性脑卒中,位居第二。脑出血的发病率为(12~15)/10万人每年,在西方国家中,脑出血约占所有脑卒中的15%,占所有住院卒中患者的10%~30%,我国脑出血的比例更高,占脑卒中的18.8%~47.6%。

(二)临床表现

本病多见于高血压病史和50岁以上的中老年人,多在情绪激动、劳动或活动以及骤冷时发病,少数可在休息或睡眠中发生,寒冷季节多发。

1.运动和言语障碍 运动障碍以偏瘫较为多见;言语障碍主要表现为失语和言语含糊不清。

2.呕吐 约一半的患者发生呕吐,可能与脑出血时颅内压增高、眩晕发作、脑膜受到血液刺激有关。

3.意识障碍 表现为嗜睡或昏迷,程度与脑出血的部位、出血量和速度有关。在脑的较深部位短时间内大量出血,大多会出现意识障碍。

4.眼部症状 瞳孔不等大常发生于颅内压增高的患者;还可以有偏盲和眼球活动障碍,如脑出血患者在急性期常常两眼凝视大脑的出血侧。

5.头痛、头晕 头痛是脑出血的首发症状,常常位于出血一侧的头部;有颅内压力增高时,疼痛可以发展到整个头部。头晕常与头痛伴发,特别是在小脑和脑干出血时。

6.不同出血部位的临床表现

(1)壳核出血:壳核出血临床最常见,为内囊外侧出血。

表现:对侧偏瘫、偏身感觉障碍和同向偏盲,大量出血时可有意识障碍。

(2)丘脑出血:为内囊内侧出血。

表现:突发的典型"三偏"症状。

(3)脑桥出血:多由基底动脉脑桥支破裂所致。

表现:交叉性瘫痪,双眼向病灶对侧凝视。

(4)小脑出血:多由小脑上动脉分支破裂引起,累及小脑齿状核。

表现:后枕部疼痛、眩晕、恶心、眼球震颤、吞咽及发音困难,病侧或对侧瞳孔缩小,对光反应减弱,共济失调,站立和步态不稳。

(5)脑室出血:由脑室内脉络丛动脉或室管膜下动脉破裂出血,血液直接流入脑室所致。

表现:小量出血表现为头痛、呕吐、脑膜刺激征。大量脑室出血患者迅速出现昏迷、频繁呕吐、针尖样瞳孔等,多迅速死亡。

案例分析二

自发性脑出血的检查项目

该病例患者进行了头颅 CT 检查。目前临床自发性脑出血的检查主要包括哪些？

1. 头部 CT(computed tomography, CT) CT 是本病的主要诊断方法，它能迅速、准确和安全地诊断本病。能准确显示血肿的部位、大小、形态、发展方向、合并脑积水和脑水肿的程度，特别有助于脑室内、脑干和小脑出血的诊断。

2. 头部磁共振成像(magnetic resonance imaging, MRI) 对检出脑干、小脑出血灶和监测脑出血的演进过程优于 CT，比 CT 更易发现脑血管畸形、肿瘤及血管瘤等病变。

3. 脑血管病变检查 脑出血后数小时内常出现血肿扩大，加重神经功能损伤，应密切监测。CTA 和增强 CT 的“点征”有助于预测血肿扩大风险，必要时可行有关评估。如怀疑血管病变(如血管畸形等)、肿瘤或慢性型再生障碍性贫血者，可根据需要选择行 CTA、CTV、增强 CT、增强 MRI、MRA、MRV、DSA、GRE-T2 * 或 SWI 检查，以明确诊断。DSA 能清晰显示脑血管各级分支及动脉瘤的位置、大小、形态及分布，是当前脑血管病变检查的“金标准”。

4. GCS 或 NIHSS 等量表 可根据量表评估病情的严重程度。

5. 脑脊液检查 脑脊液呈均匀血性，压力升高。

6. 常规检查 血常规、血糖、肝肾功能和电解质；心电图和心肌缺血标志物；凝血酶原时间、国际标准化比率和活化部分凝血活酶时间；血氧饱和度。

案例分析三

自发性脑出血的诊断依据

该病例患者自发性脑出血的诊断依据是什么？

诊断依据：情绪激动时急性发病；有长期高血压病史，发病时，血压明显升高，伴有呕吐，伴有意识障碍。头颅 CT 显示有出血灶。

典型脑出血病例多为 50 岁以上，有高血压病史，多在情绪紧张、激动、兴奋、排便、用力、性交、体力活动时发病，气候剧烈变化特别是寒冷时发病较多，起病多无预感，突然起病，在数分钟至数小时内症状达到高峰，有不同程度的意识障碍及头痛、呕吐等，颅内压增高症状，有偏瘫、失语等脑局灶症状，诊断并不困难。但少量出血与脑梗死相似，大面积脑梗死可出现明显颅高压症状甚至脑疝，与脑出血也难以鉴别，需靠 CT 以助诊断。

案例分析四

自发性脑出血的发病机制与危险因素

该病例患者为何会自发性脑出血？自发性脑出血的发病机制及危险因素有哪些？

非损伤性脑出血病因：80% ~85% 是原发性出血。原发性脑出血的病因 50% ~60% 是高血压、20% ~30% 是淀粉样变。高血压性脑出血好发于大脑半球深部的基底节，约占脑出血的 2/3，其中最多见为壳核（占总数的 44%），其次依次为大脑皮质下或脑叶（15%）、丘脑（13%）、脑桥（9%）、小脑（9%）等。大脑皮质下和壳核出血，患者耐受量较大，血肿量可达 50 ~ 60 mL 以上，丘脑、脑桥和小脑出血早期即引起较严重神经功能障碍。脑实质内出血量大时，可沿神经纤维向四周扩散，侵入内囊、丘脑、脑干，可破入脑室或蛛网膜下腔。血肿可引起脑室受压或移位，发生脑疝。脑淀粉样血管病脑出血多发生于脑叶，以顶叶多见，基底节、脑干和小脑少见。中国脑血管病一级预防指南 2019 版指出：不可干预的危险因素有年龄、性别、种族、遗传因素。可干预的危险因素有高血压、吸烟、糖尿病、心房颤动、其他心脏病、血脂异常、无症状颈动脉狭窄、饮食和营养、缺乏身体活动、超重与肥胖、代谢综合征、饮酒、高同型半胱氨酸血症、口服避孕药、睡眠呼吸暂停、高凝状态、药物滥用、炎症和感染、偏头痛等。

案例分析五

自发性脑出血的治疗方案

该病例患者入院后给予降颅压、营养神经、改善循环类药物应用。目前有关自发性脑出血的最新治疗方案有哪些？

（一）一般治疗

脑出血患者在发病后的最初数天病情往往不稳定，应常规予以持续生命体征监测、神经系统评估、持续心肺监护，包括袖带血压监测、心电图监测、血氧饱和度监测。

（二）对症处理

1. 控制血压

（1）应综合管理脑出血患者的血压，分析血压升高的原因，再根据血压情况决定是否进行降压治疗。

（2）对于收缩压 150 ~ 220 mmHg 的住院患者，在没有急性降压禁忌证的情况下，数小时内降压至 130 ~ 140 mmHg 是安全的，其改善患者神经功能的有效性尚待进一步验证；对于收缩压 >220 mmHg 的脑出血患者，在密切监测血压的情况下，持续静脉输注药物控制血压可能是合理的，收缩压目标值为 160 mmHg。

（3）在降压治疗期间应严密观察血压水平的变化，避免血压波动，每隔 5 ~ 15 min 进行 1 次血压监测。

2. 血糖管理　血糖值可控制在 7.8 ~ 10.0 mmol/L。应加强血糖监测并相应处理：

①血糖超过 10 mmol/L 时可给予胰岛素治疗；②血糖低于 3.3 mmol/L 时，可给予 10% ~ 20% 葡萄糖口服或注射治疗。目标是达到正常血糖水平。

3. 体温管理　脑出血患者早期可出现中枢性发热，特别是在大量脑出血、丘脑出血或脑干出血者中出现。入院 72 h 内患者的发热持续时间与临床转归相关，然而，尚无资料表明治疗发热能改善临床转归。发病 3 d 后，患者可因感染等原因引起发热，此时应针对病因治疗。

4. 止血药物治疗　rFⅦa 治疗脑出血的临床疗效尚不确定，且可能增加血栓栓塞的风险，不推荐常规使用。氨甲环酸有助于限制血肿体积扩大和降低早期病死率，但长期获益不确定，不推荐无选择性使用。

5. 其他治疗　神经保护剂、中药制剂的疗效与安全性尚需开展更多高质量临床试验进一步证实。

（三）病因治疗

1. 使用抗栓药物发生脑出血时，应立即停药。

2. 华法林相关性脑出血患者可考虑将 PCC（临床前候选化合物）作为 FFP（新鲜冰冻血浆）的一种替代选择，同时静脉应用维生素 K。对新型口服抗凝药物（达比加群、阿哌沙班、利伐沙班）相关脑出血，有条件者可应用相应拮抗药物（如依达赛珠单抗）。

3. 不推荐 rFⅦa 单药治疗口服抗凝药相关性脑出血。

4. 对普通肝素相关性脑出血，推荐使用鱼精蛋白治疗。

5. 对溶栓药物相关脑出血，可选择输注凝血因子和血小板治疗。

6. 对于使用抗血小板药物相关性脑出血，不推荐常规输注血小板治疗。

（四）并发症治疗

1. 颅内压增高的处理　颅内压升高者，应卧床、适度抬高床头、严密观察生命体征。需要脱水降颅压时，应给予甘露醇和高渗盐水静脉滴注，用量及疗程依个体化而定。同时，注意监测心、肾及电解质情况。必要时，也可用呋塞米、甘油果糖和（或）白蛋白。对伴有意识障碍的脑积水患者可行脑室引流以缓解颅内压增高。

2. 痫性发作

（1）不推荐预防性应用抗癫痫药物。

（2）有临床痫性发作者应进行抗癫痫药物治疗。

（3）疑为痫性发作者应考虑持续脑电图监测；如检测到痫样放电，应给予抗癫痫药物治疗。

3. 深静脉血栓（DVT）和肺栓塞的防治

（1）卧床患者应注意预防 DVT；如疑似患者可做 D-二聚体检测及肢体多普勒超声检查。

（2）鼓励患者尽早活动、腿抬高；尽可能避免下肢静脉输液，特别是瘫痪侧肢体。

（3）瘫痪患者入院排除双下肢血栓后即应用气压泵装置，可预防深静脉血栓及相关栓塞事件；不推荐弹力袜预防深静脉血栓。

（4）对易发生深静脉血栓的高危患者（排除凝血功能障碍所致的脑出血患者），血肿稳定后可考虑发病后1～4 d皮下注射小剂量低分子肝素或普通肝素预防DVT，但应注意出血的风险。

（5）当患者出现深静脉血栓或肺动脉栓塞症状时，可使用系统性抗凝治疗或下腔静脉滤器植入；合适治疗方案的选择取决于多重因素（出血时间、血肿稳定性、出血原因及全身情况）。

案例分析六

自发性脑出血存在的护理问题及护理措施

该病例患者入院护理评估：日常生活能力评定0分（完全依赖）、跌倒/坠床风险评估0分（无风险）、Caprini血栓风险评估6分（极高危）、Braden压疮评分12分（高度风险）。患者目前面临的主要护理问题及相应的护理措施有哪些？

（一）护理评估

1. 病因和危险因素评估

（1）年龄：本病多见于50岁以上的患者，男性略多于女性。

（2）既往史：多数患者有长期高血压病及脑动脉硬化病史。

（3）诱因：脑出血常与发病前的剧烈活动、精神紧张、情绪激动、饮酒、用力排便等有关。询问患者既往有无高血压、动脉粥样硬化、血液病和家族脑卒中病史；是否遵医嘱进行降压、抗凝等治疗和治疗效果及目前用药情况；了解患者的性格特点、生活习惯与饮食结构。

2. 起病情况和临床表现评估　了解患者是在活动时还是安静状态下发病；发病前有无情绪激动、活动过度、疲劳、用力排便等诱因和头晕、头痛、肢体麻木等前驱症状；发病时间及病情发展的速度；是否存在剧烈头痛、喷射性呕吐、意识障碍、烦躁不安等颅内压增高的表现及其严重程度。

3. 意识障碍程度评估　通过言语、针刺及压迫眶上神经等刺激，检查患者能否回答问题、有无睁眼动作和肢体反应情况。为了较准确地评价意识障碍的程度，国际通用Glasgow昏迷评定量表（见附件12）。

4. 日常生活能力评估　主要包括穿脱衣物、进食、行走、上下楼梯、个人卫生等方面。这些都是患者最基本的生活能力评估，如果这些能力出现问题，将严重影响患者的生活质量。使用的量表主要是日常生活能力量表（Activity of Daily Living Scale，ADL）。

5. 肌力评估　肌力是受试者主动运动时肌肉收缩的力量。肌力异常不仅标志着肌肉本身的功能异常，往往提示支配该肌肉的神经功能异常，在评估肌力的同时应检查腱反射是否亢进、减退或消失，有无病理反射。

6. 心理及社会状况评估　了解患者是否存在因突然发生肢体残疾或瘫痪卧床，生活需要依赖他人而产生的焦虑、恐惧、绝望等心理反应；患者及家属对疾病的病因和诱因、治疗护理经过、防治知识及预后的了解程度；家庭成员组成、家庭环境及经济状况和家属对患者的关心、支持程度等。

7. Caprini 血栓风险评估　深静脉血栓形成以下肢多见，血栓脱落可引起肺动脉栓塞，严重者明显影响生活质量甚至导致死亡，因此，对卧床患者有必要进行评估、筛查、诊断、个体化预防及治疗。急性下肢深静脉血栓主要表现为患肢突然出现肿胀、疼痛等，查体时患肢呈凹陷性水肿、软组织张力增高、皮肤温度增高，在小腿后侧/或大腿内侧，股三角区及患侧髂窝有压痛。

（二）护理诊断、目标及对应的护理措施

1. 意识障碍　与脑组织缺氧、脑水肿有关。

护理目标：住院期间意识障碍不再加重。

护理措施：

（1）监测神志、瞳孔的变化，并以 Glasgow 量表评分标准记录患者对外界刺激的反应。

（2）保持舒适体位，每 2 h 翻身拍背一次，翻身时保持肢体功能位。

（3）保持呼吸道通畅，及时清除口鼻腔分泌物。

（4）预防继发性损伤：应用床栏、约束带保护患者，防止坠床；眼睑不能闭合者以眼药水滴眼，并以无菌眼垫覆盖患眼，以防暴露性角膜炎。

（5）做好相关生活护理。

2. 清理呼吸道无效　与患者意识障碍，无法自主咳嗽有关。

护理目标：及时清理呼吸道分泌物，保证体内血氧含量在正常范围内。

护理措施

（1）密切监测生命体征、血氧及患者是否有呼吸困难、发绀加重、烦躁不安等呼吸道阻塞的情况发生。及时吸痰，保持呼吸道通畅。

（2）每 2 h 翻身拍背一次，患者每日水摄入量在 2 000 mL 以上。

（3）正确留取痰标本，观察痰液的量、性质、颜色和气味，并记录。观察每班咳痰情况，必要时遵医嘱行雾化吸入。

3. 有脑疝风险　与脑出血、颅内压高有关。

护理目标：住院期间预防脑疝发生，发生脑疝时能及时识别。

护理措施：

（1）严密观察生命体征、头痛、瞳孔、意识等变化，出现头痛加剧、意识改变、瞳孔变化、脉搏减慢甚至呕吐，立即报告医生，进行脱水、降颅压处理。

（2）保持大便通畅，增加膳食纤维的摄入。必要时用开塞露通便，切忌大便时用力过度和憋气，导致颅内压急剧升高。

（3）及时清理呼吸道分泌物，避免剧烈咳嗽等加剧颅内压升高的危险因素。

4. 有窒息的危险　主要与患者脑出血后引起吞咽反射消失、咳嗽反射消失等有关。

护理目标：住院期间避免发生误吸及窒息等意外。

护理措施：

（1）正确判断窒息原因，对因处理。

（2）床边备好中心负压吸痰装置或电动吸引器及其相关抢救用物。

（3）鼻饲前协助翻身、叩背，清理呼吸道分泌物，抬高床头 15°～30°，每餐前抽吸胃

液，观察有无应激性溃疡及胃潴留情况。膳食温度适宜，喂水或进食不宜过急，遇呕吐或呛咳时应暂停片刻，进食后 30 min 内，减少对于患者的刺激与翻动，防止食物呛入气管引起窒息。

(4)减少胃内容物的潴留，促进胃排空，及时清理口鼻及气管内分泌物。

5. 再出血危险　主要与颅内出血部位未完全愈合、血管壁薄弱及血压控制欠佳有关。

护理目标：住院期间避免发生颅内再次出血，家属能说出引起再次出血的危险因素。

护理措施：

(1)监测意识、瞳孔、生命体征的变化，如有异常，及时汇报医生并进行脱水、降颅压处理，防止脑疝发生。

(2)昏迷不能进食者鼻饲流质饮食，4～5 次/d，每次 200～300 mL，定时回抽胃液，观察有无上消化道出血，保持口腔清洁。

(3)翻身时应保护头部，动作轻柔，以免加重出血，抬高床头 15°～30°，促进脑部血液回流，减轻脑水肿。生命体征平稳后开始被动运动训练。

(4)保持床单位干燥整洁，保持皮肤卫生，尤应注意眼角膜、外阴及臀部清洁，每日用温水擦拭，每 2 h 翻身拍背 1 次，按摩骨突及受压处，预防压力性损伤。

(5)舌根后坠明显时，取侧卧位或头偏向一侧；及时清除气管内分泌物，合并呼吸节律或深度改变时，做好气管插管或气管切开的准备，确保呼吸道通畅。

6. 脑组织灌注不足　主要与脑水肿引起局部脑组织缺血、缺氧有关。

护理目标：保证足够的液体量，控制血压在安全范围，避免出现脑部灌注不足。

护理措施：

(1)床头抬高 30°，保持头部正直，防止气管扭曲影响呼吸。

(2)高流量吸氧，保持呼吸道通畅。

(3)吸痰前先给予高流量吸氧，以防缺氧。

(4)持续心电监护及血氧监测，出现异常及时报告医生。

(5)遵医嘱控制血压，严密监测血压变化，避免血压过低影响脑灌注。

(6)遵医嘱及时准确记录 24 h 出入量。

7. 电解质紊乱　与不能自主进食、使用脱水剂有关。

护理目标：及时关注血液生化指标，住院期间患者避免出现严重的电解质紊乱。

护理措施：

(1)根据病情及时调整患者饮食及治疗方案：高钠血症限制盐摄入量；高钾血症减少钾的摄入量，必要时遵医嘱静脉滴注胰岛素及高渗糖，以及进行血液透析；低钠低钾者酌情补钠补钾。

(2)准确记录 24 h 出入量，根据病情及时调整输液速度及摄入量。

(3)遵医嘱及时采集血标本，化验电解质等及时纠正酸、碱中毒，使酸碱平衡。

8. 自理能力缺陷　与意识障碍有关。

护理目标：住院卧床期间生活需求能够得到满足。

护理措施：

(1)做好生活护理：如口腔护理、擦浴等，大小便后及时清洁肛周及会阴，及时更换污染的衣被。

(2)每 2 h 翻身拍背一次。

(3)适当使用床栏、约束带，预防坠床。

(4)严格掌握热水袋、冰袋使用指征，防止烫伤、冻伤。

9. 皮肤黏膜完整性受损的危险　与长期卧床、不能自主活动、营养不良及大小便失禁有关。

护理目标：住院期间避免发生皮肤受损，家属能自述皮肤受损的危险因素。

护理措施：

(1)卧床患者使用气垫床，制定翻身表，避免局部长期受压，至少 2 h 翻身拍背一次。翻身时避免托、拉、拽等动作，防止皮肤擦伤。

(2)避免局部刺激，保持床铺平整、清洁，干燥、无皱褶、无渣屑。

(3)使用压力缓解工具：如泡沫褥垫、水褥垫、气垫床等。

(4)加强饮食护理，改善营养状况，增强机体抵抗力。

10. 潜在并发症　下肢深静脉血栓形成(DVT)与长期卧床、肢体活动障碍有关。

护理目标：住院期间患者未发生 DVT。

护理措施：

(1)指导患者家属协助患者进行踝泵运动，使用下肢间歇性压力加压装置等仪器促进静脉血回流。

(2)保证足够的液体量，双下肢适量抬高。

(3)密切观察下肢腿围，如剧烈胀痛、浅静脉曲张伴有发热等，应警惕下肢深静脉血栓形成的可能。

(4)避免下肢静脉输液。

11. 知识缺乏　与缺乏疾病治疗、护理、康复和预防复发的相关知识有关。

护理目标：患者家属能描述疾病相关知识。

护理措施：

(1)通过交谈确认患者家属对疾病和未来生活方式的顾虑，针对其顾虑给予解释或指导。

(2)运用通俗易懂的语言向患者家属介绍病程及治疗，做好入院宣教及疾病相关知识指导。

(3)定时发放健康教育处方，提供适合患者所需的学习材料。

(4)鼓励患者家属提出问题，耐心给予解答。

(三)护理评价

患者意识障碍程度是否减轻，有无误吸、窒息、感染和压力性损伤的发生；能否积极进行日常生活能力的训练，自理能力是否提升；有无肢体失用性萎缩和关节挛缩畸形等发生；并发症是否得到有效防治。

案例分析七

自发性脑出血的护理要点

该病例患者于6月6日好转出院，出院后应有哪些注意要点，我们能为患者提供什么延续护理服务？

（一）疾病预防指导

对患者进行健康教育，指导患者进食高蛋白、高维生素、低盐、低脂、低热量清淡饮食，多食新鲜蔬菜、水果、谷类、鱼类和豆类，保持能量供需平衡、规律作息、定时监测血压变化、戒烟限酒，遵医嘱规律服药，避免熬夜、情绪激动，保持大小便通畅，适当做些运动，运动量需以患者耐受、不引起疼痛为宜，改变不良的生活习惯等，嘱咐患者出院回家以后积极落实。

（二）疾病知识指导

告知患者和家属疾病的基本病因和主要危险因素、早期症状和及时就诊的指征；指导患者遵医嘱正确服用降压、降糖和降脂药物，定期复查。

（三）康复指导

告知患者和家属康复治疗的知识和功能锻炼的方法，帮助分析和消除不利于疾病康复的因素，落实康复计划，对患者进行相关的锻炼过程中首先坚持以基础的生活功能锻炼为主，如指导患者进行穿衣、进食、洗漱和如厕。运动需从床上运动逐渐向床下运动过渡，运动时需严格把握运动量，避免因运动过度而增加患者不适感，并与康复治疗师保持联系，以便根据康复情况及时调整康复训练方案。

（四）鼓励生活自理、树立信心

鼓励患者表达内心想法，经常关怀患者，让患者感到被关爱、被需要，帮助其重拾信心，以积极的态度去面对生活。鼓励患者在日常生活中做力所能及的家务劳动，日常生活不过度依赖他人，树立战胜疾病的信心。通过家庭与社会的心理支持改善患者的运动功能、日常生活能力，缓解负面情绪。对于轻症患者鼓励其回归社会。

案例分析八

自发性脑出血的自我识别

该患者出院后如何在院外识别自发性脑出血？

1. 失语　听不懂家属的话，答非所问；或者不知道最常见的物品叫什么，例如筷子，患者一直说是吃饭用的，或者夹菜用的等，但一直叫不上来是“筷子”；说话费力。

2. 运动/感觉障碍　大脑右侧出血，可导致左侧上下肢的活动无力，痛觉、触觉减退，用针扎相应区域患者感觉缺失或者左右侧感觉不一样。大脑左侧出血时，右侧身体出现上述症状。

3. 精神障碍　主管精神的区域出现出血，会导致该区域脑细胞被破坏，会出现内向的人很兴奋、激动，说“胡话”，有的人则表现为非常抑郁。

4. 眼睛活动异常　眼球可能表现为不能上下左右移动，或者眼睛“闭不上”。

5. 嗜睡　患者一直睡觉，但能叫醒，叫醒后能正确回答问题又继续睡觉。

6. 尿失禁　小便不受控制。

上述症状可以只有一个，也可以有多个症状合并在一起，当多个症状发生在一个患者身上，就表示出血或者梗死的面积较大，应立即去医院。

（王秋芳　郭　丹）

第三节　阿尔茨海默病

案例与思考

田某，女，73岁。以“进行性记忆力下降1年余，加重3个月余”为主诉于2019年10月16日09:12由他人扶入病房。

现病史：患者1年前无明显诱因出现记忆力下降，以近记忆力下降为主，主要表现为买东西不能一次性买全，自己放的东西找不到，最近发生的事情总是记不住；近3个月上述症状加重，出现迷路，叫错家人的名字，为求进一步诊治，遂来我院，门诊以“阿尔茨海默病”为诊断平诊收入我科。

既往史：糖尿病20年，自诉血糖控制可。

个人史：生于原籍，久居本地，无业，初中学历，无疫区、疫情、疫水接触史，无牧区、矿山、高氟区、低碘区居住史，无化学性物质、放射性物质、毒物质接触史，无吸毒史，否认吸烟史、饮酒史，无冶游史。

查体与评估：体温36.5 ℃，脉搏72次/分，呼吸18次/分，血压123/62 mmHg，神志清楚，精神欠佳，四肢肌张力正常，四肢肌力4级。入院护理评估：日常生活能力评定65分（中度依赖），跌倒/坠床风险评估8分（高危）。

辅助检查：头颅磁共振成像检查示双侧海马萎缩，脑萎缩，简易精神状态检查量表（MMSE）评分17分，蒙特利尔认知评估量表（MoCA）评分8分。

治疗与转归：入院后遵医嘱给予改善认知、降糖等药物应用。患者于10月26日好转出院。

案例思考与分析：

1. 患者诊断为阿尔茨海默病，其定义是什么？临床表现有哪些？
2. 此案例是阿尔茨海默病的典型案例，阿尔茨海默病的诊断要点是什么，可采取哪些主要检查？
3. 该患者为什么会发生阿尔茨海默病？阿尔茨海默病的发病机制及危险因素有哪些？
4. 该患者的治疗措施有哪些？
5. 患者的主要护理问题有哪些？应该采取怎样的护理措施？
6. 患者于10月26日好转出院，出院时存在的护理要点及注意事项有哪些？

思维导图

运用思维导图的方法，对案例进行层层分析

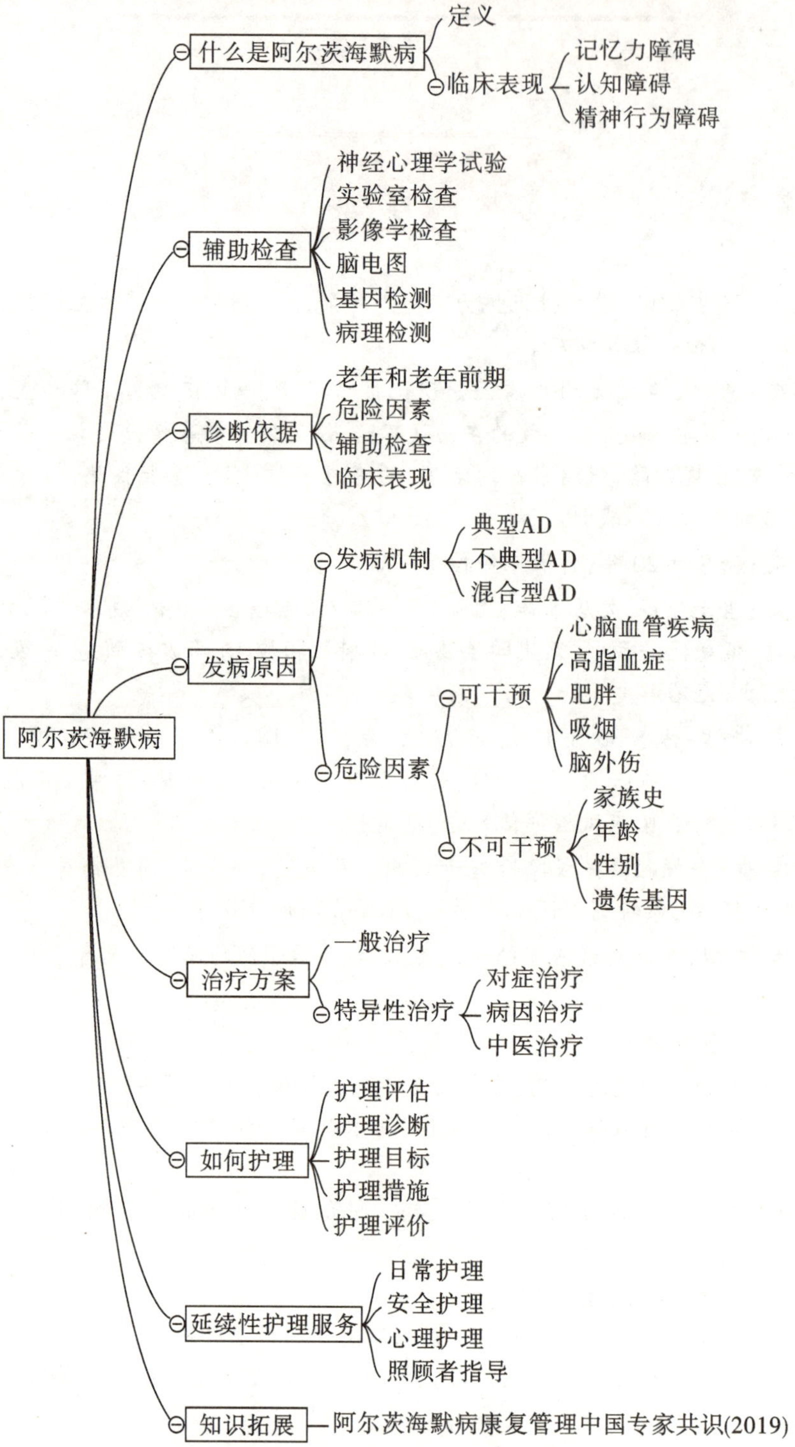

图 1-3 阿尔茨海默病的思维导图

案例分析一

阿尔茨海默病的定义及临床表现

该病例患者主要临床表现:记忆力下降,以近期记忆力下降为主,近3个月上述症状加重,出现迷路,叫错家人的名字。什么是阿尔茨海默病? 阿尔茨海默病的主要临床表现还包含哪些?

(一)定义

阿尔茨海默病(Alzheimer disease,AD)是发生于老年和老年前期、隐袭起病、以进行性认知功能障碍和精神行为损害为特征的中枢神经系统退行性病变,临床上以记忆障碍、失语、视空间障碍、定向力障碍、抽象思维和计算损害、失用、精神和行为异常改变为特征,是最常见的痴呆类型,占所有类型痴呆的50% ~70% 。

(二)临床表现

AD临床表现主要包括记忆障碍、认知障碍和精神行为障碍。

1. 记忆障碍　是AD最常见和最早的症状,也是诊断AD的必要条件。在AD患者中情景记忆损害为最早和最突出表现,特别是近事遗忘尤为突出,工作记忆亦受到损害,导致患者无法学习和记忆新知识,工作能力减退。而语言记忆障碍出现得相对较晚,继发于工作记忆损害,患者对熟悉的地理名称、内容无法理解(患者忘记过去熟知事物的名称和相关知识)。AD患者记忆障碍的发展与新皮质结构的损害,特别是颞叶海马的结构破坏有关。

2. 认知障碍　主要表现为失语、失用、视空间障碍、思维障碍、执行功能障碍等。失语是AD患者常见症状,其发展顺序为言语主动性减少、找词困难、命名性失语、经皮质感觉性失语、感觉性失语和完全性失语。AD患者计算损害往往明显,表现为购物时算账错误。视空间障碍表现为地理方位认识困难,在家找不到自己房间,出门后找不到自己的家,容易迷路和走失;前后穿反衣服,上衣当作裤子穿,照镜时不认识自己的面孔等。执行功能障碍则表现为患者在任务计划、组织和实施方面的损害导致不能完成既往可以完成的任务。AD患者的失语、失用和视空间障碍与顶颞区后半球皮质萎缩有关。

3. 精神行为症状　是AD的重要表现之一。早期患者即可出现猜疑、妄想(被窃妄想、关系妄想)、易激惹,随病情的发展,逐渐出现幻觉、错觉、人格改变、游荡、尾随。抑郁也是常见症状,患者主动性显著减退,兴趣爱好减少或缺失,社交礼仪逐渐丧失,后期可出现脱抑制等。研究显示重复收敛行为(患者收集废旧物品,甚至捡拾垃圾等)是各阶段AD患者的特征性表现。

案例分析二

阿尔茨海默病的检查项目

该病例患者进行了头颅磁共振成像检查、MMSE评估、MoCA评估等多项检查。目前临床阿尔茨海默病的检查主要包括哪些?

1. 神经心理学测试　MMSE 状态检查、画钟试验、神经精神症状问卷等。还应指出的是，选用何种量表，如何评价测验结果，必须结合临床表现和其他辅助检查结果综合得出判断。

2. 实验室检查　脑脊液检查可发现 $A\beta_{42}$ 水平降低，总 tau 蛋白和磷酸化 tau 蛋白增高。

3. 影像学检查　CT 检查可见脑萎缩、脑室扩大；结构磁共振可见内侧颞叶萎缩，尤其是海马和内嗅皮质改变是结构核磁有关 AD 研究最经典的发现；海马体积缩小常作为 AD 诊断和判断疾病进展的指标之一。

FDG-PET 显像显示，AD 患者的低代谢或是低灌注区域主要集中在扣带回后部和楔前叶，痴呆相同程度的 AD 患者，早发型 AD 较晚发型 AD 低灌注或是低代谢程度更严重，早发 AD 患者病变区域主要集中在顶叶、枕叶和额叶及皮质下区域。

Aβ 淀粉样物质显像可用于鉴别 AD 与其他类型的痴呆，tau 蛋白显像可作为 AD 的特异度生物标志物。

4. 脑电图　阿尔茨海默病的早期脑电图改变主要是波幅降低和 a 节律减慢。

5. 基因检查　有明确家族史的患者可进行淀粉样前体蛋白（amyloid precursor protein，APP），早老素 1（presenilin 1，PS_1），早老素 2（presenilin 2，PS_2）基因检测，突变的发现有助于确诊。

6. 病理检查　AD 诊断的金标准，病理改变以老年斑和神经元纤维缠结为特征。

案例分析三

阿尔茨海默病的诊断依据

该病例患者诊断为阿尔茨海默病，诊断依据是什么？

应用最广泛的 AD 诊断标准是由美国国立神经病、语言障碍和卒中研究所-阿尔茨海默病及相关疾病协会制定的，2011 年美国国立老化研究所和阿尔茨海默协会对此标准修订，诊断标准如下。

1. 很可能的 AD 痴呆

（1）核心临床标准　①符合痴呆诊断标准；②起病隐匿，症状在数月至数年中逐渐出现；③有明确的认知损害病史；④表现为遗忘综合征（学习和记忆下降，伴 1 个或 1 个以上其他认知域损害）或者非遗忘综合征（语言、视空间或执行功能三者之一损害，伴 1 个或 1 个以上其他认知域损害）。

（2）排除标准　①伴有与认知障碍发生或恶化相关的卒中史，或存在多发或广泛脑梗死，或存在严重的白质病变；②有路易体痴呆的核心症状；③有额颞叶痴呆的显著特征；④有原发性进行性失语的显著性特征；⑤有其他引起进行性记忆和认知功能损害的神经系统疾病，或非神经系统疾病，或药物过量或滥用的证据。

（3）支持标准　①在以知情人提供和正规神经心理测验得到的信息为基础的评估中，发现进行性认知下降的证据；②找到致病基因（APP、PS_1 或 PS_2）突变的证据。

2. 可能的 AD 痴呆　有以下任一情况时，即可诊断。

（1）非典型过程：符合很可能的 AD 痴呆核心临床标准中的第 1 条和第 4 条，但认知障碍突然发生，或病史不详，或认知进行性下降的客观证据不足。

（2）满足 AD 痴呆的所有核心临床标准，但具有以下证据：①伴有与认知障碍发生或恶化相关的卒中史，或存在多发或广泛脑梗死，或存在严重的白质病变；②有其他疾病引起的痴呆特征，或痴呆症状可用其他疾病和原因解释。

案例分析四

阿尔茨海默病的发病机制及危险因素

该病例患者为何会发生阿尔茨海默病？阿尔茨海默病的发病机制及危险因素有哪些？

阿尔茨海默病（AD）可能是一组异质性疾病，在多种因素（包括生物和社会心理因素）的作用下才发病。AD 危险因素包括不可逆性和可逆性，不可逆性危险因素包括痴呆家族史、高龄、性别、遗传因素（AD 致病基因 APP、PS_1 和 PS_2，易感基因 ApoE 基因等）；可逆性危险因素包括心脑血管疾病、高血压、2 型糖尿病、高脂血症、低教育水平、肥胖、吸烟、脑外伤等，其中年龄增长是最主要的危险因素，国内外的研究均显示，65 岁以上人群，年龄每增长 5 岁，AD 患病率几乎增加一倍。

AD 的大体病理改变为脑的体积缩小和重量减轻。组织病理学上的典型改变为神经炎性斑（嗜银神经轴索突起包绕 Aβ 而形成）、神经原纤维缠结（由过度磷酸化的微管 tau 蛋白于神经元内高度螺旋化形成）、神经元缺失和胶质增生，神经生化则以脑皮质和海马合成胆碱能神经元明显减少为特征。

案例分析五

阿尔茨海默病的治疗方案

该病例患者入院后给予改善认知、降糖等药物应用。目前有关阿尔茨海默病的最新治疗方案有哪些？

1. 对症治疗　改善认知功能的药物主要包括：胆碱能制剂、非胆碱能神经递质调节剂、脑血液循环改善剂、脑能量代谢激活剂等。改善 AD 患者精神行为症状的药物主要包括氯氮平、利培酮、奥氮平、富马酸喹硫平等；非药物治疗包括音乐治疗、运动疗法、回忆疗法、怀旧疗法、作业疗法等，非药物治疗是改善认知症患者精神行为症状的首选治疗方法。

2. 病因治疗　目前对于 AD 的病因治疗主要是根据发病机制中的部分环节进行探索，主要包括药物治疗、AD 免疫治疗、基因治疗以及 RNA 干扰技术。

3. 中医治疗　国内 AD 的中医治疗主要包括中药治疗和针灸治疗。

案例分析六

阿尔茨海默病存在的护理问题及措施

该病例患者入院护理评估：日常生活能力评定65分（中度依赖），跌倒/坠床风险评估8分（高危），MMSE评分17分（中度），MoCA评分8分。患者目前面临的主要护理问题及相应的护理措施有哪些？

（一）护理评估

对痴呆患者评估应至少每6个月一次，详细记录患者以下几个方面的变化。

1. 日常生活能力：主要包括穿脱衣服、进食、行走、上下楼梯、个人卫生等基本生活需要，使用的量表为日常生活能力（ADL）评定量表见附件4。

2. 认知功能：AD患者的认知功能障碍以记忆力、定向力和言语能力的障碍为主。使用的量表为蒙特利尔认知评估量表（MoCA）见附件9。

3. 精神行为症状：痴呆患者除记忆等认知功能损害之外，常常会出现感知觉、情感及思维行为的异常或紊乱，包括幻觉、错觉、妄想、焦虑、抑郁、淡漠、易激惹、冲动行为及脱抑制行为等。这些症状不仅给患者本人带来痛苦，也加重了照护负担与疾病负担。症状的正确识别与评估是缓解其症状的前提，要详细记录症状出现的诱发因素、表现形式、持续时间、频率、强度及其对患者及照料者的影响，可以采用神经精神问卷进行评估见附件10。

4. 评估患者的病情变化。

5. 评估患者的居住环境舒适程度及其安全性。

6. 评估患者的决策能力，决定患者是否需要代理人。

7. 评估服药情况和护理的需求，是否需要制订临终护理计划。

8. 评估患者的家庭和社会支持系统，确认患者的主要照护者，并对照护者的心理和生理健康也予以评价。

（二）护理诊断、目标及对应的护理措施

1. 记忆力受损　与智能损害有关。

护理目标：患者能最大限度地保持记忆力能力。

护理措施：

（1）鼓励患者说话，让患者每天多次说出家庭住址、亲人及照护者的姓名，采取看图说话等方式，来刺激患者记忆功能。帮助患者收集曾经使用过的物品，如水杯、桌椅、收音机等，通过翻看相册、日记、旧信件以及朋友聚会等方式，加强患者记忆和识别能力，同时愉悦了患者的心情，与患者讨论他感兴趣的但又不需要许多回忆的事情。

（2）复合性注意训练：常用训练方法包括：Stroop色词测验、同时性双任务（如单词朗读和字形判断）、双耳分听任务、数字或字母划消、数字顺背或倒背等。此外还可进行钓鱼游戏、拼图游戏、填色游戏、棋牌游戏、阅读图书、手工操作等方法。

（3）执行功能训练：让患者尽快列举动物、水果和鸟类等不同范畴的词汇进行快速词汇分类提取训练；将动物、植物、食品等物品或卡片按用途或相关性进行归纳和分类训

练;可用按颜色(蓝、黑、白)、形状(圆、方、三角)和大小(大、中、小)对成套卡片进行不同属性的分类和判断训练;也可利用双手进行运动执行训练,如握拳、切、拍等连续变换动作训练,或先右手握拳左手伸展,再右手伸展左手握拳等交替动作训练。

(4)学习和记忆训练:通过记忆物品和面孔等进行形象记忆训练;通过记住抽象化的符号如某个手势的意思等进行抽象记忆训练;通过让患者回忆伴有鲜明情绪体验的经历如婚礼情景等进行情绪记忆训练;通过让患者回忆事件发生的时间、地点、人物和故事情节进行自动体记忆训练;通过让患者记住一个概念的含义,如北京是中国的首都、地球是圆的等进行语义记忆训练;通过教会患者完成某项任务的动作步骤,如使用筷子夹菜等进行动作记忆(程序性记忆)训练;通过视觉、听觉、触觉、味觉、嗅觉等不同感觉进行各种感觉记忆的训练。

2. 语言沟通障碍 与思维障碍有关。

护理目标:患者以能改变的沟通方式,表达自己的需要,最大限度地保持沟通能力。

护理措施:

语言训练:根据语言表达和理解受损程度制订不同的目标和训练方法,语言障碍较轻、基本能进行交流的患者以改善语言功能为主;语言交流较困难的患者应以恢复残存功能、改善交流能力为主;针对理解和表达严重障碍而无法进行交流的重度患者,可利用残存功能或代偿方法,采用手势姿势等视觉性语言和沟通交流板等方法改善实用性交流功能,建立简单的日常交流方式。语言表达能力训练包括构音训练、口语和文字表达、口语命名、文字称呼和复述以及数数、背诗、唱歌等自动化程度较高的序列语言;语言理解能力训练包括单词与画及文字匹配、是非反应、会话、听写和执行口头指令等;阅读和书写障碍的患者应给予相应训练。

3. 走失的危险 与空间定向力障碍有关。

护理目标:住院期间患者未发生走失。

护理措施:

(1)选择患者不易打开的门锁;利用布帘、画面等隐藏出口。

(2)应用现代电子产品,如门窗感应装置、远程报警系统、电子定位装置等;与邻居及社区相关人员通报病情,以获取及时帮助。

(3)平时随身携带患者卡片(有患者姓名、住址、联系电话等),佩戴手腕牌,外出时有人陪伴,防止意外。

4. 自伤及伤人的危险 与情感、行为障碍有关。

护理目标:住院期间患者未发生自伤或伤人等。

护理措施:

(1)提供适宜的环境,减少感知觉刺激。提示患者远离可能的危险,去除危险因素。如把车钥匙和打火机藏起来,同时保持周围环境的安全。牢记:对于正常人来说可能是安全的东西,而对阿尔茨海默病患者就可能是危险的事物。

(2)出现攻击行为时照护者要保持冷静,最大程度降低攻击性带来的危险性,要用简单而温柔的言语去安抚患者,给其语言的反馈,建立良好的人际关系。寻找可能引起患者攻击行为的人和事,总结经验,避免再次出现同样的事情。另外可以通过听音乐、散步以及做患者喜欢的事情分散其注意力。

5. 潜在并发症　有压力性损伤及外伤的风险。

护理目标:患者住院期间未发生任何并发症。

护理措施:

(1)入院时即行压疮风险评估,根据不同风险程度制定相应护理措施,同时适当活动减少卧床时间,每日保证足够营养摄入,提高机体抵抗力,从而积极预防压力性损伤的发生。

(2)做好饮食护理,保证充足的营养,增强机体抵抗力。对于终日卧床或不能自主改变体位的患者,应用气垫床,定时翻身、拍背,建立翻身卡,勤擦洗,保持床铺清洁干燥,班班皮肤交接。病室定时开窗通风、紫外线消毒。根据气温增减衣被,若被污染随时更换,内衣每日更换。每日保证有足够的水分摄入。大小便失禁的患者,做好会阴护理。

(3)患者入院后应进行全面评估,对有跌倒病史的患者应加强生活护理,床头悬挂防跌倒标识,床边设床档,下楼梯、外出散步时一定要有人陪伴和扶持。避免因跌倒引起外伤。

6. 自理能力缺陷　与认知改变有关。

护理目标:提高患者的生活自理能力,患者能参与自我管理,表现为穿衣,洗澡,进食。较好发挥残存功能,使生活质量得以提高。

护理措施:

(1)进食和饮食:对于任何阶段的认知障碍患者,照护者都应该提供愉悦的就餐环境和合理膳食,并根据患者的饮食喜好提供色香味俱全的饮食;不建议对没有营养素缺乏的患者刻意补充营养素来改善认知功能。尽量鼓励经口进食,避免饮食限制。当疾病进展或应激时,患者经口能量摄入低于预期的50%且超过10 d时建议鼻饲,给予肠内营养制剂、留置鼻胃管或胃造瘘术。如果鼻饲有禁忌或者不能耐受,可以短期内选择肠外营养。注意对吞咽困难者、鼻饲者应防误吸和窒息风险。

(2)穿脱衣:简化对衣物的选择,鼓励患者自己穿脱衣;对穿脱衣有困难者,予以协助,在此过程中注意解释,并保护隐私。

(3)梳洗能力:鼓励并指导患者完成梳头、刷牙、剃须、剪指甲等清洁过程;定期检查患者的牙齿及义齿有无松动。

(4)外出活动和运动:以长期规律有氧运动和抗阻力训练为基础,运动的形式可以根据患者既往的爱好个体化制定,散步、慢跑、做健身操、练舞蹈、打太极拳、渐进抗阻练习等都是适合的运动方式;在运动中注意量力而行,循序渐进,防止运动损伤;当晚期患者运动困难时,尽量每天帮助其活动肌肉和关节,以免发生关节变形、肌肉萎缩等并发症。

(5)洗澡和皮肤清洁:营造舒适的洗浴环境,尊重患者的习惯,定期洗澡或搓澡。注意简化洗澡过程,使用无香味、含脂成分较多的肥皂,正确使用护肤液湿润皮肤,避免因干燥导致瘙痒;注意有无皮肤损伤。对于拒绝洗澡的患者,应寻找原因,如怕水、担心衣物丢失、缺乏隐私感等,给予相应的处理。

(6)如厕和失禁:对轻中度患者鼓励独立如厕;对有困难的患者提供帮助,如增加标识、改造厕所等。出现大小便失禁时应首先寻找原因并治疗,原因不明者可采用定时如厕、改变生活方式、盆底肌肉训练和生物反馈治疗等;必要时使用纸尿裤或防水床垫,定期更换和清洁患者的床上用品。

7. 社交障碍　与记忆力下降，不愿参与社交活动有关。

护理目标：患者能参与社会交往，表现为与护理人员或家属有良好的社会关系。

护理措施：

(1)与患者讨论他感兴趣的但又不需要许多回忆的事情。

(2)当谈论过去的经历时，帮助患者与此时此地联系起来。

(3)帮助患者参与适合其认知水平的社会活动，使患者熟悉和满意所参加的活动，并做好简单的说明，即使是患者初次参加某项活动，也应该尽可能多让患者自己独立完成。当患者特别窘迫时，帮助患者摆脱困境。

(4)如果患者有幻觉，将患者的注意力集中于与现实有关的事情，不要纠正患者的想法或告诉他这是幻觉。

(5)避免过多的刺激，如噪声、光线、活动等。

(6)制定每日活动计划时要包括活动时间和安静休息的时间，要考虑患者的特长，兴趣和能力。

(7)提供每日社交活动的信息。

(三)护理评价

应让患者或家属明白患者记忆减退的症状是不可恢复的，然而，对此病和临床症状采取正确、合理的应对措施，可以提高阿尔茨海默病患者及家属的生活质量。

案例分析七

阿尔茨海默病的护理要点

该病例患者于 10 月 26 日好转出院，出院后应有哪些注意要点，我们能为患者提供什么延续护理服务？

1. 日常护理

(1)首先是平日的起居饮食一定要有规律，要早睡早起，定时进食，保持大便的通畅。在饮食上，要做到定时、定量、定质。多吃高蛋白、高维生素的食物，必须低盐、低脂肪，而且要戒烟、戒酒。其次进食环境光线要好，选用不易破碎的不锈钢餐具，避免让患者用刀、叉进食。自己能进食的，最好把几种菜肴切成小块放在一个盘子里，鱼肉应提前把鱼刺剔除。避免让患者吃黏性比较大的食物。进食时只有在患者同意的情况下才能使用围嘴布等物品；患者不能自己进食时，一定要让患者坐起来喂食，喂食时一次食量不能太多，喂食速度也不能太快。

(2)患者衣服应宽松，质地柔软，以免化学纤维对患者皮肤造成伤害；最好用按扣或布带代替拉链，防止拉链划伤患者。

(3)居住环境要宽敞、整洁、设施简单、光线充足，地面要防滑，无门槛等障碍物。刀、剪、药品、杀虫剂等物品一定要收藏好，电源、天然气等开关要有安全装置。生活环境要固定，照护者不宜经常更换。

2. 安全护理　避免患者单独外出，以免迷路走失。患者随身携带信息联系卡，应注明患者和家属的名字、家庭住址、联系电话以及患者所患疾病等信息，或佩戴有 GPS 定位功能的手表或者其他定位装置，以防患者走失。

3. 心理护理　劳逸结合，防止大脑老化，培养各种各样的兴趣和爱好，进一步活跃脑细胞，例如看书、下棋、手指操等，同时保持乐观情绪，愉快心情，多交一些朋友，多与他人进行交流，并积极参加社会活动，不断增强抗病的能力。

4. 照护者的指导　保持乐观心态，看一场有趣的电影，与喜欢逗乐的朋友聊天，讲一些笑话或看幽默的电视都有助于抑制失落情绪，使心情愉快；面对现实，尽你所能，但不强求自己，给予鼓励，对于无法控制的事物不要归罪自己；照护者也需要时间照顾自己的生活起居，在照顾患者的同时不要忘记留点时间给自己，经常听广播、看新闻、参加社区活动等，可以缓解压力。

案例分析八

阿尔茨海默病的知识拓展

该病例患者入院评估存在认知功能障碍，MMSE 评分 17 分，MoCA 评分 8 分。根据评分，该患者需要认知功能康复治疗，阿尔茨海默病认知功能康复最新知识拓展有哪些？

认知康复(cognitiverehabilitation，CR)常采用多模态认知干预方法，旨在维持或改善患者的日常生活活动能力和社会参与能力，提高生活质量。以目标为导向的认知康复可改善早期 AD 患者的生活质量、自我效能感、情绪和认知。常用以下两种方式：认知刺激疗法(cognitivestimulationtherapy，CST)是以小组形式开展的一些带有娱乐性质的非特异性认知活动，包括讨论时事、词语联想、自然娱乐、使用物品等多个主题，以刺激认知功能；认知训练(cognitivetraining，CT)是以提高或保持认知能力为直接目标，针对特定认知功能域进行标准化训练，在结构化任务上进行指导练习，改善相应的认知功能，或者增加脑的认知储备，传统认知训练方法主要以纸张卡片为主，采用基本技能训练、功能训练、作业训练以及与思维训练相结合等方法。目前，计算机辅助认知康复(Computer-Assisted Cognitive Rehabilitation，CACR)技术具有针对性强、题材丰富、选择性高、时间精确、训练标准化和结果反馈及时等优势，将越来越广泛地应用于 AD。另外，CACR 通过远程监控，可在家庭或社区进行，将极大地提高认知康复效率和效果。

专家推荐：综合认知功能评估应用 MMSE 或者 MoCA 等筛查量表了解 AD 患者是否存在认知障碍，并通过动态评估了解认知功能衰退的进程。如果需要进行认知康复训练，建议详细评定认知功能受损的范围、类型和程度，以便制定个体化针对性的认知训练方案。单项认知域的评定可根据评定实例，对 6 项关键神经认知领域(复杂的注意、执行功能、学习和记忆、语言、知觉运动、社会认知)及其亚型进行评定。认知康复的干预方法包括小组或者团体非特异性认知刺激疗法和针对特定认知域的标准化训练，训练形式有传统纸张卡片和计算机辅助康复等，针对不同受损的不同认知域采取相应的训练。在整个认知功能康复治疗护理过程中，要体现护理人文关怀。

(叶松岩　杨孟丽)

第四节 发作性睡病

案例与思考

李某某,男,24岁。以"睡眠增多15年余"为主诉于2019年8月13日10:15自行步入病房。

现病史:15年前无明显诱因出现睡眠增多,入睡快,坐位10 min左右可入睡,夜间易醒,夜间睡眠时间8~10 h,梦多,情绪激动时可出现下肢无力,偶于睡眠时出现自动症状,未经过治疗;1周前至我院门诊查多导睡眠监测、多次小睡潜伏期试验,提示发作性睡病。

既往史:无。

个人史:生于原籍,久居本地,无业,高中学历,无疫区、疫情、疫水接触史,无牧区、矿山、高氟区、低碘区居住史,无化学性物质、放射性物质、毒物质接触史,无吸毒史,否认吸烟史,否认饮酒史,无冶游史。

查体与评估:体温36.5 ℃,脉搏74次/分,呼吸18次/分,血压121/83 mmHg,神志清楚,精神差,四肢肌力4级,肌张力正常。入院护理评估:日常生活能力评定100分(完全自理),跌倒/坠床风险评估6分(高危)。

辅助检查:

(1)多导睡眠监测:①睡眠569.5分,睡眠效率87.9%,睡眠结构紊乱;睡眠潜伏期缩短;1期睡眠比例增多,2期、3期、R期睡眠比例减少,觉醒次数增多。②夜间轻度低氧血症。③轻度周期性腿动。

(2)多次睡眠潜伏期试验:共5次,平均睡眠潜伏期5.9 min;其中出现4次始发REM(快速动眠睡眠)期睡眠,符合发作性睡病小睡试验。

(3)头颅磁共振:①颅脑MRI平扫未见明显异常;②双侧筛窦及上颌窦轻度炎症;③双侧下鼻甲略肥大,鼻中隔稍右偏。

治疗与转归:入院后遵医嘱给予营养神经、醒脑、改善睡眠类药物应用。患者于同年8月22日好转后出院。

请思考:

1. 患者诊断为发作性睡病,何为发作性睡病,其临床表现是什么?
2. 此案例是发作性睡病的典型案例,其诊断要点是什么,可采取哪些主要检查?
3. 该患者为什么会发生发作性睡病,其发病机制及危险因素有哪些?
4. 患者主要治疗有哪些?
5. 患者的主要护理问题有哪些? 应该采取怎样的护理措施?
6. 患者于8月22日好转出院,出院时存在的护理要点及注意事项有哪些?
7. 该患者在入院行走过程中即可入睡,如何做好该患者的安全防护?
8. 发作性睡病患者的照护及注意事项有哪些?

思维导图

运用思维导图的方法，对案例进行层层分析

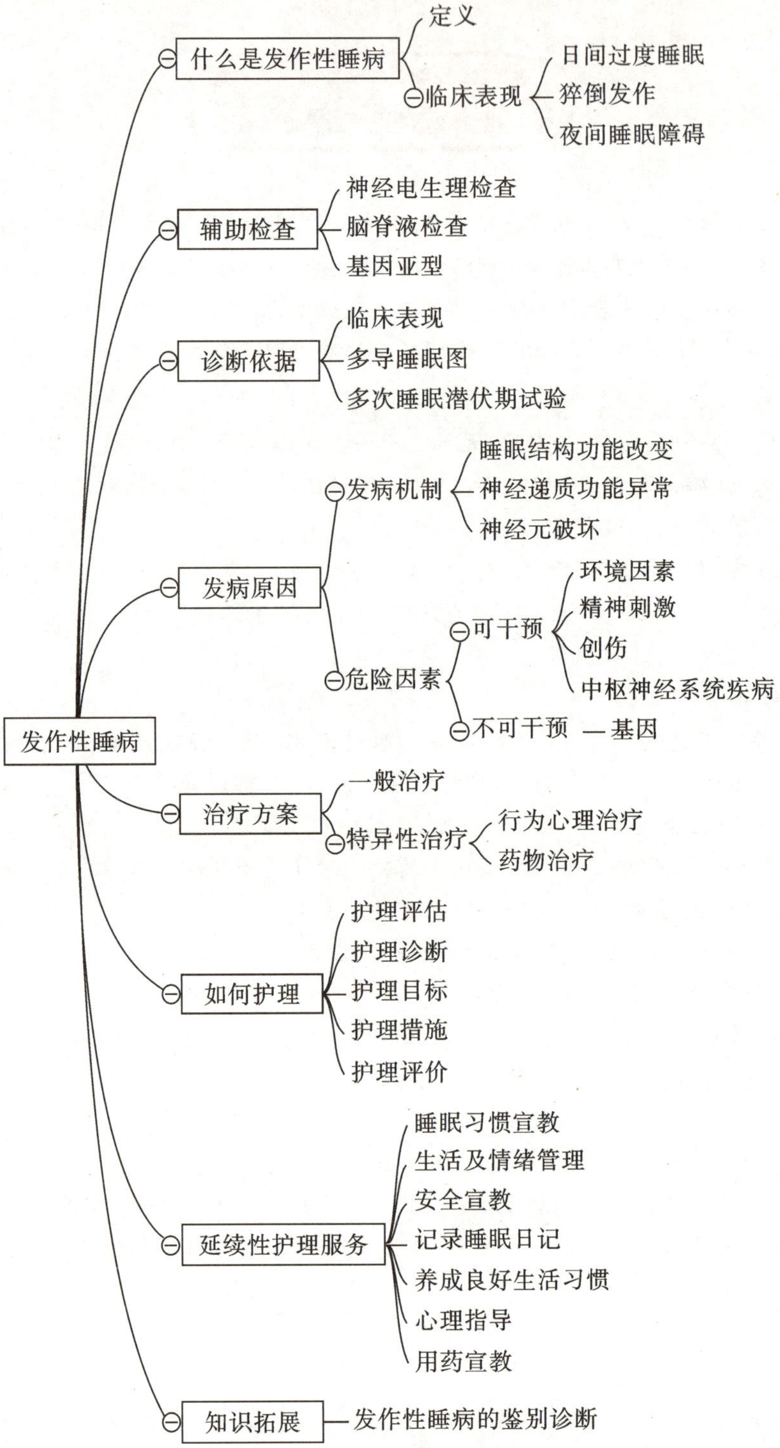

图1-4 发作性睡病的思维导图

案例分析一

发作性睡病的定义及临床表现

该病例患者主要临床表现：睡眠增多，入睡快，坐位10 min左右可入睡，夜间易醒，夜间睡眠时间8～10 h，梦多，情绪激动时可出现下肢无力，偶于睡眠时出现自动症状。什么是发作性睡病？发作性睡病的主要临床表现还包含哪些？

（一）定义

发作性睡病（Narcolepsy）的概念由法国医生Gelineau在1880年首次提出，因此本病又称Gelineau综合征。发作性睡病是一种以睡眠障碍为主的慢性神经系统疾病，临床上以不可抗拒的嗜睡、猝倒发作、睡眠瘫痪、睡眠幻觉及夜间睡眠紊乱五联症为特点，多于儿童或青年期起病。发作性睡病发病率在0.04%左右，我国发作性睡病发病的高峰年龄为8～12岁，男女均可患病，男性患病比例略高于女性。它是一种终身性睡眠疾病，可严重影响患者的生活质量，甚至酿成意外事故而危及生命。但近年来的研究发现，发作性睡病在发病数年后，部分患者症状有缓解趋势，但具体机制尚不明确。

（二）临床表现

发作性睡病的主要临床表现为日间发作性过度睡眠、猝倒发作和夜间睡眠障碍，其中睡眠障碍中最具特征性表现有睡眠瘫痪和睡眠幻觉。此外，可伴有肥胖、性早熟、睡眠呼吸暂停综合征、代谢综合征、偏头痛、嗅觉缺陷及心理障碍等疾病。

1. 日间过度睡眠（excessive daytime sleepiness，EDS） 绝大多数病例均有日间发作性过度睡眠，这是最重要的主诉。EDS表现为：白天难以遏制的困倦或陷入睡眠；白天小睡可暂时缓解睡意，并可保持一段时间清醒；在单调、无刺激的环境中更容易入睡；一些患者可能在行走、吃饭、说话时突然睡眠发作，而呈现出一些无意识的行为或刻板动作；无论患者夜间睡眠时间长短，EDS每日均会发生；伴有注意力和精神运动警觉性的波动。

2. 夜间睡眠障碍（nocturnal sleep disturbance） 夜间睡眠障碍包括夜间睡眠中断、觉醒次数和时间增多、睡眠效率下降、睡眠瘫痪、入睡前幻觉、梦魇、异态睡眠及REM睡眠期行为障碍等。其中最具特征性的是与梦境相关的入睡前幻觉（hypnagogic hallucinations）和睡眠瘫痪（sleep paralysis），发生于33%～80%的患者。入睡前幻觉是发生于觉醒-睡眠转换期的梦境样体验，一般多为恐怖或不愉快的内容，也可发生在觉醒前，可发生于20%～65%的发作性睡病患者中。通常为视觉或体感幻觉（如“灵魂出窍”感），也可表现为听觉、平衡觉或多种感觉复合形式的幻觉。幻觉可伴随猝倒发生，也可发生于猝倒后或睡眠瘫痪时。睡眠瘫痪多在入睡或起床时出现，是发作性睡病患者从REM睡眠中醒来时发生的一过性全身不能活动或不能讲话，患者体验到运动不能的症状，此时患者虽然意识清醒，但无法自主运动或讲话，可持续数秒至数分钟，在有意识努力控制下或外界刺激（身体受到触碰）下可立即恢复正常。正常人也可发生，但发作性睡病患者的发作频率及程度均严重得多。睡眠瘫痪时常伴有呼吸困难的感觉和各种形式的幻觉，多为恐怖性体验。

3. 猝倒发作(cataplexy attacks)　表现为清醒期突然发生的双侧骨骼肌肌张力下降而意识相对保留。猝倒发作被认为是快速眼球运动(rapid eyes movement, REM)睡眠片段解离与插入的表现,是发作性睡病最具特征性的临床表型。通常在 EDS 出现后 1 年内发生,罕见病例先出现猝倒发作。发作通常由大笑、高兴等积极的情绪诱发。负面情绪如愤怒、悲伤等也可能触发猝倒发作。猝倒可仅表现为局部骨骼肌无力,如眼睑下垂、舌脱垂、面部松弛,甚至仅为视力模糊(眼肌受累),也可影响颈部、上肢和下肢,引起头下垂、上肢下垂、膝盖弯曲、身体前倾,甚至跌倒等,呼吸肌通常不受累。发作时间通常短暂(<2 min),可以迅速得到完全恢复。发作频率从数月 1 次到每天数次不等。有时强烈的情感刺激可能引发持续的猝倒发作,严重时可持续数小时,称为猝倒持续状态。

案例分析二

发作性睡病的检查项目

该病例患者进行了多导睡眠监测、头颅磁共振成像等多项检查。目前临床发作性睡病的检查主要包括哪些?

1. 神经电生理检查

(1)夜间多导睡眠图(nocturnal Polysomnogram, nPSG)检查:为保障 nPSG 监测结果的准确性,建议停用以下药物:在睡眠监测前 2 周停用所有干扰睡眠的药物,或至少停药时间长达 5 倍药物及其具有活性代谢产物的半衰期。监测前 1 周保持规律的睡眠-觉醒作息时间,应保证每晚 7 h 以上的卧床时间(儿童建议更长)。发作性睡病 nPSG 特点主要表现为:入睡潜伏期缩短、出现睡眠始发 REM 睡眠、入睡后觉醒增加、睡眠效率下降、微觉醒次数增加、睡眠期周期性肢体运动增加、REM 睡眠期眼动指数增高、REM 睡眠期肌张力失弛缓以及非快速眼球运动(non-rapid eyes movement, NREM)1 期睡眠增加、NREM 3 期睡眠减少等。

(2)多次睡眠潜伏期试验(multiple sleep latency test, MSLT):在 MSLT 检查前至少记录 1 周的体动记录仪和睡眠日记,以排除睡眠不足、轮班工作和其他昼夜节律失调性睡眠障碍。在 MSLT 前夜应该进行标准 nPSG 监测,以确保夜间睡眠时间大于 7 h。通常 nPSG 监测后次日白天进行 4~5 次小睡检查。SOREMPs 不仅见于发作性睡病,也可见于睡眠剥夺、阻塞型睡眠呼吸低通气综合征等。MSLT 阴性并不能完全排除诊断,必要时需要重复 MSLT 检查。重复进行 MSLT 检查的指征包括:首次检查受药物、外部环境或研究条件的影响而得到阴性结果;临床怀疑发作性睡病,但之前的 MSLT 结果为阴性。

(3)觉醒维持试验(maintenance of wakefulness test, MWT):MWT 用于评估受试者在白天极少感觉刺激环境中保持觉醒的能力,此试验不是发作性睡病的诊断性试验。美国睡眠医学学会(American Academy of Sleep Medicine, AASM)推荐,当发作性睡病、阻塞性睡眠呼吸低通气综合征、轮班工作等疾病或状态可能影响患者的日间觉醒能力、对患者或他人构成潜在威胁时,建议通过 MWT 评估其白天保持觉醒的能力,避免从事危险性职业,并且可以作为药物疗效或不良反应的评价指标。

(4)量表评估:临床评估日间过度睡眠最常用的量表为 Epworth 嗜睡量表(Epworth Sleepiness Scale,ESS)和斯坦福嗜睡量表(Stanford Sleepiness Scale,SSS)。ESS 的评分标准为:0～8 分为正常;9～12 分为轻度异常;13～16 分为中度异常;>16 分为重度异常。SSS 分为 7 个等级,倦意从低到高为 1～7 分,更适合测试受试者当下的主观倦意。

2. 脑脊液下丘脑分泌素-1(HcrT-1)检测　脑脊液中的 Hcrt-1 含量为发作性睡病 1 型的确诊指标。当患者脑脊液 Hcrt-1 含量≤110 pg/mL 或<正常参考值的 1/3 时,诊断为发作性睡病 1 型。本指标的特异度和敏感度约为 90%,有 10% 的猝倒型发作性睡病患者脑脊液 Hcrt-1 含量并未下降,而约 24% 的非猝倒型发作性睡病患者脑脊液的 Hcrt-1 浓度降低。推荐测定脑脊液 Hcrt-1 的指征包括:患者具有 EDS 症状,但 MSLT 检查 1 次或多次结果为阴性;新发病例,MSLT 结果阴性,却伴有典型猝倒发作症状;由于个人原因或研究条件限制无法完成 MSLT 检查者;使用中枢神经系统药物并可能会对 MSLT 结果造成影响时;伴随睡眠呼吸紊乱或其他类型睡眠障碍,而 MSLT 无法鉴别者。

3. 基因亚型(genetic subtypes)　大量研究发现发作性睡病与人类白细胞抗原(HLA) DQB1 * 0602 和 DR2/DRB1 * 1501 关系密切。尤其是发作性睡病的患者 DQB1 * 0602 阳性率高达 98%,而普通人群 HLA-DQB1 * 0602 的检出率为 12%～38%。DQB1 * 0301 与发作性睡病易患性增加有关,而 DQB1 * 0501 和 DQB1 * 0601 等基因亚型则表现为保护作用。最近中国一项全基因组研究(Genome-wide Association Study)发现 DQB1 * 0301 等位基因与早发型发作性睡病有关。此外,发作性睡病与 T 细胞 α 受体多态性、肿瘤坏死因子-α_2 以及嘌呤能受体 P2Y11 基因具有相关性。这些基因位点的检测对于发作性睡病病理机制的研究具有启发意义,但对于诊断发作性睡病既非充分也非必要条件。发作性睡病 1 型患者的一级亲属中患本病的风险为 1%～2%。

案例分析三

发作性睡病的诊断依据

该病例患者诊断为发作性睡病,诊断依据是什么?

发作性睡病的诊断除根据临床表现外,还需结合 nPSG,MSLT,脑脊液 Hcrt 检测,血清 HLA 分型等。根据国际睡眠障碍分类第三版(ICSD-3)的分类标准,发作性睡病可分为发作性睡病 1 型和发作性睡病 2 型,具体诊断标准如下。

(一)发作性睡病 1 型的诊断标准

发作性睡病 1 型需同时满足:

1. 患者存在白天难以遏制的困倦和睡眠发作,症状持续至少 3 个月以上。

2. 满足以下 1 项或 2 项条件:

(1)有猝倒发作(符合定义的基本特征):经过标准的 MSLT 检查平均睡眠潜伏期≤8 min,且出现≥2 次睡眠始发 REM 睡眠现象。推荐 MSLT 检查前进行 nPSG 检查。nPSG 出现 SOREMP 可以替代 1 次白天 MSLT 中的 SOREMP。

(2)免疫反应法:检测脑脊液中 Hcrt-1 浓度≤110 pg/mL 或<正常参考值的 1/3。

幼儿期的发作性睡病可能表现为夜晚睡眠时间过长或白天打盹时间延长;如果临床

强烈怀疑发作性睡病1型，但MSLT的诊断标准不能满足，推荐重复MSLT检查；患者存在EDS和脑脊液Hcrt-1水平低下或难以检测时，即使不伴有猝倒发作，仍应诊断为发作性睡病1型。

（二）发作性睡病2型的诊断标准

发作性睡病2型需同时满足：

1. 患者存在白天难以遏制的困倦和睡眠发作，症状持续至少3个月以上。

2. 标准MSLT检查平均睡眠潜伏期≤8 min，且出现≥2次SOREMPs，推荐MSLT检查前进行nPSG检查，nPSG出现SOREMP可以替代1次白天MSLT中的SOREMP。

3. 无猝倒发作。

4. 脑脊液中Hcrt-1浓度没有进行检测，或免疫反应法测量值>110 pg/mL或>正常参考值的1/3。

5. 嗜睡症状和（或）MSLT结果无法用其他睡眠障碍如睡眠不足、阻塞型睡眠呼吸低通气综合征、睡眠时相延迟障碍、药物使用或撤药所解释。

如果患者随后出现猝倒发作，应重新诊断为发作性睡病1型；如果诊断后，检测脑脊液中Hcrt-1浓度≤110 pg/mL或<正常参考值的1/3，应重新诊断为发作性睡病1型。

案例分析四

发作性睡病的发病机制与危险因素

该病例患者为何会发生发作性睡病？其发病机制及危险因素有哪些？

病因目前未明，但发现此病和基因、环境因素及某些中枢神经疾病有关。头部外伤、睡眠习惯改变、精神刺激及病毒感染等可能为诱发发作性睡病的因素。

发作性睡病是一种具有遗传易感性、受到环境因素影响或触发的疾病。发病机制与睡眠结构的功能改变和神经递质功能异常有关。还与DQB1 * 0602限制T细胞介导的自身免疫反应对下丘脑产生orexin的神经元的破坏有关。继发性或症状性发作性睡病多见于脑外伤后、脑干的其他肿瘤、下丘脑的肉芽肿等。

案例分析五

发作性睡病的治疗方案

该病例患者入院后遵医嘱给予营养神经、醒脑、改善睡眠等药物应用。目前有关发作性睡病的最新治疗方案有哪些？

（一）行为心理疗法

1. 规律性日间小睡　日间规律性安排小睡可以持续改善觉醒水平，并有助于减少兴奋性药物和抗抑郁剂的使用剂量。

2. 睡眠卫生　①保持规律的睡眠—觉醒节律；②避免睡眠剥夺；③戒酒、戒烟；④避免不当使用镇静剂；⑤避免过度食用富含咖啡因的食物和饮料；⑥避免过度进食高碳水化合物类食物。

3. 社会支持　通过社会支持，针对患者的学业、职业、生活等各方面给予更多的理解和帮助，允许患者根据日间小睡时间安排学习与工作任务，有助于患者回归正常的社会生活。另外，发作性睡病患者发生交通和工业事故的危险性增加，应尽量避免从事高危性和高警觉性的工作。

4. 心理支持　帮助患者认识发作性睡病的症状和症状出现后的应对措施，了解不同药物对疾病的疗效、不良反应以及疾病预后，可减少由于过度担忧造成的额外心理负担，有助于增强患者信心，使其积极面对疾病。

（二）药物治疗

发作性睡病的药物治疗主要包括 3 个方面：精神振奋剂治疗日间嗜睡、抗抑郁剂改善猝倒症状以及镇静催眠药治疗夜间睡眠障碍。

1. 精神振奋剂治疗日间嗜睡　治疗日间嗜睡首选药物是莫达非尼，次选药物为哌甲酯缓释片，其他药物包括安非他明、马吲哚、司来吉兰、咖啡因等。

2. 目前推荐的抗猝倒药物主要为抗抑郁剂　三环类抗抑郁剂、选择性 5-羟色胺再摄取抑制剂类通常不具有很强的促醒效应，而选择性 5-羟色胺与去甲肾上腺素再摄取抑制剂类和选择性去甲肾上腺素再摄取抑制剂则具有一定的促醒作用治疗。

（三）合并睡眠瘫痪和睡眠幻觉的治疗

考虑睡眠瘫痪和睡眠幻觉是与 REM 睡眠期相关的异常表现，推荐使用氯米帕明、氟西汀、文拉法辛这类抗抑郁药物。

案例分析六

发作性睡病存在的护理问题及护理措施

该病例患者入院护理评估：日常生活能力评定 100 分（完全自理），跌倒/坠床风险评估 6 分（高危）。患者目前面临的主要护理问题及相应的护理措施有哪些？

（一）护理评估

1. 病史　了解患者睡眠情况，评估日间过度睡眠及猝倒发生频率及持续时间，评估患者有无夜间睡眠中断、觉醒次数和时间增多、睡眠效率下降、睡眠瘫痪、入睡前幻觉、梦魇等夜间睡眠障碍。运用 Epworth 嗜睡量表评估患者日间过度睡眠（见附件 11）。

2. 安全评估　由于发作性睡病患者有猝倒发作、睡眠幻觉、睡眠瘫痪等症状，这就使患者安全风险增加，尽早地安全评估，及时采取防范措施，显得十分必要。此类患者安全评估主要包括对环境安全、用药安全评估、人身意外安全评估，特别是针对跌倒坠床风险的评估。

3. 心理及社会功能评估　多数发作性睡病患者病后因注意力降低导致学习成绩下降，社会交往受限，学校、社会对患者不理解等而产生自卑心理，使患者产生抑郁情绪，甚至自杀等行为。了解患者心理状况及社会功能状况，更好地实施心理干预及社会支持。

4. 疾病认识评估　让患者及家属更多地了解疾病本身，有助于提高患者治疗的信心。

5. 患者的睡眠行为习惯评估　为制订患者行为心理行为疗法提供依据。

6. 评估患者的精神症状及决策能力　决定患者是否需要督导人监督。

7. 评估服药情况和护理的需求　为制定最终护理计划提供依据。

（二）护理诊断、目标及对应的护理措施

1. 有外伤、跌倒坠床危险　与睡眠猝倒发作、睡眠幻觉及睡眠瘫痪有关。

护理目标：患者无外伤、跌倒坠床事件发生。

护理措施：

（1）由于发作性睡病病因较复杂，且尚未明确，需密切观察患者的病情变化，如猝倒发作、睡前幻觉、睡眠瘫痪等。

（2）不要独自远行，家属陪伴。床头悬挂防跌倒坠床的标识，将呼叫器置于床头，并教会使用方法，病床加床档并固定，病房保持地面清洁、干燥，让患者穿防滑的鞋子，夜间保证照明，护士每小时巡视一次，反复告知患者及其家属跌倒坠床的危害和预防方法，如患者使用精神类药物告知有关注意事项。

（3）睡眠发作突然，因此须随时采取安全保护措施，入院给予跌倒坠床风险评估，24 h留陪家属，床头悬挂防跌倒坠床的标识，将呼叫器置于床头，并教会使用方法，病床加床档并固定，病房保持地面清洁、干燥，让患者穿防滑的鞋子，夜间保证照明，护士每小时巡视一次，反复告知患者及其家属跌倒坠床的危害和预防方法，如患者使用精神类药物告知有关注意事项。平时（居家时）尽可能不要单独活动，应避免参加危险性体育活动，如登高、游泳、骑车等。对有猝倒病史的患者，平时注意保持心情舒畅，随身携带治疗本（注明本病的性质、临床表现、特点），以便发作时能及时处理。

2. 睡眠形态紊乱　与患者日间过度睡眠、夜间睡眠障碍有关。

护理目标：患者白天过度嗜睡症状及夜间睡眠症状得到改善。

护理措施：

（1）改变不良睡眠习惯，合理安排作息时间，强调有规律的工作和休息，不在卧室看电视，睡前3～4 h不饮咖啡因浓茶等饮品，尽量保证夜间获得充足的睡眠。避免情绪激动和过度紧张。白天加强体力活动以改善白天过度嗜睡。

（2）发作性睡病恢复期长，任何不良刺激都可引起发作，故指导患者合理安排生活起居，生活需有规律，保证足够的休息和睡眠，保持心情愉快，避免大喜大悲。饮食宜清淡而富有营养，避免饱食，平时少吃刺激性食物。

3. 焦虑、恐惧　与睡眠障碍引起的日常生活交流障碍、担心疾病预后有关。

护理目标：患者了解疾病知识，焦虑及恐惧减轻。

护理措施：

（1）发作性睡病罕见，患者及家属缺乏正确的认识理解，对预后心存恐惧，缺乏信心。护士应指导家属配合做好患者的心理疏导工作。帮助其处理好心理矛盾，增强自信心，解除思想顾虑，建立乐观情绪，使患者积极配合治疗。

（2）让患者明白发作性睡病是一种慢性神经系统疾病，应以积极的态度，正确面对疾病，接受疾病。在慢性病的管理上患者才是主导者，医护人员只起到指导的作用。只要

自己管理好自己的疾病，一定能提高生活质量。

4. 角色紊乱　与睡眠幻觉有关。

护理目标：患者精神良好，能管控情绪，分清梦境与现实。

护理措施：

该病影响正常工作，让患者感觉自己不能像正常人生活，担心成为家庭负担。改变原有的生活方式，多参加文体活动，避免从事单调的活动，把生活安排得丰富多彩，避免忧郁、悲伤情绪，但也不宜过于兴奋。

5. 知识缺乏　缺乏疾病安全防护、用药不良反应等相关知识。

护理目标：患者及家属能理解病情、病程及预后，能够积极配合并主动参与治疗护理活动，能够叙述安全防护措施及用药相关知识。

护理措施：

(1)向患者及家属讲解有关该疾病相关知识。

(2)用药护理：发作性睡病的药物治疗主要包括以下几个方面。精神振奋剂治疗日间嗜睡、抗抑郁剂改善猝倒症状以及镇静催眠药治疗夜间睡眠障碍。目前发作性睡病的药物治疗主要应用精神振奋剂如哌甲酯、莫达非尼等治疗白天过度睡眠。哌甲酯的不良反应有头痛、精神紧张、高血压、震颤、胃肠道反应等。除了对药物不良反应的观察外，坚持服药、剂量准确、看服到口尤为重要，伴抑郁情绪的患儿可能有自杀倾向，切忌患者存药。

6. 自尊紊乱　与间断睡眠增多，社交水平下降有关。

护理目标：患者睡眠症状改善，得到家庭及社会的理解和帮助。

护理措施：

(1)建立同事间的良好人际关系，从中得到融入社会集体中的体验，得到有价值、被器重的体验。

(2)建立良好的婚姻和家庭关系，以获得归属感。

(3)充分利用集体、家人和他人对自己的支持。

(三)护理评价

1. 患者无外伤、跌倒坠床事件发生。

2. 患者白天过度嗜睡症状及夜间睡眠症状得到改善。

3. 患者睡眠症状改善，得到家庭及社会的理解和帮助，无焦虑及恐惧。

4. 患者精神良好，能管控情绪，分清梦境与现实。

5. 患者及家属能理解病情、病程及预后，能够积极配合并主动参与治疗护理活动，能够叙述安全防护措施及用药相关知识。

案例分析七

发作性睡病的护理要点

该病例患者于8月22日好转出院，出院后应有哪些注意要点，我们能为患者提供什么延续护理服务？

1. 睡眠习惯宣教　改变四大不良睡眠习惯：贪睡、睡回笼觉、睡眠储存、预支睡眠时间。合理安排作息时间，强调有规律的工作和休息，不在卧室看电视，睡前3～4 h不饮含咖啡因饮品，尽量保证夜间获得充足的睡眠。白天加强体力活动或适当饮点茶或咖啡，增加大脑兴奋性，以改善白天过度嗜睡症状。规律日间小睡，白天保证固定的小睡时间，小睡20 min，可让你精神振奋，并减少1～3 h的困倦。

2. 生活及情绪管理　该病影响正常工作，让患者感觉自己不能像正常人生活，担心成为家庭负担。改变原有的生活方式，告知患者多参加文体活动，避免从事单调的活动，把生活安排得丰富多彩，干些有兴趣的工作，尽量避免从事单调的活动。发作性睡病患者应保持乐观的情绪，树立战胜疾病的信心，避免忧郁、悲伤，但也不宜过于兴奋，因为兴奋过度可诱发猝倒发作。

3. 安全宣教　最好不要独自远行，家属陪伴。不要从事高空、水下作业，更不能从事驾驶车辆，管理各种信号及其他责任重大的工作，以免发生意外事故。

4. 记录睡眠日记　指导患者及家属每天观察这些主要症状的发作次数及持续时间，重点是白天嗜睡次数，每次嗜睡时间，总睡眠时间，猝倒次数，夜间睡眠情况等，同时观察是否存在暴饮暴食，身体体重指数增加或减低、性格改变及行为异常等，询问及观察患者是否有睡眠中打鼾及呼吸暂停，并记录睡眠日记。这些资料可帮助医生排除其他日间过度睡眠的疾病、快速诊断、评价治疗效果。

5. 养成良好生活习惯　规律的三餐，适当的运动习惯。晚餐以易消化的食物为主，良好的运动习惯可促进熟睡。

6. 心理指导　发作性睡病罕见，患者及家属缺乏正确的认识理解，对预后心存恐惧，缺乏信心。应指导家属做好患者的心理疏导工作，帮助患者处理心理矛盾，解除思想顾虑，建立乐观情绪。

7. 用药宣教　在家属陪同下遵医嘱用药，避免突然停药、加药等行为，发作性嗜睡患者应尽量避免私自服用镇静类的药物。

案例分析八

发作性睡病的知识拓展

该病例诊断为发作性睡病，该病极易误诊，目前发作性睡病的鉴别诊断是什么？

发作性睡病的鉴别诊断：发作性睡病从发病到确诊一般经历2～10年。部分青少年期发病的患者也可以随年龄增长而逐渐痊愈或症状减轻，成年发病者多数持续终生。发作性睡病极易误诊，应该与其他疾病鉴别诊断。

（一）低血钙性发作性睡病

特殊形式的低血钙患者可进入发作性睡病状态，其发作一般无一定规律性，一般有呼吸暂停，不能唤醒。但该种疾病症状一般2～5 min后即可以缓解，患者在醒后往往有一定的疲惫感，无一定的规律，发作不分规律和场合，通过发作时的离子检测可以准确鉴别。

（二）桥小脑角区肿瘤致发作性睡病

一般的桥小脑角区肿瘤患者都会伴随着共济失调以及颅神经的改变，但是部分形态特殊的桥小脑肿瘤会刺激脑干网状上行激活系统，从而导致发作性睡病的发生，该种疾患 MRI 即可以确诊。

（三）低血糖反应性发作性睡病

这种低血糖所致的睡病往往为早晨起床空腹时发生，对发病过程有记忆，但不能讲话，发作持续时间不定，发作前常有心悸、出汗等症状，无尿便失禁，可自行或输液后缓解，发病时血糖往往<2.5 mmol/L。

（四）癫痫复杂部分发作

因为约有 50% 的发作性睡病患者会出现自动症和遗忘，易被误诊为复杂部分性发作。但复杂部分发作无不可抗拒的睡眠发作及猝倒症等表现，而且发作性睡病的自动行为多为患者熟知的日常活动，更具有目的指向性，多导睡眠描记及脑电图均有助于鉴别诊断。

（五）原发性睡眠过多症

本病与发作性睡病症状相似，但日间睡眠发作并非难以抗拒，无其他伴发症状，入睡后持续时间较长，日夜睡眠时间均明显增加，睡眠程度深，觉醒困难。本病多导睡眠及快速动眼睡眠潜伏期均为正常，而发作性睡病中快速动眼睡眠潜伏期缩短；本病多种睡眠潜伏期实验中睡眠潜伏期少 3 min，睡眠初始快速动眼周期少于 2 次；而发作性睡病睡眠潜伏期少于 4 min，睡眠初始快速动眼周期在 2 次以上。

（六）青少年周期性嗜睡贪食症

又名 kleine-levin 综合征；表现为周期性发作性睡眠过多，可持续数天至 1 周，少数可达数周，伴有善饥多食，食量 5 倍于正常人，常在醒后出现兴奋、躁动、冲动行为等精神症状，每年可发作 3 ~4 次，起病多在 10 ~20 岁，男性较多见，成人后可自愈。

（李雅楠 杨孟丽）

第五节 癫 痫

案例与思考

李某,男,15岁,(代)主诉:间断性抽搐4年。

现病史:4年前凌晨在睡眠中突然出现四肢强直抽搐、意识丧失、双眼向左侧凝视、头颈转向左侧,伴牙关紧闭、口唇发绀、口周流涎,持续1 min后缓解,缓解后自觉头痛,不能记起发作时情况,无口舌咬伤,每周发作1~2次。半年后发作频繁,每日3~5次,症状同前,每次持续几十秒至1 min不等,伴小便失禁。就诊于某大学附属医院住院治疗,给予"丙戊酸钠缓释片、左乙拉西坦、托吡酯片"等药物口服(具体剂量不详),发作较前无明显减轻。3年前在我院神经外科行"难治性癫痫迷走神经刺激器植入术",术后配合抗癫痫药物治疗,意识丧失及抽搐未再发,出现频繁愣神、痴笑,每天发作5~10次,受惊吓及刺激后多发,每次持续10 s至几十秒,发作停止后即可继续原有活动,曾多次在我院门诊给予调整药物及调整刺激器后发作较前减少,现发作5~6次/周,表现为向一侧倾倒或向前点头,伴意识丧失,持续10 s左右,无四肢强直抽搐。现服用"左乙拉西坦片0.5 g bid+拉莫三嗪125 mg bid+丙戊酸钠缓释片0.5 g bid+氯硝西泮2 mg qn"。发病以来逐渐出现智能下降、不爱学习、对周围事物淡漠、胆小、孤僻等。今为进一步治疗遂入我院,2019年7月12日门诊以"难治性癫痫"为诊断收入住院。患病来精神差,饮食、睡眠、大小便正常,体重无减轻。

既往史:2010年头部有外伤史(无颅内出血)。2016年11月在我院神经外科行"迷走神经刺激术"。否认高血压、心脏病史,否认糖尿病、脑血管疾病病史,否认肝炎、结核、疟疾病史,否认外伤、输血、献血史,否认食物、药物过敏史。

家族史:父亲有短暂意识丧失病史,未查出原因,健在;母体健;同胞2人,1姐体健。否认家族性遗传病史。

个人史:二胎顺产产程时间较长;预防接种随当地社会进行。

查体与评估:体温36.3 ℃,脉搏71次/分,呼吸18次/分,血压107/76 mmHg,神志清,精神差,欠合作,言语流利,少言少语,定向力差、计算力下降、记忆力下降、认知力正常、判断力正常。四肢肌张力正常,肌力5级。基础评估:跌倒/坠床风险评估4分(高危风险),日常生活能力评定100分,Braden压疮评分23分,营养风险筛查评分2分。

辅助检查:①磁共振结果示双侧大脑半球对称,双侧额叶及双侧侧脑室前角旁见斑点状、斑片状等长T_1长T_2信号影,FLAIR呈高信号,DWI呈等信号,脑沟稍加深,各脑室、脑池大小形态未见异常,中线结构居中,所见垂体大小形态未见异常。②脑电图:全导见较多棘慢波，尖慢波呈长程发放，波幅以前头部为著。

治疗与转归：入院后给予生酮饮食，抗癫痫药物等治疗。患者于2019年7月21日好转后出院。

案例思考与分析：

1. 患者诊断为癫痫，何为癫痫？癫痫的临床表现是什么？
2. 此案例是癫痫的典型案例，癫痫的诊断要点是什么？可采取哪些主要检查？
3. 该患者为什么会发生癫痫？癫痫的发病机制及影响因素有哪些？
4. 患者主要治疗有哪些？
5. 患者的主要护理问题有哪些？应该采取怎样的护理措施？
6. 患者于2019年7月21日好转出院，出院时护理要点及注意事项有哪些？

思维导图

运用思维导图的方法，对案例进行层层分析

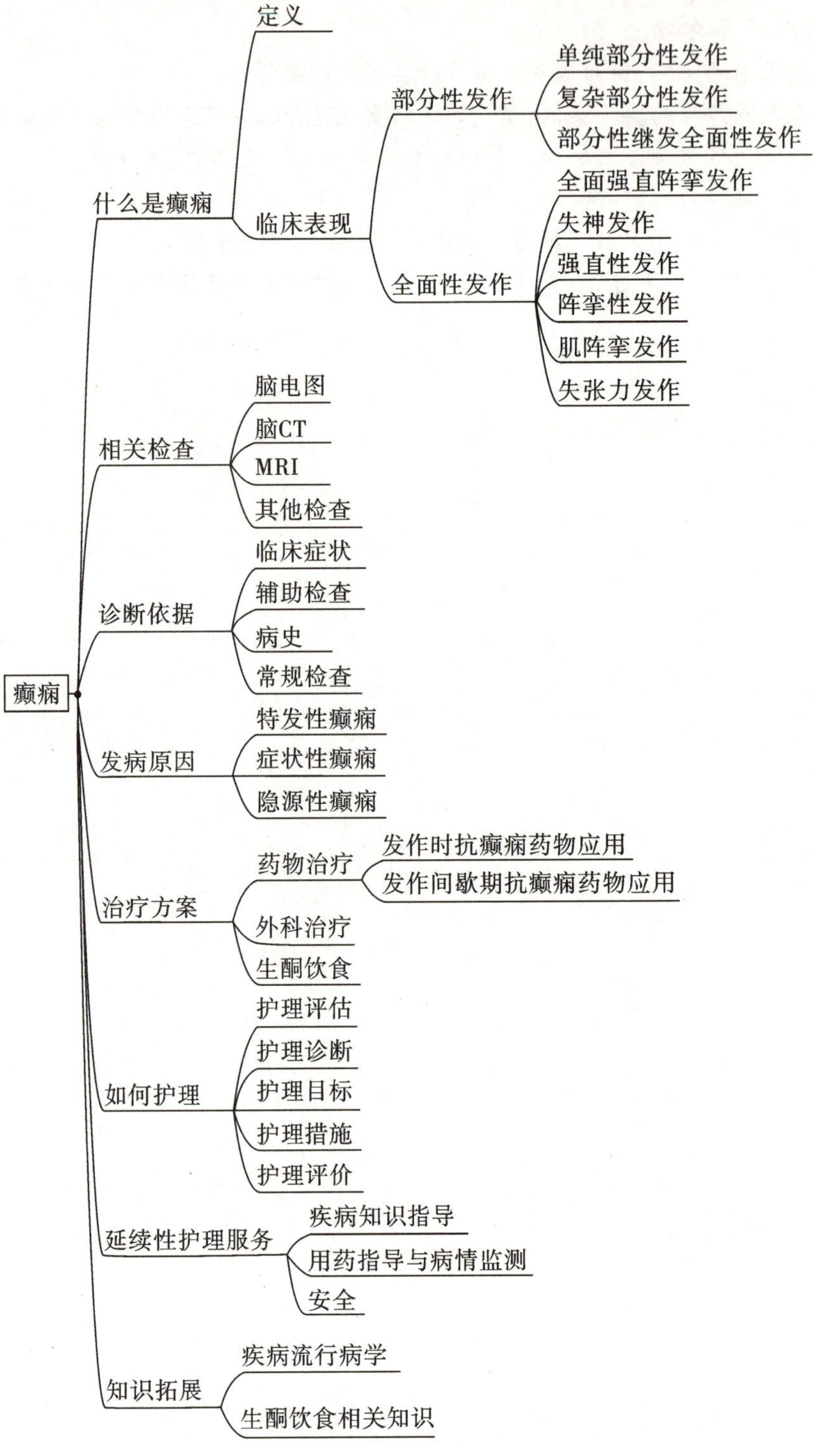

图1-5 癫痫的思维导图

案例分析一

癫痫的定义及临床表现

该病例患者主要临床表现：向一侧倾倒或向前点头发作，伴意识丧失，每次发作10 s左右，5～6次/周，频繁愣神，痴笑，受惊吓及刺激后多发。什么是癫痫？癫痫的主要临床表现还包含哪些？

（一）定义

癫痫（epilepsy）是多种原因导致的脑部神经元高度同步化异常放电的临床综合征，临床表现具有发作性、短暂性、重复性和刻板性的特点。

（二）临床表现

异常放电神经元的位置不同及异常放电波及的范围差异，导致患者的发作形式不一，可表现为感觉、运动、意识、精神、行为、自主神经功能障碍或兼有之。临床上每次发作或每种发作的过程称为痫性发作，一个患者可有一种或数种形式的痫性发作。

1. 部分性发作　部分性发作是指源于大脑半球局部神经元的异常放电，包括单纯部分性、复杂部分性、部分性继发全面性发作三类，前者为局灶性发作，无意识障碍，后两者放电从局部扩展到双侧脑部，出现意识障碍。

（1）单纯部分性发作：发作时程短，一般不超过1 min，发作起始与结束均较突然，无意识障碍。可分为6种类型。

1）部分运动性发作：身体某一局部发生不自主抽动，多见于一侧眼睑、口角、手或足趾，也可波及一侧面部或肢体，病灶多在中央前回或附近。

2）部分感觉性发作：躯体感觉性发作常表现为一侧肢体麻木感和针刺感，多发生在口角、舌、手指或足趾，病灶多在中央后回躯体感觉区。

3）特殊感觉性发作：可表现为视觉性（如闪光或黑矇等）、听觉性、嗅觉性、味觉性。

4）眩晕性发作：表现为坠落感、漂动感或水平/垂直运动感等。

5）自主神经性发作：出现面色苍白及全身潮红、多汗、立毛、瞳孔散大、呕吐、腹痛、肠鸣、心悸、烦渴和欲排尿感。病灶多在岛叶、丘脑及周围（边缘系统），易扩散出现意识障碍，称为复杂部分性发作的一部分。

6）精神性发作：可表现为各种类型的记忆障碍、情感障碍、认知障碍、错觉、复杂幻觉等。病灶位于边缘系统。精神性发作虽可单独出现，但常为复杂部分性发作的先兆，也可继发全面性强直-阵挛发作。

（2）复杂部分性发作：占成人部分性发作的50%以上，也称为精神运动性发作，局灶多在颞叶，故又称为颞叶癫痫，也可见于额叶、嗅皮质等部位。由于起源、扩散途径及速度不同，临床表现有较大差异。

1）仅表现为意识障碍：一般表现为意识模糊，意识丧失较少见。

2）表现为意识障碍和自动症：经典的复杂部分性发作可从先兆开始，先兆是痫性发作出现意识丧失前的部分，患者对此保留意识，以上腹部感觉异常最常见，也可出现情感、认知和感觉性症状，随后出现意识障碍、呆视和动作停止。发作通常持续1～3 min。

3)表现为意识障碍与运动症状:复杂部分性发作可表现为开始即出现意识障碍和各种运动症状,特别在睡眠中发生,可能与放电扩散较快有关。

(3)部分性发作继发全身发作:单纯部分性发作可发展为复杂部分性发作,单纯或复杂部分性发作均可泛化为全面强直阵挛性发作。

2. 全面性发作　最初的症状学和脑电图提示双侧大脑半球同时受累,多在发作初期就有意识丧失。

(1)全面强直-阵挛发作:是一种表现最明显的发作形式,既往也称为大发作。以意识丧失,双侧对称强直后紧跟有阵挛动作并通常伴有自主神经受累表现为主要临床特征。可由部分性发作演变而来,也可起病就表现为全面强直-阵挛发作。早期出现意识丧失、跌倒,随后的发作分为三期。

1)强直期:表现为全身骨骼肌持续性收缩,眼肌收缩致眼睑上牵,眼球上翻或凝视;咀嚼肌收缩出现张口,随后突然闭合,可咬伤舌尖;喉部肌肉和呼吸肌收缩致患者尖叫一声,呼吸停止;颈部和躯干肌肉收缩使颈和躯干先屈曲,后反张,上肢由上举后旋转为内收前旋,下肢先屈曲后猛烈伸直。常持续 10 ~ 20 s 转入阵挛期。

2)阵挛期:肌肉交替收缩与松弛,呈一张一弛的抽动,阵挛频率逐渐变慢,松弛时间逐渐延长,本期可持续 30 ~ 60 s 或更长。

以上两期均可发生舌咬伤,并伴呼吸停止、心率增快、血压升高、唾液和支气管分泌物增多、瞳孔扩大及对光反射消失等;Babinski 征可为阳性。

3)发作后期:此期尚有短暂阵挛,以面肌和咬肌为主,导致牙关紧闭,可发生舌咬伤。本期全身肌肉松弛,括约肌松弛,尿液自行流出可发生尿失禁。呼吸首先恢复,随后瞳孔、血压、心率渐至正常。肌张力松弛,意识逐渐恢复。从发作到意识恢复约经历 5 ~ 10 min。清醒后患者常感头痛、头晕和疲乏无力,对抽搐过程不能回忆。部分患者有意识模糊,如强行约束患者可能发生自伤或伤人。

(2)失神发作:分典型和不典型失神发作,临床表现、脑电图背景活动及发作期改变、预后等均有较大差异。典型失神发作:特征表现是突然短暂的(5 ~ 10 s)意识丧失和正在进行的动作中断,双眼茫然凝视,呼之不应,可伴简单自动性动作,如擦鼻、咀嚼、吞咽等,或伴失张力如手中持物突然坠落或轻微阵挛,一般不会摔倒,事后对发作全无记忆,每日可发作数次至数百次;发作后立即清醒,无明显不适,可继续先前活动;醒后不能回忆;主要见于儿童和青少年,罕见于成人。不典型失神:起始和终止均较典型失神缓慢,除意识丧失外,常伴肌张力降低,偶有肌阵挛;多见于弥漫性脑损害患儿,预后较差。

(3)强直性发作:多见于弥漫性脑损害的儿童,睡眠中发作较多。表现为与强直-阵挛性发作中强直期相似的全身骨骼肌强直性收缩,常伴有明显的自主神经症状,如面色苍白等,如发作时处于站立位可剧烈摔倒。发作持续数秒至数十秒。

(4)阵挛性发作:几乎都发生在婴幼儿,特征是重复阵挛性抽动伴意识丧失,之前无强直期。双侧对称或某一肢体为主的抽动,幅度、频率和分布多变,为婴儿发作的特征,持续 1 min 至数分钟。

(5)肌阵挛发作:表现为快速、短暂、触电样肌肉收缩,可遍及全身,也可限于某个肌群或某个肢体。可见于任何年龄。

(6)失张力发作:是姿势性张力丧失所致。部分或全身肌肉张力突然降低导致垂颈(点头)、张口、肢体下垂或躯干失张力跌倒或猝倒发作,持续数秒至1 min,时间短者意识障碍可不明显,发作后立即清醒或站起。

案例分析二

癫痫的检查项目

该病例患者进行了脑电图、磁共振成像、血生化检查等多项检查。目前临床癫痫的检查主要包括哪些?

1. 脑电图(electroencephalogram,EEG)　癫痫发作最本质的特征是脑神经元异常过度放电,脑电图是能够反映脑电活动最直观、便捷的检查方法,是诊断癫痫发作、确定发作和癫痫的类型的最重要的辅助手段,为癫痫患者的常规检查。当然临床应用中也必须充分了解EEG的局限性,常规头皮脑电图仅能记录到49.5%患者的痫性放电。现在广泛应用的长程脑电监测和视频脑电图使发现痫样放电的可能性大为提高,后者可同步监测记录患者发作情况及相应脑电图改变,可明确发作性症状及脑电图变化间的关系。

2. 影像学(CT、MRI)　可确定脑结构异常或病变,对癫痫及癫痫综合征诊断和分类颇有帮助,有时可做出病因诊断,如颅内肿瘤、灰质异常等。磁共振成像(MRI)对于发现脑部结构性异常有很高的价值,特别是冠状位和海马体积测量能较好地显示海马病变,如果有条件,建议常规进行头颅MRI检查。头部CT检查在显示钙化灶或出血性病变时较MRI有优势。

3. 其他　应根据患者情况选择性的进行检查。

(1)血液检查:包括血常规、血糖、电解质、肝肾功、血气、乳酸等方面的检查,能够帮助查找病因。定期检查血常规和肝肾功能等指标还可以辅助监测药物的不良反应。临床怀疑中毒时,应进行毒物筛查,已经服用抗癫痫药物者,可酌情进行药物浓度监测。

(2)尿液检查:包括尿常规及遗传代谢病的筛查。

(3)脑脊液检查:主要排除颅内感染性疾病,对某些遗传代谢病的诊断也有帮助。

(4)心电图:对于疑似癫痫或新诊断的癫痫患者,多主张常规进行心电图检查。

(5)基因检测:目前已经成为重要的辅助诊断手段之一。

案例分析三

癫痫的诊断依据

该病例患者诊断为癫痫,诊断依据是什么?

癫痫是多种病因所致的疾病,其诊断需遵循三步原则:首先明确发作性症状是否为癫痫发作;其次是哪种类型的癫痫或癫痫综合征;最后明确发作的病因是什么。癫痫诊断首先确定是否有癫痫的两个特征,即癫痫的临床发作和脑电图上的痫样放电。病史是诊断癫痫的主要依据,完整和详尽的病史和发作时目击者的描述,如有发作性、短暂性、刻板性和重复性特点,发作时伴有舌咬伤、跌伤和尿失禁等,脑电图检查有异常发现即可诊断。在明确癫痫诊断后应区别癫痫发作的类型或癫痫综合征，并通过神经系统检查、生化检查、脑血管造影、CT 和 MRI 等进一步明确病因。

案例分析四

癫痫的发病原因及影响因素

该病例患者为何会发生癫痫？癫痫的发病原因及影响因素有哪些？

癫痫不是单一的疾病实体，而是一种有着不同病因基础、临床表现各异但以反复癫痫发作为共同特征的慢性脑部疾病状态，引起癫痫的病因非常复杂，根据病因可分为三大类。

1. 特发性癫痫　病因不明，未发现脑部有足以引起癫痫发作的结构性损伤或功能异常，这组癫痫的发生可能与遗传因素有关，常在某一特定年龄段起病，具有特征性临床及脑电图表现。

2. 症状性癫痫　由各种明确的中枢神经系统结构损伤或功能异常所致，癫痫发作只是脑部疾病或全身性疾病的一个症状。如：脑外伤、脑血管病、脑肿瘤、中枢系统感染、遗传代谢性疾病、皮质发育障碍、神经系统变性疾病、药物毒物等。这些因素一旦去除后，可能不再引起发作。

3. 隐源性癫痫　隐源性癫痫指目前虽然尚未找到肯定的致病原因，但随着科学技术的发展，致病原因日渐清晰，尤其是在基因和分子医学的广泛应用和快速发展的情况下，随着部分癫痫在分子水平的病因被确定，隐源性癫痫将日趋减少，在最新的分类中，该定义已被“未知的病因”取代。

癫痫发作受到许多因素的影响，若能对这些因素加以调整，可以减少或有利于控制发作。

案例分析五

癫痫的治疗方案

该病例患者入院后给予抗癫痫药物、生酮饮食治疗。目前有关癫痫的治疗方案有哪些？

癫痫发作的治疗包括药物治疗、外科治疗（包括神经调控疗法）、生酮饮食治疗等治疗手段。除少数患者外，大多数患者均需要长期使用抗癫痫药物治疗。患者对战胜疾病的信心、积极乐观的情绪以及有规律的工作、学习和生活，周围和社会的理解、支持与关心，都是使治疗取得成功的重要条件。除脑部本身已有病损者外，未给予及时治疗，或未按照发作类型选用药物，或药物选择虽然恰当但剂量不足，服药不规律或经常更换药物，或过早地停用药物或减量等，常常是发作控制不佳的主要原因，均应设法避免及纠正。

抗癫痫药物治疗的目标是：尽可能地控制发作；改善癫痫预后；最大限度地减少使用抗癫痫药物而产生的不良反应；提高患者的生活质量。

癫痫诊断的确立需要至少 2 次（间隔至少 24 h）非诱发性的发作。循证学证据表明，首次癫痫发作后即开始抗癫痫药物治疗相比不治疗可降低癫痫复发率，但并不改善患者的长期预后。一般而言，已确诊癫痫的均应开始治疗，但以下情况：某些外界因素引起的诱发性发作，某些药物引起的偶尔发作，或某些疾病如脑血管病等引起的急性期单次发作，发作频率稀疏如1～2年有一次发作，以及某些类型的癫痫如良性儿童中央区—颞部棘波灶癫痫等，可以权衡治疗利弊包括经济负担等因素，在与患者及家属充分沟通后，采取随访观察，可以暂不予药物治疗。

1. 发作时抗癫痫药物应用

（1）全身性强直、阵挛、强直-阵挛发作的处理：注意保护，防止意外伤害。发作过程中应立即松解衣领及裤带，保持头部向一侧偏斜，维持呼吸道通畅，避免窒息和误吸，避免舌咬伤。抽搐时不可用力按压患者的肢体，以免造成骨折。发作大都能在几分钟内中止，不必采取特殊的治疗措施。不要采取所谓"掐人中"的方法，因为此举不仅不能中止发作，还有可能对患者造成新的伤害。如果为复杂部分性发作的患者，在发作时应防止其自伤、伤人或毁物。

积极寻找原因，要询问患者及家属是否按时服药，有无诱发因素，必要时检查血常规、血糖、电解质及肝肾功能、抗癫痫药物浓度等，如有条件可进行脑电图同步记录。

（2）癫痫持续状态的治疗：癫痫持续状态是一种严重而紧急的情况，必须设法于最短时间内使其中止。应保持气道的通畅和正常换气。在积极治疗病因的同时，可选用地西泮、苯巴比妥、咪达唑仑做静脉注射，尽快终止发作。这些药物对呼吸循环功能都有不同程度的抑制，使用时必须严密观察患者的呼吸和循环功能。同时积极地应用抗癫病药物：卡马西平、丙戊酸钠、托吡酯、拉莫三嗪等。

反复的全身强直-阵挛发作会引起脑水肿，后者又能促使癫痫发作，可静脉输注20%的甘露醇等以消除脑水肿。还应注意维持患者的呼吸道通畅，防止缺氧，必要时作气管切开并人工辅助呼吸。还应保持循环系统的功能，预防和治疗各种并发症，如使用抗生素治疗继发感染等。

2. 发作间歇期的抗癫痫药物应用　抗癫痫药物的应用必须遵循的原则：有2次非诱发性发作以上开始用药；单药，小剂量开始，逐步达到有效浓度；服药后不应随意更换或停药，换药应逐步进行；有良好控制并持续3～5年没有发作者方可考虑逐步撤减药物直至停药；药物选择必须依发作类型或癫痫综合征而异，药物选择不当不仅不能控制癫痫，有时反能加剧发作，如卡马西平用于肌阵挛发作；合并用药应当选用作用机制不同的药物；不选用有相同不良反应的药物；不选用同一类型的药物，如丙戊酸钠与丙戊酸镁等；合并用药以两种药联合为宜，除某些状态如调换药物外，不要同时使用三种以上药物。

案例分析六

癫痫存在的护理问题及护理措施

该病例患者入院护理评估：跌倒/坠床风险评估4分（高危），营养风险筛查评分2分，Braden压疮评分23分。患者目前面临的主要护理问题及相应的护理措施有哪些？

（一）护理评估

1. 病因和危险因素评估　了解该患者有头部外伤史，3 年前在我院神经外科行迷走神经刺激器植入手术，目前长期口服抗癫痫药物。

2. 起病情况和临床表现　现每周发作 5～6 次，表现为向一侧倾倒或向前点头，伴意识丧失，每次发作 10 s 左右并逐渐出现智能下降、不爱学习、对周围事物淡漠、胆小、孤僻等。观察患者癫痫发作的诱因，先兆，癫痫发作时间、持续时间、间歇时间、发作频率，观察患者抽搐期有无昏迷、全身肌肉强直、牙关紧闭、两眼上翻、瞳孔散大、对光反应消失、肢体抽动、口吐白沫、呼吸暂停、口唇发绀、大小便失禁等，观察患者发作时的呼吸、心率、血压、意识的变化。保护患者不发生舌咬伤及其他意外损伤。评估患者有无伴随症状：头痛、呕吐、高热等。了解发作后表现（清醒、烦躁、嗜睡、头痛、肌肉酸痛等）。

3. 意识状态评估　该患者发病来神志清楚（见附件 1），精神差，欠合作，言语流利，少言少语，定向力差、计算力下降、记忆力下降、认知力正常、判断力正常。

4. 四肢、脊柱评估　该患者肌力（见附件 3）、肌张力正常（见附件 4）。

5. 日常生活能力评估　该患者日常生活能力正常。

6. 跌倒/坠床风险评估　该患者有跌倒史，步态不稳，跌倒/坠床风险评估 4 分（高危）（见附件 5）。

7. 压疮风险评估　该患者 Braden 压疮评分为 23 分（见附件 6），不存在压疮风险。

8. 心理-社会状况评估　观察患者是否存在因癫痫所致的自尊心受损及焦虑抑郁等心理问题（见附件 7，附件 8）；了解患者和家属对疾病发生的相关因素、治疗和护理方法、预后、如何确保癫痫发作时患者安全等知识的认知程度；患者家庭条件与经济状况及家属对患者的关心和支持度。

（二）护理诊断、目标及对应的护理措施

1. 有窒息的危险　与癫痫发作时意识丧失、喉头痉挛、口腔和支气管分泌物增多有关。

护理目标：患者住院期间，生命体征平稳，不发生窒息。

护理措施：

（1）保持呼吸道通畅：发作时应头偏向一侧，下颌稍向前；松开衣领和裤带；及时清除口鼻腔分泌物；备好床旁吸引器。

（2）病情监测：严密观察患者生命体征及神志、瞳孔变化；注意发作过程中有无心率增快、血压升高、呼吸减慢或暂停、瞳孔散大、牙关紧闭、大小便失禁等；观察发作的类型，记录发作的持续时间与频率；观察发作停止后患者是否意识完全恢复，有无头痛、疲乏及行为异常。

2. 有受伤的危险　与癫痫发作时突然意识丧失或精神失常、判断障碍有关。

护理目标：住院期间不发生意外伤害，患者家属掌握发作期安全保护的方法。

护理措施：

（1）发作期安全护理：有前驱症状时立即平卧，如果患者是动态发生，陪伴者应迅速将患者抱住缓慢就地放倒；适度扶住患者的手、脚，以防自伤及碰伤；切勿按压抽搐肢体；

癫痫持续状态、有躁动者，应专人守护，放置保护性床档，必要时适当约束。

（2）发作间歇期护理：创造安全、安静的环境，床档外加保护套；清除玻璃杯、热水瓶等危险物品；对于有癫痫发作史并有外伤史的患者，在病室内显著位置放置“谨防跌倒、坠床”的警示牌，随时提醒患者、家属及医护人员做好防止意外发生的准备；频繁发作期，外出时最好佩戴安全帽和安全卡。

3. 知识缺乏　缺乏长期正确服药的知识，心理支持。

护理目标：患者按时服药，患者及家属能掌握正确服药的方法及注意事项。

护理措施：

（1）心理护理：仔细观察患者的心理反应，关心、理解、支持患者，帮助患者和家属端正对待疾病的态度，鼓励患者表达自己的心理感受，建立健康的心理，达到心理平衡，从而稳定患者的情绪和行为。

（2）用药指导：告知疾病的相关知识，使其正确认识疾病发作的原因、诱因、耐心解释病情、治疗与预后的关系，告诉患者癫痫药物治疗的原则，指导患者掌握药物疗效及不良反应的观察，鼓励遵医嘱坚持长期正确服药。

4. 气体交换受损　与癫痫持续状态、喉头痉挛所致呼吸困难或肺部感染有关。

护理目标：患者呼吸困难程度减轻。

护理措施：

（1）环境与休息：提供安静舒适、整洁的环境。温度、湿度适宜。

（2）病情观察：动态观察患者呼吸情况，必要时监测血氧饱和度、动态血气变化，及时发现和解决患者异常情况。

（3）保持呼吸道通畅，促进有效排痰。

5. 潜在并发症　脑水肿、酸中毒或水电解质失衡。

护理目标：住院期间患者未发生脑水肿、酸中毒或水电解质失衡。

护理措施：

（1）评估有无头痛、呕吐、瞳孔改变、出现意识障碍甚至加重等表现，若出现上述情况，遵医嘱给予甘露醇等脱水降颅压药物减轻脑水肿，详细记录 24 h 出入水量。

（2）监测电解质的变化，及时纠正电解质紊乱。

（3）观察患者的呼吸形态，有无发绀，给予动脉血气分析，必要时给予碱性溶液纠正酸中毒。

（三）护理评价

应让患者或家属明白患者癫痫发作的伤害是无法恢复的。癫痫发作时要保护好患者不受伤害。癫痫药物的服用要严格遵医嘱，不可随意减量、也不可自行停用。

案例分析七

癫痫的护理要点

该病例患者于 7 月 21 日好转出院，出院后应有哪些注意要点，我们能为患者提供什么延续护理服务？

（一）疾病知识指导

向患者和家属介绍疾病及其治疗的相关知识和自我护理的方法。患者应充分休息，环境安静适宜，养成良好的生活习惯，注意劳逸结合。清淡饮食，少量多餐，避免辛辣刺激性食物，戒烟酒。告知患者避免劳累、睡眠不足、饥饿、饮酒、便秘、情绪激动、强烈的声光刺激等诱发因素。

（二）用药指导与病情监测

告知患者遵医嘱坚持长期、规律用药，切忌突然停药、减药、漏服药及自行换药，尤其应防止在服药控制发作后不久自行停药。如药物减量后病情有反复或加重的迹象，应尽快就诊。告知患者坚持定期复查，首次服药后 5 ~ 7 d 查抗癫痫药物的血药浓度、肝肾功能和血尿常规，用药后还需每月检测血尿常规，每季度检测肝肾功能持续半年，以动态观察抗癫痫药物的血药浓度和药物不良反应。抗癫痫药物多数为碱性，饭后服药可减轻胃肠道反应，较大剂量于睡前服用可减少白天镇静作用。当患者癫痫发作频繁或症状控制不理想，或出现发热、皮疹时应及时就诊。

（三）安全

告知患者外出时随身携带写有姓名、年龄、所患疾病、住址、家人联系方式的信息卡。在病情未得到良好控制时，室外活动或外出就诊时应有家属陪伴，佩戴安全帽。患者不应从事攀高、游泳、驾驶等在发作时有可能危及自身和他人生命的工作。

案例分析八

癫痫的流行病学特征

该病例患者诊断为癫痫，癫痫有哪些流行病学特征？

在中国，癫痫是仅次于脑卒中的神经系统常见疾病，是严重影响患者身心健康和生活质量的慢性疾病，我国截止至 2015 年约有 900 万以上的癫痫患者，活动性癫痫患者约占 600 万，同时每年有 40 万左右新发癫痫患者，癫痫患者的死亡危险约为一般人群的 2 ~ 3 倍。

案例分析九

癫痫的知识拓展

该病例患者除了“迷走神经刺激术”，药物治疗，还给予了生酮饮食治疗，效果较好，关于生酮饮食你了解哪些？

（一）生酮饮食（ketogenic diet，KD）

1. 生酮饮食　是一种脂肪高比例，碳水化合物低比例，蛋白质和其他营养素合适的特殊配方饮食。通过模拟人体在饥饿状态下的代谢模式，将以葡萄糖代谢为主转化为脂肪为主，使人体处于生理性的酮症状态。这种让人体产生酮体的饮食，可以改变大脑通常的代谢机制，从而抑制癫痫发作。至今已有百年历史。

2. 生酮饮食作用机制

(1)改变大脑能量代谢(大脑本来是依靠葡萄糖供能,现在改为脂肪代谢的中间产物——酮体供能)。

(2)激活 ATP 敏感性钾离子通道。

(3)抑制哺乳动物雷帕霉素靶蛋白 mTOR 路。

(4)激发神经递质系统变化(酮症状态使谷氨酸更多的转化为γ-氨基丁酸或 KD 时天冬氨酸的生成减少进而促进γ-氨基丁酸的生产,谷氨酸兴奋性递质,γ-氨基丁酸抑制性神经递质)。

(5)免疫介导。

3. 生酮饮食适应证 凡符合药物难治性癫痫诊断标准,不能或暂时不愿实施切除性手术治疗,且不存在禁忌证者,均适用生酮饮食治疗。

可将生酮饮食作为首选的是:葡萄糖转运蛋白 1 缺乏症,丙酮酸脱氢酶缺乏症。

有效率 70% 左右:Dravt 综合征,West 综合征,结节性硬化症,FIRES,大田园综合征,Angelman 综合征,超级难治性癫痫持续状态,线粒体复合酶 I 缺乏症,管饲的癫痫儿童或婴儿。

有效率 50% 左右:腺苷琥珀酸裂解酶缺乏症,儿童失神癫痫,皮层发育不良,CDKL5 基因变异脑病,婴儿游走性局灶性癫痫,伴睡眠中持续棘慢复合波的癫痫性脑病,Lafora 病,Lennox-Gastaut 综合征,Landau-Kleffner 综合征,磷酸果糖激酶缺乏症,Rett 综合征,亚急性硬化性全脑炎及其他病因不明的难治性癫痫。

4. 生酮饮食禁忌证

(1)绝对禁忌证:脂肪酸代谢障碍和生物氧化异常的相关疾病。

(2)相对禁忌证:包括生酮饮食不能维持适量营养或不配合者、适合实施切除性手术(如致痫灶明确且可切除)的患者、合并使用异丙酚者等。

(许 珺 丁玉莹)

第六节 帕金森病

案例与思考

文先生，男，68 岁，以“双手抖动 6 年，再发加重 2 个月”为主诉，于 2019 年 4 月 12 日 15:00 自行步入病房。

现病史：6 年前无明显诱因逐渐出现手抖，右手抖动较重，静止时出现，情绪激动时加重，伴动作迟缓，焦虑、抑郁，在某县人民医院诊断为“帕金森病”，给予多巴丝肼片（美多巴）口服药物治疗，近 1 年前出现写字逐渐变小，右下肢“僵硬”。2 个月前晨僵时间延长，流涎，早醒症状加重。遂来我院就诊，以“帕金森病”为诊断入院，发病以来神志清，精神欠佳，饮食正常，睡眠差，为进一步治疗来我院就诊。

既往史：患者既往有冠心病、高血压史。既往无药物过敏史，无肝炎、肺结核、糖尿病病史。

个人史：有冠心病、高血压病，血压最高 158/92 mmHg，规律口服抗血小板、降压药。

查体与评估：体温 36.5 ℃，脉搏 72 次/分，血压 138/84 mmHg。神志清楚，精神差，左侧肢体肌力 5 级，右侧上肢肌力 5 级，右侧下肢肌力 4 级。便秘，睡眠差。入院护理评估：日常生活能力评定 80 分（轻度依赖），跌倒/坠床风险评估 4 分（高危），Caprini 血栓风险评估 2 分（中危），EAT-10 筛查 1 分，营养风险评分 2 分，Braden 压疮评分 20 分。

辅助检查：头颅 MRI 示脑白质脱髓鞘；MRA 未见明显异常；SWI 未见明显异常。

治疗与转归：入院后遵医嘱给予抗帕金森药物、营养神经、改善循环、稳定血压、清除自由基等药物应用。患者于同年 4 月 17 日好转出院。

案例思考与分析：

1. 患者诊断为帕金森病，何为帕金森病？帕金森病的临床表现是什么？
2. 此案例是帕金森病的典型案例，帕金森病的诊断要点是什么，可采取哪些主要检查？
3. 该患者为什么会患帕金森病，帕金森病的病因及发病机制有哪些？
4. 患者主要治疗有哪些？
5. 患者的主要护理问题有哪些？应该采取怎样的护理措施？
6. 该患者为什么后来服药前出现肢体“僵硬现象”？如何解决？
7. 患者于 4 月 17 日好转出院，出院时仍存在的护理问题及注意事项有哪些？

思维导图

运用思维导图的方法，对案例进行层层分析

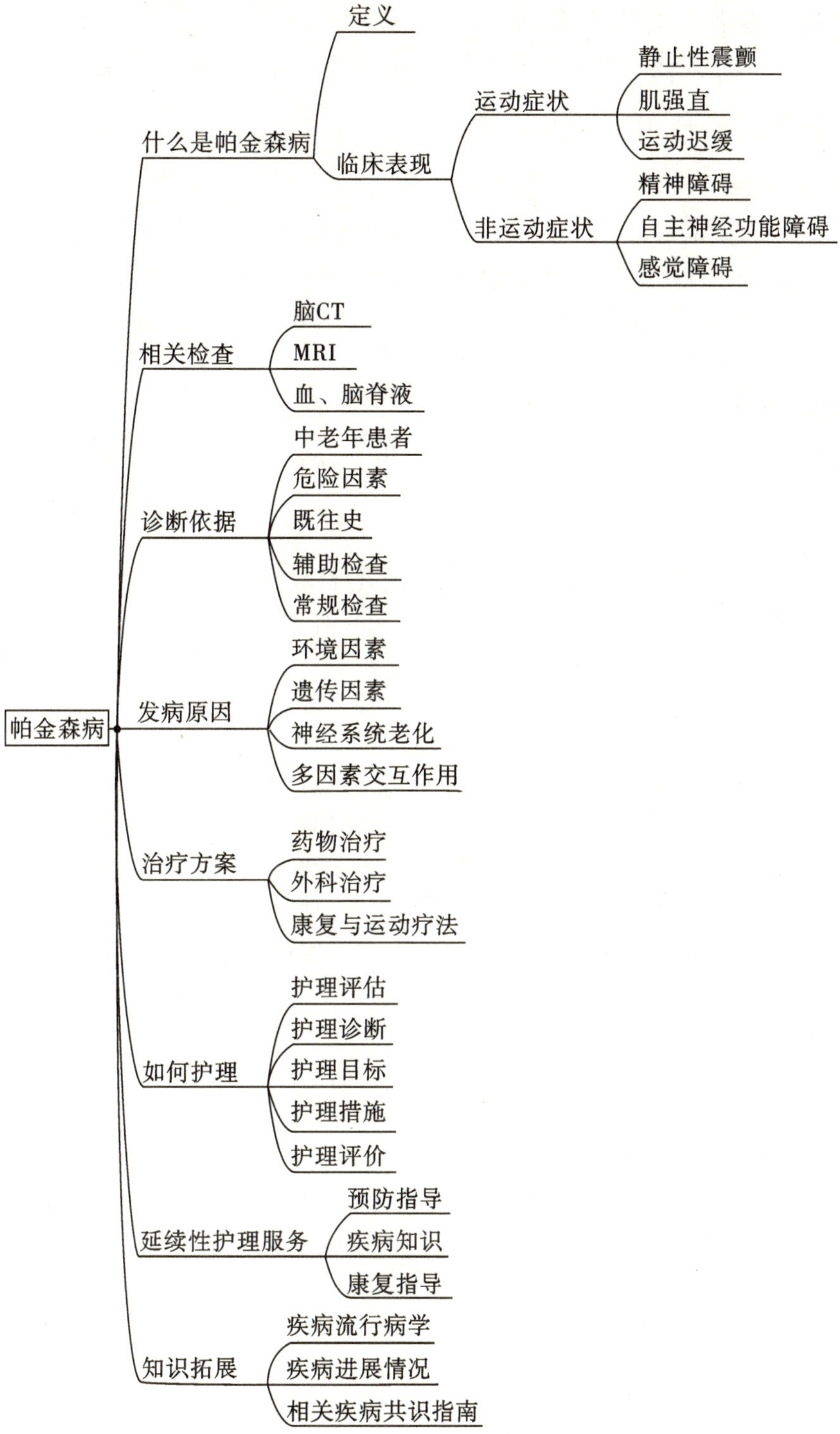

图 1-6　帕金森病的思维导图

案例分析一

帕金森病的定义及临床表现

该病例患者主要临床表现：右手抖动较重，静止时出现，情绪激动时加重，伴动作迟缓，焦虑、抑郁。什么是帕金森病？帕金森病的主要临床表现还包含哪些？

（一）定义

帕金森病(parkinson disease,PD)又名震颤麻痹，是一种常见的中老年神经系统退行性疾病，临床以静止性震颤、肌强直、动作迟缓、姿势平衡障碍为主要特征。由英国医师詹姆士.帕金森于1817年首先报道并系统描述。我国65岁以上人群的患病率为1700/10万，与欧美国家相似，患病率随年龄增加而升高，男性稍高于女性。

（二）临床表现

发病年龄平均约55岁，多见于60岁以后，40岁以前相对少见。男性略多于女性，隐匿起病，缓慢发展。主要包括运动症状、非运动症状。

1. 运动症状

(1)静止性震颤：多始于一侧上肢远端，呈现有规律的拇指对掌和手指屈曲的不自主震颤，类似“搓丸”样动作。具有静止时明显震颤，动作时减轻，入睡后消失等特征，故称为“静止性震颤”。

(2)肌强直：病变早期多自一侧肢体近端开始，逐渐蔓延至远端、对侧和全身的肌肉。面肌强直，表情和瞬目动作减少，形成特征性的“面具脸”；肌强直为屈肌和伸肌张力同时增高，被动活动关节时，始终保持阻力增高，称为“铅管样强直”；肌强直与伴随的震颤叠加，被动活动关节时，可感到均匀的阻力中出现断续停顿，称为“齿轮样肌强直”；如被动活动关节时，阻力在开始时明显，随后迅速减弱，呈所谓折刀现象，称为“折刀样肌强直”。

(3)运动迟缓：患者随意动作减少、减慢。如行走时起始和终止动作均有困难；起床、翻身、变换方向等运动缓慢；精细动作如系裤带、鞋带困难；书写时字愈写愈小，称为“写字过小征”。

2. 非运动症状

(1)精神方面：抑郁、焦虑、淡漠、睡眠紊乱，晚期智力减退，痴呆。

(2)自主神经方面：便秘、多汗、流涎。

(3)感觉障碍：疼痛、麻木、嗅觉障碍等。

该患者存在静止性震颤、动作迟缓的运动症状，睡眠紊乱、流涎、便秘的非运动症状，符合帕金森病的临床表现。

案例分析二

帕金森病的检查项目

该病例患者进行了CT、磁共振成像、血生化检查等多项检查。目前临床帕金森病的检查主要包括哪些?

(一)血液、脑脊液生化检查

常规检查均无异常,脑脊液中的高香草酸含量可降低。

(二)影像学

CT、MRI检查无特征性改变,PET或SPECT检查有辅助诊断价值。PET或SPECT进行放射性核素检测,可显示脑内多巴胺转运体功能显著降低,多巴胺递质合成减少等。

(三)基因诊断

采用DNA印记技术、PCR、DNA序列分析等可能发现基因突变。

(四)其他

嗅觉测试可发现早期患者的嗅觉减退;经颅超声可通过耳前的听骨窗探测黑质回声,可以发现大多数PD患者的黑质回声增强;心脏间碘苯甲胍(Meta Iodo Benzyl Guanidine,MIBG)闪烁照相术可显示心脏交感神经元的功能,研究提示早期PD患者的总MIBG摄取量减少。

案例分析三

帕金森病的诊断依据

该病例患者为帕金森病,诊断依据是什么?

依据中国帕金森病的诊断标准(2016版):中老年发病,缓慢进展性病程,必备运动迟缓及至少具备静止性震颤、肌强直或姿势平衡障碍中的一项,偏侧起病,对左旋多巴治疗敏感即可做出临床诊断。

(一)诊断标准(必备标准)

1. 运动减少　启动随意运动的速度缓慢。疾病进展后,重复性动作的运动速度及幅度均降低。

2. 至少存在以下1项特征　①肌肉僵直;②静止性震颤4～6 Hz;③姿势不稳(非原发性视觉、前庭、小脑及本体感受功能障碍造成)。

(二)支持标准(必须具备3项或3项以上特征)

1. 单侧起病。
2. 静止性震颤。
3. 逐渐进展。
4. 发病后多为持续性的不对称性受累。

5. 对左旋多巴的治疗反应良好(70% ~100%)。

6. 左旋多巴导致的严重的异动症。

7. 左旋多巴的治疗效果持续5年或5年以上。

8. 临床病程10年或10年以上。

(三)排除标准(不应存在的情况)

1. 反复的脑卒中发作史,伴帕金森病特征的阶梯状进展。

2. 反复的脑损伤史。

3. 明确的脑炎史和(或)非药物所致动眼危象。

4. 在症状出现时,正在应用抗精神病药物和(或)多巴胺耗竭剂。

5. 1个以上的亲属患病。

6. CT扫描可见颅内肿瘤或交通性脑积水。

7. 接触已知的神经毒物。

8. 病情持续缓解或发展迅速。

9. 用大剂量左旋多巴治疗无效(除外吸收障碍)。

10. 发病3年后,仍是严格的单侧受累。

11. 出现其他神经系统症状和体征,如垂直凝视麻痹、共济失调,早期即有严重的自主神经受累,严重的痴呆,伴有记忆力、言语和执行功能障碍,锥体束征阳性等。

该患者符合诊断标准,支持标准符合5项特征,不存在排除标准内情况,因此诊断为帕金森病。

案例分析四

帕金森病的病因及发病机制

该病例患者为何会发生帕金森病?帕金森病的病因及发病机制有哪些?

帕金森病的病因未明,发病机制复杂,是以下多种因素交互作用下发病。

(一)环境因素

流行病学调查显示,长期接触杀虫剂、除草剂或某些工业化学品等可能是PD发病的危险因素。嗜神经1-甲基-4-苯基-1,2,3,6-四氢吡啶和某些杀虫剂、除草剂结构类似,能抑制线粒体呼吸链复合物I型活性,抑制细胞的能量代谢,从而导致细胞死亡。

(二)遗传因素

本病在一些家族中呈聚集现象,有报道10%左右的帕金森病有家族史,包括常染色体显性遗传或常染色体隐性遗传,而绝大多数患者为散发性。细胞色素P4502D6型基因可能是帕金森病的易感基因之一。

(三)神经系统老化

帕金森病患者脑内主要有两大病理特征,其一是黑质多巴胺能神经元大量变性丢失,尤其是黑质致密区多巴胺能神经元丢失最严重,出现临床症状时丢失至少达50%以上。其二是残留的神经元胞质内出现嗜酸性包涵体，即路易小体形成。

（四）多因素交互作用

目前认为帕金森病并非单因素所致，而是多因素交互作用下发病。除基因突变导致少数患者发病外，基因易感性可使患病概率增加，但并不一定发病，只有在环境因素、神经系统老化等因素的共同作用下，通过氧化应激、线粒体功能紊乱、蛋白酶体功能障碍、炎性和（或）免疫反应、钙稳态失衡、兴奋性毒性、细胞凋亡等机制导致黑质多巴胺能神经元大量变性、丢失，才会导致发病。

案例分析五

帕金森病的治疗方案

该病例患者入院后给予抗帕金森药物、营养神经、改善循环、稳定血压、清除自由基等药物应用。目前有关帕金森病的治疗方案有哪些？

（一）药物治疗

提倡早期诊断，早期治疗，适当的药物治疗可不同程度地减轻症状，并可因减少并发症而延长生命。以替代性药物如复方左旋多巴、多巴胺受体激动药等效果较好。但不能完全控制疾病的进展，且都存在不良反应和长期应用后药效衰减的缺点。

1. 抗胆碱能药物　可协助维持纹状体的递质平衡，适用于震颤明显的年轻患者。常用药物有苯海索，1 ~ 2 mg 口服，3 次/d；或东莨菪碱、甲磺酸苯扎托品等。

2. 金刚烷胺　能促进神经末梢释放多巴胺，并阻止其再吸收，对少动、强直、震颤均有改善作用。可与左旋多巴等药合用，100 mg 口服，2 次/d。

3. 复方左旋多巴　由于多巴胺不能透过血脑屏障进入脑内，对脑部多巴胺缺乏的替代疗法需应用其前体左旋多巴。复方多巴制剂可增强左旋多巴的疗效和减少其外周不良反应，是治疗 PD 最基本、最有效的药物。常用药物为多巴丝肼，口服治疗自 62.5 mg 开始，2 ~ 3 次/d，视症状控制情况，缓慢增加其剂量和服药次数，最大剂量不应超过 250 mg，3 ~ 4 次/d。

4. 多巴胺受体激动药　能直接激动纹状体，产生和多巴胺相同作用的药物，从而减少和推迟运动并发症的发生。常用药物有普拉克索和吡贝地尔。

5. 儿茶酚-氧位-甲基转移酶抑制药　通过抑制左旋多巴在外周的代谢，使血浆左旋多巴浓度保持稳定，并能增加其入脑量。一般与复方左旋多巴制剂合用，可改善其疗效，改善症状波动。常用药物有恩他卡朋。

6. 单胺氧化酶 B 抑制药　通过抑制多巴胺分解代谢，增加脑内多巴胺含量。与复方左旋多巴制剂合用可增加疗效，同时对多巴胺能神经元有保护作用。常用药物有司来吉兰等。

（二）外科治疗

对于长期药物治疗疗效明显减退，同时出现异动症的患者可以考虑手术治疗，但手术只是改善症状，不能根治，术后仍需药物治疗。手术方法有立体定向神经核毁损术和脑深部电刺激术(deep brain stimulation,DBS)。DBS 因其微创、安全和可控性高而作为主要选择。目前正在探索采用干细胞移植结合基因治疗的新疗法。

(三)康复与运动疗法

康复与运动疗法对帕金森病症状的改善乃至对延缓病程的进展可能都有一定的帮助。帕金森病患者多存在步态障碍、姿势平衡障碍、语言和(或)吞咽障碍等,可以根据不同的行动障碍进行相应的康复或运动训练。康复治疗应因人而异,需根据 PD 患者疾病严重程度及存在的各种功能障碍类型和程度,制定个体化康复目标和针对性康复治疗措施,如健身操、太极拳、慢跑等运动;进行语言障碍训练、步态训练、姿势平衡训练等。

案例分析六

帕金森病的“僵硬现象”

该患者为什么后来服药前出现肢体“僵硬现象”?如何解决?

所谓肢体“僵硬”现象,又称“开—关”现象,是指长期服用左旋多巴类药物出现的迟发性合并症一种表现形式,即:运动不能(关期)与运动改善(开期)交替出现,开期常伴异动症,关期可僵住。此患者服药前出现的肢体“僵硬”现象就是处于关期。这种现象与服药时间、血药浓度无关,可试用多巴胺受体激动剂,控释片卡比多巴/左旋多巴可减少波动效应及调整用药次数。

案例分析七

帕金森病存在的护理问题及护理措施

该病例患者入院护理评估:日常生活能力评定 80 分(轻度依赖),跌倒/坠床风险评估 4 分(高危),Caprini 血栓风险评估 2 分(中危),EAT-10 筛查 1 分,营养风险评分 2 分,Braden 压疮评分 20 分。患者目前面临的主要护理问题及相应的护理措施有哪些?

(一)护理评估

1. 健康史

(1)了解既往史和用药情况:①询问患者既往身体情况如何,了解既往是否有脑炎、中毒、脑血管病、颅脑外伤和药物所致的继发性 PD 及神经变性病所致的症状性 PD 病史。②询问患者是否服药,用些什么药物,了解是否接受过正规、系统的药物治疗,用药情况如何,是否坚持用药,有无明显的毒副反应。

(2)了解生活方式和饮食习惯:①询问患者的职业与工作环境,了解是否有长期毒物接触史。②了解患者的饮食习惯;询问是否有烟酒和槟榔嗜好等。③询问患者家族近亲中有无类似发作患者,特别是兄弟姐妹,了解有无家族史。④了解患者休息与睡眠是否充足规律,询问患者每日睡眠情况,了解患者情绪是否稳定,精神是否愉快,是否因为睡眠不足影响致使情绪低落、亢奋、易激惹而导致病情反复,症状加重。

2. 身体状况

(1)询问起病情况:①详细了解起病时间与起病形式,询问患者从哪一侧开始起病,发展速度如何。②了解首发症状。震颤常为PD首发症状,应注意观察患者有无明显的肢体震颤、精细动作不能完成等表现。询问患者震颤症状在什么时候最严重的,有何表现。

(2)观察神志、瞳孔及生命体征的情况:①询问患者病情,观察神志是否清楚,有无明显的意识障碍。PD患者一般神志清楚,若合并有意识障碍应考虑是否有其他合并症。②观察瞳孔大小和对光反射是否正常。PD患部表情肌活动减少,常有双眼凝视现象,瞬目减少,但不影响瞳孔大小和对光反射。③监测患者体温、脉搏、呼吸及三位血压,询问患者有无呼吸异常、心悸不适感等。PD起病早期体温、脉搏、呼吸多正常,因交感神经功能调节障碍可致直立性低血压;疾病后期,因呼吸肌无力、患者被长期卧床和全身功能减退,导致患者体温、脉搏、呼吸、血压均不能维持正常水平,表现为体温升高或不升,呼吸浅快,脉搏增快,血压波动幅度增大,即使完全卧床,患者血压依然无法控制。

(3)评估有无神经功能损伤　①评估患者日常生活能力情况(见附件4),检查肌力、肌张力变化,了解其障碍的类型、范围、持续时间,了解有无肌强直及其类型及受累肌群情况。如检查有无"铅管样强直""齿轮样强直";询问患者活动时有无疼痛感,部分患者可有肌张力增高所致关节血供受阻而出现关节疼痛现象,导致患者活动进一步受限。②检查患者姿势、平衡及全身协调情况,了解有无特殊体态,由于四肢、躯干、颈部的肌强直,患者可有特殊的前倾姿势(头部前倾,躯干俯屈,前臂内收,肘关节屈曲,腕关节伸直,髋、膝关节稍弯曲);了解患者有无突进现象;开始迈出第一步时的起步困难、凝滞现象或凝滞步态;小碎步;不能及时停步或转弯的慌张步态或加速现象;由于姿态异常,强直及震颤,患者随意动作减少,日常生活起居动作明显迟缓,精细动作不能完成,并可有书写困难、写字过小征。③询问患者日常进食情况,了解有无饮水反呛、吞咽困难、言语不清、构音障碍、语音单调低沉重复等现象。这些症状与口、咽、腭部肌肉运动不协调或运动障碍有关。④了解有无自主神经症状,观察患者面部有无皮脂腺分泌亢进所致"脂颜";询问患者有无汗腺分泌亢进致多汗、流涎;询问患者几日解一次大便,由于消化道动减慢,患者可出现顽固性便秘;询问患者排尿情况,有无膀胱充盈现象,由于抗震麻痹药物的影响,患者可有顽固的排尿困难、尿潴留现象;询问患者自坐、卧位站起后有无头晕不适现象,了解患者坐、卧、站三位血压情况,因交感神经系统功能障碍可致直立性低血压等。

3. 心理-社会状况　PD患者早期动作迟钝笨拙、表情淡漠、语言断续,评估患者是否因此产生自卑、抑郁心理(见附件7,附件8)。

(二)护理诊断、目标及对应的护理措施

1. 躯体移动障碍　与神经、肌肉受损,肢体震颤,肌强直发作有关。

护理目标:患者能最大限度地保持运动功能,自主且安全地移动躯体。

护理措施:

(1)做好患者的生活护理,加强巡视病房,指导及鼓励患者进行自我护理,指导患者利用辅助设施自主移动躯体,做自己力所能及的事情,并适当地给予协助。

(2)出汗较多的患者,指导其穿柔软、宽松的棉质衣服,合适的鞋子。

(3)对于行动不便、起坐困难者,呼叫器放于床边,生活物品放于易拿易取处。鼓励患者行走时保持正确姿势,摆动双臂并目视前方。移开环境中的障碍物。卧床的患者,要定时翻身,做好皮肤护理,训练其学会床上使用坐便器。

(4)做好患者运动的护理,告知患者运动锻炼的目的有助于维持身体的灵活性,增加肺活量,防止便秘、保持并增强自我照顾能力。

(5)与患者及家属共同制定切实可行的具体锻炼计划。

2. 自我形象紊乱　与震颤、流涎、面肌强直等身体形象改变有关。

护理目标:患者能够主动表达自己的感受,积极实现自我价值。

护理措施:

(1)鼓励患者表达,与患者讨论身体健康状态改变对自身的影响。鼓励患者及其家属正确面对疾病。

(2)教会患者自我护理方法,提高自我护理能力和生活质量,必要时协助饮食、起居、排泄等生活护理。

3. 营养失调(低于机体需要量)　与吞咽困难及肌震颤、强直机体需要量增加有关。

护理目标:患者能摄入足够的营养素,保持或恢复良好的营养状态。

护理措施:

(1)饮食给予高热量、高维生素、高纤维素、低盐、低脂、适量优质蛋白的易消化的食物。

(2)对进食困难、饮水呛咳者,要在安静的环境下进食,不要说话,进食时取端坐位或30°~60°半坐卧位,选择合适的进食工具,缓慢进食,以防食物残渣误入气道,全程以30~40 min为宜。进食结束半小时后再平躺。当每日进食量不能满足身体需要时,给予鼻饲饮食,以防止误吸。以上方式均无效者,可给予胃肠外营养支持,如遵医嘱给予静脉补充葡萄糖、电解质、脂肪乳等。

4. 知识缺乏　缺乏疾病、药物及护理等相关知识。

护理目标:患者及其家属能理解病情、病程及预后,能够积极配合并主动参与治疗护理活动,能够叙述饮食、运动、用药等注意事项。

护理措施:

(1)由健康管理师运用通俗易懂的语言向患者讲解病程及治疗。

(2)针对患者的顾虑给予解释或指导,讲解用药指导及用药的不良反应。

(3)定时发放健康教育处方。提供适合患者所需的学习材料。耐心给予解答。

5. 有受伤的危险　与肌肉强直发作及姿势步态异常有关。

护理目标:患者不发生受伤、跌倒,患者及其家属能讲述潜在的危险因素。

护理措施:

(1)专人陪护,依据病情加用床栏,防止坠床。由于患者行动不便,移开环境中障碍物,注意患者行走时的安全。

(2)对于上肢震颤未能控制、日常活动笨拙的患者,应谨防烫伤、烧伤,对有错觉、幻觉、抑郁、精神错乱、意识模糊、智能障碍的患者应特别强调专人陪护。

(3)保证周围环境无障碍物,患者外出检查时提供轮椅。患者下蹲及起步困难时,予以高位坐厕。

6. 便秘　与长期卧床，活动量减少有关。

护理目标：患者能够自行排便，掌握保持大便通畅的饮食方法及辅助措施。

护理措施：

（1）对于顽固性便秘者，指导进食含粗纤维多的食物，多吃新鲜蔬菜和水果，多喝水，每天顺时针按摩腹部，必要时给予缓泻剂。

（2）每日饮用2000 mL左右的水能使身体排出较多的尿量，减少膀胱和尿道细菌感染的机会，充足的水分也能使粪便软化，防止便秘的发生。

7. 睡眠形态紊乱　与自主神经功能紊乱有关。

护理目标：患者不需要药物进入睡眠状态。

护理措施：

（1）建立良好的睡眠习惯。包括有规律的睡眠时间和良好的休息环境等，为患者提供安静、舒适、接近家庭的睡眠环境。

（2）合理安排患者的作息时间，非正常的睡眠时间给予安排各种治疗、康复训练、触摸护理、阅读、健康宣教等，有效地限制患者白天睡眠；必要情况下，短期、适量合理使用催眠药物。

8. 焦虑、抑郁　与长期患病，生活自理能力明显下降有关。

护理目标：患者能正确面对疾病，保持良好的心态，树立战胜疾病的信心。

护理措施：

（1）向患者介绍与本病有关疾病及治疗知识，使其了解其病程、预后及治疗方法。指导家属照顾患者，鼓励患者表达并注意倾听其心理感受，给予正确的信息和引导。

（2）鼓励患者培养兴趣与爱好，保持良好的心态。针对个体情况进行针对性心理护理，可通过定期组织帕金森病友会，鼓励患者及家属参加，由医生、护师、康复师和心理咨询师讲解疾病的治疗、护理、家庭照顾等方面的知识。

9. 潜在并发症　下肢深静脉血栓形成，与高龄、日常活动减少有关。

护理目标：住院期间患者未发生下肢深静脉血栓。

护理措施：

（1）指导患者家属协助患者进行踝泵运动，使用下肢加压泵等仪器促进静脉血回流。

（2）保证足够的液体量，双下肢适量抬高。

（3）穿宽松、舒适的衣服，避免穿过紧的衣服和过紧的腰带而影响静脉回流。

（4）观察下肢腿围，如剧烈胀痛、浅静脉曲张伴有发热等，应警惕下肢深静脉血栓形成的可能。

（5）避免下肢静脉输液。

病例分析八

帕金森病的护理要点

该病例患者于4月17日好转出院，出院后应有哪些注意要点，我们能为患者提供什么延续护理服务？

(一)日常饮食指导

适当休息:应保持愉快的心情,避免精神刺激以免加重震颤或肌强直。严重震颤或肌强直着应卧床休息,应适当按摩机体,运动锻炼。饮食护理:早、中餐:低蛋白、高热量饮食,以碳水化合物为主(米、面、粗粮、杂粮及薯类),晚餐:为了使白天药效更佳,建议晚餐进食蛋白质食物,同时患有糖尿病、高血压、高脂血症的帕金森病患者则需针对性地选择合适的饮食。

(二)用药知识指导

左旋多巴宜在三餐前 0.5 ~1 h 或餐后 1.5 h 服用,避免同服高蛋白食物,以保证发挥最大药效;多巴胺受体激动剂:泰舒达饭后即可服用,半杯水送服。初期服药患者,可在服药同时吃巧克力、饼干、水果以缓解恶心、呕吐。若有服药后不自主运动症状加重,可与药物同时进餐,以延缓药物吸收、减轻症状,如需补充铁剂和升白细胞药应与多巴胺类制剂分开服用。出院后一定要遵医嘱按时按量服药,不随意增减药物。在服药过程中如果出现身体突然僵硬、无法动弹,持续数秒钟后突然缓解等异常症状时请及时告知医生,防止药物副作用的出现,定期复查。

(三)康复护理指导

适当活动:早期主要表现震颤,尽量参加有益的社交活动、尽可能继续工作,独立完成日常生活活动,散步、简单的体操,尽量维持过去的体力活动。中期自主运动,如自行吃饭、穿衣,在练习中掌握平衡协调能力的技巧。此期已出现行动障碍,要有目的有计划地锻炼。如进行面部动作锻炼、头颈部的锻炼 、躯干的锻炼 、腹肌锻炼 、手部的锻炼等等。对着镜子做皱眉、紧闭双眼、噘嘴、抿嘴、伸舌和鼓腮等动作。晚期卧床不能起床时,应勤翻身,家属为其按摩,以促进肢体的血液循环和预防吸入性肺炎和坠积性肺炎等并发症的发生。

案例分析九

帕金森病的知识拓展

该患者对于帕金森,想了解目前最新的治疗有哪些?

(一)帕金森脑起搏器治疗又称脑深部电刺激治疗

帕金森脑起搏器治疗又称脑深部电刺激治疗(deep brain stimulation for movement disorders,DBS),已成为治疗中晚期帕金森病的有效方法。此疗法 1998 年在我国首次使用,至今已二十余年,DBS 疗法明显地改善了 PD 患者的运动症状,提高了生活质量。DBS 疗法是手术治疗帕金森病的新突破,具有微创、安全、可控性高的特点,它是应用微创神经外科技术,把电极植入预定的颅内目标区域,再通过连接导线连接神经刺激器。该神经刺激器一般植入于胸部皮肤下,与心脏起搏器大小相似。适用于对药物治疗无效或者即使经过最佳药物调整,仍然存在严重“异动症”,频繁出现的“开-关”现象等的患者,可提高患者活动能力,明显改善生活质量。术前应做好充分准备,术后注意观察有无中枢性面瘫、视力视野障碍、语言障碍,比较震颤、肌强直等症状有无改善及改善程度,有无一侧肢体的轻瘫，观察意识及生命体征，警惕颅内出血征象的出现，并应重视患者肢体锻炼的指导。手术能很好控制症状，但不能根治本病，术后要在医生指导下缓慢减量用药，直至维持量。药物加手术治疗是当今PD治疗的最新观点。

（二）神经干细胞移植治疗帕金森病的治疗

干细胞治疗的核心理念在于利用未分化的干细胞对损伤的组织进行修复，从而提升神经系统对多巴胺的合成量，重建神经循环通路，而且移植后的干细胞还可与自身神经细胞相协调，增加神经系统中营养因子的合成，从侧面修复神经系统。神经干细胞有很强的增殖能力及迁移能力，并能替代受损的脑细胞，神经干细胞通过体外培养使其增殖后，移植到宿主脑内，能够迁移并分化为黑质多巴胺能神经元；神经干细胞联合基因治疗，将神经干细胞作为基因治疗的载体，在体外转基因移入病变的神经组织，可阻止神经元变性并恢复其功能；神经干细胞作为基因载体，进行神经干细胞移植联合多基因治疗，为帕金森病治疗提供了新的思路。神经干细胞移植手术是选择患者自身的骨髓干细胞进行分化培育，并将其重新移植到脊髓神经内，从而为神经系统再造提供新分化的神经细胞源。该方法的优势在于患者治疗痛苦较低，且采用自体干细胞不会出现排斥性，治疗周期短，治疗后短期内效果显著。

（三）经颅磁共振引导超声聚焦治疗帕金森病震颤

磁共振引导下超声聚焦治疗（transcranial MRI-guided focused ultrasound，tcMRg-FUS）简称“磁波刀”，是一种新兴的PD治疗手段。MRgFUS治疗原理：患者佩戴磁共振兼容的立体定向头架和超声换能器头盔，在磁共振不间断扫描监测下，引导头盔内阵列式超声换能器发射超声，并聚焦于脑内治疗靶点。

2016年美国食品药品监督管理局批准磁波刀治疗特发性震颤，2018年批准其用于治疗震颤为主PD（tremor-dominant PD，TDPD）。解放军总医院第一医学中心神经外科于2018年8月引进磁波刀头部治疗系统ExAblateTcMRgFUS，并于2019年1月完成国内首例特发性震颤的磁波刀试验治疗。随后该中心开展了针对TDPD患者的前瞻性、单臂研究，旨在评估其治疗的安全性和有效性。

磁波刀可避免对脑组织进行侵入性操作，从而避免了脑深部电刺激术或射频消融等侵入性操作可能导致的脑出血、感染等风险，此优点使其更容易被患者接受。患者术后最常见的不良反应是短暂的头晕、恶心、头痛、头皮或舌尖麻木，可能与超声能量传递有关，但程度轻微，并不影响患者的生命质量。目前该中心在已完成TDPD受试者治疗研究中观察到患者术后不仅震颤症状控制效果好，而且治疗侧肢体的肌张力和运动灵活程度也得到改善，患者自理能力明显提高，照料者对于治疗结果满意。但还需要进一步观察其长期治疗效果，以进一步评价在PD中得治疗价值。

（刘梦君　王　丽）

第七节　单纯疱疹病毒性脑炎

案例与思考

郭某，男，47岁，以“发热，头痛12天，加重伴抽搐6 d”为代主诉，于2020年4月23日急诊入院。

现病史：（代诉）12天前患者受凉后出现发热伴持续性头痛，体温38.0 ℃，为双颞侧钝痛，自服感冒药（银翘片、安乃近片等）后体温下降至正常，次日体温再次上升，最高38.7 ℃，发热期间自觉乏力、多汗、食欲缺乏、恶心，口唇及耳后出现散在疱疹。6 d前突发四肢抽搐伴意识不清，不能沟通，不认识家人，持续约5 min后缓解，无舌咬伤、大小便失禁，遂立即由120救护车接入当地医院住院治疗。期间完善头颅CT检查，提示“脑炎可能”，给予抗病毒、抗感染、脱水降颅压等对症支持治疗，患者仍间断发热，抽搐症状较前频繁，持续时间延长，遂急诊转入我院，急诊以“发热、抽搐待查”收入我科。发病来，神志清，精神差，饮食睡眠差。

既往史：既往患“高血压、糖尿病”10余年。

查体与评估：体温38.5 ℃，脉搏88次/分，呼吸22次/分，血压147/90 mmHg，神志清，精神差，双侧瞳孔等大等圆，直径3mm，对光反射灵敏，其余颅神经检查正常，口唇及耳后散在疱疹。四肢肌力5级，肌张力稍增高，生理反射（++），病理征（-）；深浅感觉未见明显异常，四肢间断不自主抽搐，共济运动正常，颈强，颏胸4指；自主神经功能正常。双肺听诊呼吸音低，未闻及明显干、湿啰音。基础评估：日常生活能力评估60分（中度依赖），跌倒/坠床风险评估2分（低危），Braden压疮评分14分（中度风险），Caprini血栓风险评估1分（低危），疼痛数字评分6分（中度疼痛），营养风险筛查评估0分，EAT-10筛查0分。

辅助检查：①血液化验结果：白细胞 15×10^9/L，红细胞 2.76×10^9/L，血红蛋白94 g/L，C-反应蛋白34.15 μg/L；②脑脊液检查：压力235 mmH_2O，无色透明，白细胞计数 316×10^6/L，蛋白0.55 g/L，潘氏试验阳性；脑脊液二代测序：人类疱疹病毒1型 序列数11；③头颅MRI示：双侧海马、颞叶及枕叶对称性异常信号改变，多考虑感染性病变；④胸部CT示：双肺陈旧性病灶。

治疗与转归：入院后告病重，I级护理，完善相关检查：血常规、肝肾功、电解质、心肌酶谱、凝血六项、免疫全套、脑脊液（常规、生化、细胞学、自身免疫性脑炎抗体、二代测序）、头颅磁共振成像等，治疗上给予糖皮质激素及免疫球蛋白冲击、抗病毒、控制癫痫、化痰、脱水降颅压、营养支持、维持水电解质平衡等对症支持治疗。10 d后患者体温恢复正常，口唇及耳后疱疹消退，未有抽搐发作，办理出院手续，嘱院外口服药物巩固治疗，1个月后来院复查。

案例思考与分析：

1. 患者诊断为单纯疱疹病毒性脑炎，何为单纯疱疹病毒性脑炎？单纯疱疹病毒性脑炎的临床表现是什么？

2. 单纯疱疹病毒性脑炎的诊断依据是什么，可采取哪些主要检查？

3. 患者为什么会发生单纯疱疹病毒性脑炎？单纯疱疹病毒性脑炎的发病机制？

4. 单纯疱疹病毒性脑炎的治疗原则是什么？

5. 患者的主要护理问题有哪些？应该采取怎样的护理措施？

6. 我们能为患者提供哪些延续护理服务？

思维导图

运用思维导图的方法，对案例进行层层分析

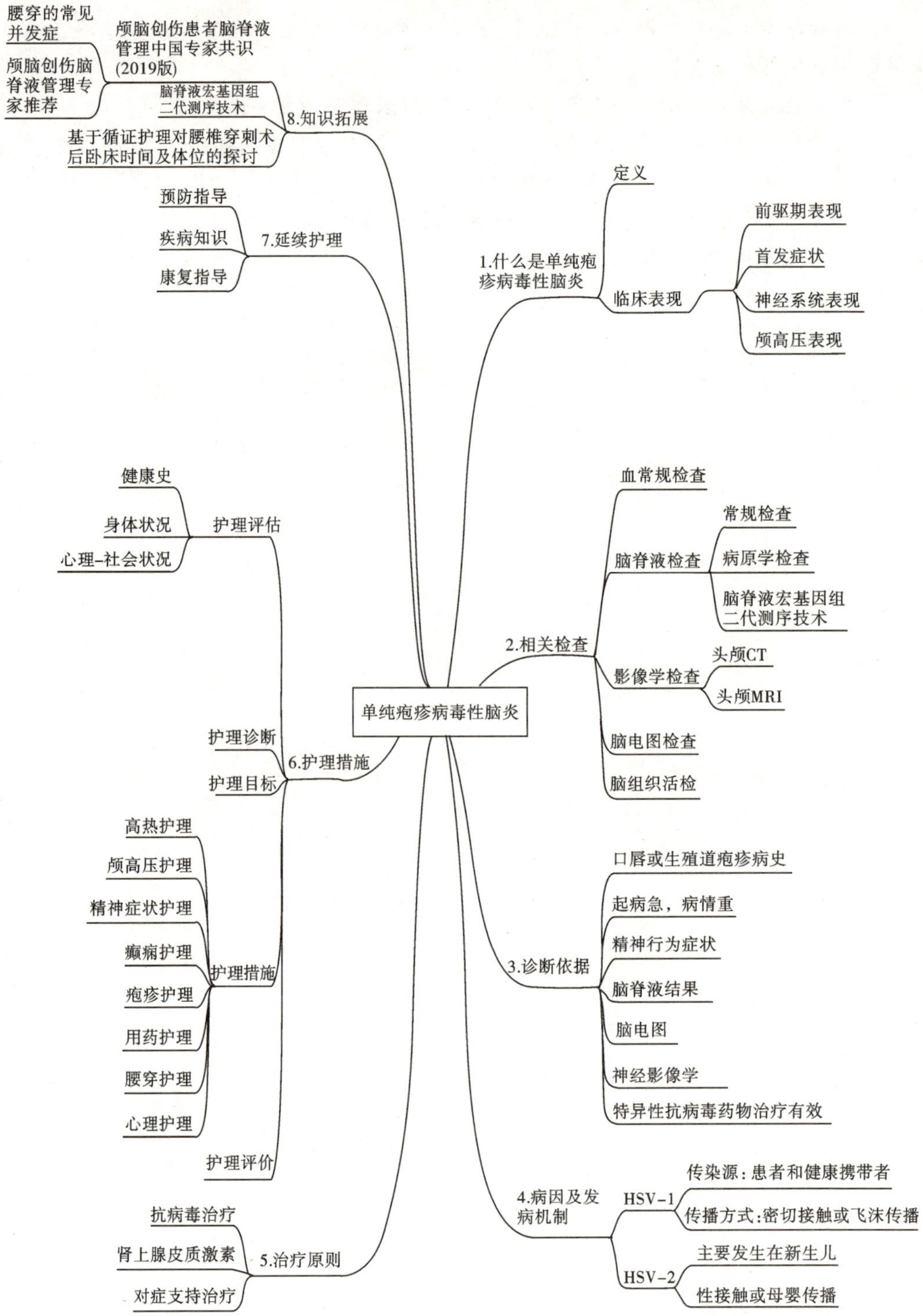

图1-7 单纯疱疹病毒性脑炎的思维导图

案例分析一

单纯疱疹病毒性脑炎的定义及临床表现

该病例患者主要临床表现：发热伴头痛，发热期间乏力、多汗、纳差、恶心，发现口唇及耳后疱疹，后出现四肢抽搐伴意识不清，大小便失禁。什么是单纯疱疹病毒性脑炎？它的主要临床表现包含哪些？

（一）定义

单纯疱疹病毒性脑炎（herpes simplex virus encephalitis，HSE）是由单纯疱疹病毒（herpes simplex virus，HSV）感染引起的一种急性中枢神经系统（central nervous system，CNS）感染性疾病，又称为急性坏死性脑炎，是 CNS 最常见的病毒感染性疾病。本病呈全球分布，一年四季均可发病，无明显性别差异，任何年龄均可发病。国外 HSE 发病率为（4～8）/10 万，患病率为 10/10 万，国内尚缺乏准确的流行病学资料。在中枢神经系统中，HSV 最常侵及大脑颞叶、额叶及边缘系统，引起脑组织出血性坏死和（或）变态反应性脑损害。常以急性起病、高热、头痛和精神、智力、意识障碍等为临床特征。未经治疗的 HSE 病死率高达 70% 以上。

（二）临床表现

原发感染的潜伏期为 2～21 d，平均 6 d，前驱期可有发热（38～40 ℃）、咽痛、咳嗽、恶心、呕吐、肌痛、疲乏及全身不适等上呼吸道感染症状，一般不超过 2 周。急性起病，病程长短不一，为数日至 1～2 个月，25% 患者有口唇疱疹病史。

首发症状多突出表现为精神行为异常和人格改变，如错觉、虚构、懒散、情感淡漠、缄默、幼稚、行为冲动或怪异、幻觉、妄想等，部分患者可因精神行为异常为首发或唯一症状而就诊于精神科。其后认知功能障碍较常见，主要表现为反应迟钝、记忆力下降、定向力障碍等。

神经系统主要表现为高级智能和精神行为障碍，可有局灶性神经系统体征，轻度脑膜刺激征。不同程度神经功能受损表现，如偏瘫、偏盲、眼肌麻痹等，局灶性症状两侧多不对称。亦可有多种形式的锥体外系表现，如扭转、手足抽动或舞蹈样动作。常有癫痫发作，可为部分性或全身性，部分患者可表现为不同形式的自动症（如咂嘴、咀嚼、吞咽、舔舌、流涎等），重症患者可呈癫痫持续状态。

颅高压表现如头痛、恶心、呕吐，严重者可出现脑疝。患者可出现不同程度意识障碍，表现为意识模糊、嗜睡、昏迷，或者表现为去皮质或去大脑强直状态。

案例分析二

单纯疱疹病毒性脑炎的相关检查

临床初步诊断为单纯疱疹病毒性脑炎的患者，相关检查主要包括哪些？

（一）血常规检查

可见白细胞计数轻度增高。

（二）脑脊液检查

常规检查：颅内压正常或轻、中度增高，重症者可明显增高。白细胞数可正常或轻度增高，多在（50～100）$\times10^6$/L，个别患者可高达1000$\times10^6$/L，以淋巴细胞为主，在感染的早期多形核粒细胞可占优势，但随后迅速转变为淋巴细胞占优势。脑脊液可有红细胞数增多，除腰椎穿刺损伤外，则提示病灶有出血，蛋白质含量正常或轻度、中度增高，多低于1.5 g/L，糖和氯化物多数正常。

病原学检查：检测 HSV 特异性 IgG 和 IgM 抗体；聚合酶链反应（PCR）检测脑脊液中 HSV-DNA 可早期快速诊断，但是由于 PCR 技术具有高度敏感性，可能出现假阳性结果。

脑脊液宏基因组二代测序技术：是一种新兴技术，目前广泛应用于辅助诊断中枢神经系统感染。其对于中枢神经系统细菌、真菌、病毒、支原体、衣原体及寄生虫等各种病原体感染均有较高的敏感度及特异度。

（三）影像学检查

头颅 CT：大约50% HSE 患者出现一侧或两侧颞叶和（或）额叶低密度灶，病灶常边界不清，部分有占位效应，若在低密度灶中有点片状高密度灶，提示有出血。在起病后4～5 d内，可能是正常的，此时头颅 MRI 对早期诊断和显示病灶帮助较大。

头颅 MRI：可出现颞叶内侧、额叶眶回、岛叶和扣带回局灶性水肿，T_1加权像上为低信号，但不明显，T_2加权像上为明显高信号，FLAIR 加权像呈明显高信号。尽管在发病1周内90%以上患者会出现上述改变，但1周内 MRI 正常不能排除诊断，故不作为早期诊断依据。

（四）脑电图检查

早期即可见脑电波异常，常表现为弥漫性高波幅慢波，以单侧或双侧颞、额区异常更明显，甚至可出现颞区的尖波与棘波。

（五）脑组织活检

脑组织活检是诊断单纯疱疹病毒性脑炎的“金标准”，可发现特异性的炎性改变，细胞内出现嗜酸性包涵体，电镜下可发现细胞内病毒颗粒。

案例分析三

单纯疱疹病毒性脑炎的诊断依据

该病例患者诊断为单纯疱疹病毒性脑炎，诊断依据是什么？

临床诊断的主要依据：①口唇或生殖道疱疹病史，或者本次发病有皮肤、黏膜疱疹。②起病急，病情重，有上呼吸道感染的前驱症状如发热、咳嗽等。③明显的精神行为异常、抽搐、意识障碍及早期出现的局灶性神经系统损害体征。④脑脊液红、白细胞数增多，糖和氯化物正常。⑤脑电图以颞、额区损害为主的脑弥漫性异常。⑥头颅 CT 或 MRI

发现颞叶局灶性出血性脑软化灶。⑦特异性抗病毒药物治疗有效支持诊断。

案例分析四

单纯疱疹病毒性脑炎的病因及发病机制

根据患者临床症状及体征，结合实验室检查及影像学检查结果，诊断为单纯疱疹病毒性脑炎（人类疱疹病毒1型），单纯疱疹病毒性脑炎的病因及发病机制是什么？

HSV是一种嗜神经性DNA病毒，有两种血清型，即HSV-1和HSV-2。患者和健康携带病毒者是主要传染源，主要通过密切接触与性接触传播，亦可通过飞沫传播。HSV首先在口腔和呼吸道或生殖器引起原发感染，机体迅速产生特异性免疫力而康复，但不能彻底消除病毒，病毒以潜伏状态长期存在体内，而不引起临床症状。神经节中的神经细胞是病毒潜伏的主要场所，HSV-1主要潜伏在三叉神经节，HSV-2潜伏在骶神经节。当人体受到各种非特异性刺激使机体免疫力下降，潜伏的病毒再度活化，经三叉神经轴突进入脑内，引起颅内感染。成人超过2/3的HSV-1脑炎是由再活化感染而引起，其余由原发感染引起。而HSV-2则大多数由原发感染引起。人类大约90% HSE由HSV-1引起，仅10%由HSV-2所致，且HSV-2所引起的HSE主要发生在新生儿，是其通过产道分娩时感染所致。

案例分析五

单纯疱疹病毒性脑炎的治疗原则

该病例患者住院期间给予糖皮质激素及免疫球蛋白冲击治疗、抗病毒、控制癫痫、化痰、脱水降颅压、营养支持、维持水电解质平衡等药物对症支持治疗。目前有关单纯疱疹病毒性脑炎的治疗原则是什么？

早期诊断和治疗是降低本病死亡率的关键，主要包括抗病毒治疗，辅以免疫治疗和对症支持治疗。

（一）抗病毒治疗

阿昔洛韦、更昔洛韦均为抗DNA病毒药物。前者是首选药物，可透过血脑屏障，常用剂量为15～30 mg/(kg·d)，分3次静脉滴注，连用14～21 d，若病情较重，可延长治疗时间或者再重复治疗一个疗程。不良反应相对较少，主要有恶心、呕吐、血清转氨酶升高、皮疹、谵妄、震颤等。更昔洛韦对阿昔洛韦耐药的HSV突变株亦敏感，对巨细胞病毒有强烈的抑制作用，用量是5～10 mg/(kg·d)，分2次静脉滴注，疗程14～21 d，主要不良反应是肾功能损害和骨髓抑制（中性粒细胞、血小板减少），并与剂量相关，停药后可恢复。

（二）肾上腺皮质激素

对应用肾上腺皮质激素治疗本病尚有争议，但肾上腺皮质激素能控制HSE炎症反应和减轻水肿，对病情危重、头颅 CT 见出血性坏死性以及白细胞和红细胞明显增多者可酌情使用。

（三）对症支持治疗

高热、抽搐、精神症状或颅内压增高者，可分别给予降温、抗癫痫、镇静和脱水降颅压治疗。对昏迷患者应保持呼吸道通畅，并维持水、电解质平衡，给予营养代谢支持治疗，加强口腔和皮肤护理，预防压疮、呼吸道感染和泌尿系统感染等。恢复期可采用理疗、按摩、针灸等帮助肢体功能恢复。

案例分析六

单纯疱疹病毒性脑炎的护理问题及护理措施

该病例患者入院护理评估：日常生活能力评估 60 分（中度依赖），跌倒/坠床风险评估 2 分（低危），Braden 压疮风险评估 14 分（中危），Caprini 血栓风险评估 1 分（低危），疼痛数字评分 6 分（中度疼痛），营养风险筛查评估 0 分，EAT-10 筛查 0 分。目前患者主要护理问题及相应的护理措施有哪些？

（一）护理评估

1. 健康史

（1）询问患者起病时间，了解起病的形式，大多数患者以急性起病，少数为亚急性或慢性起病。评估患者是否高龄，是否有细胞免疫缺陷性疾病、系统性疾病（如糖尿病、肾脏病、发热、高血压等）。

（2）了解起病前有无感染的征象如头痛、发热、肌肉酸痛、全身不适、腹痛腹泻等前驱症状。

（3）询问和观察患者的唇、鼻、面颊及外生殖器有无局限性成簇小水疱，约 1/4 的患者可有口唇疱疹史，青壮年需询问近 10 d 有无与上述症状的人密切接触。

2. 身体状况

（1）评估患者的精神情况：大多数患者随着疾病发展出现不同程度的精神症状，如注意力不集中、表情呆滞、反应迟钝、情感淡漠、言语动作减少、行动懒散或呆坐、缄默；有的出现错觉、幻觉及妄想行为；有的出现动作增多，甚至冲动怪异行为。约 15% 患者因单纯的精神症状为首发而被送入精神科就诊，出现精神症状大多与颞叶、边缘系统受损有关。

（2）评估有无神经功能缺损：CNS 受到 HSV 的感染后，引发的症状多种多样，主要评估以下方面。

1）有无意识障碍。询问患者是否有意识改变，大多数患者出现不同程度的意识障碍，如意识模糊或谵妄，随着病情逐渐加重可出现嗜睡、昏睡、昏迷或去皮质状态，但也有部分患者由于病情发展较迅速，可于疾病的早期即出现非常明显的意识障碍。

2）有无癫痫发作。请患者及家属或第一现场目睹者具体描述患者抽搐时的整个过程，如当时的环境、发作时程、有无肢体抽搐及大致顺序、手足抽搐倾向、有无怪异行为和精神失常等。患者癫痫发作时可出现发作时意识丧失、以双侧抽搐为主的全面性发作；或不伴意识丧失、以一侧肢体或面部发作为主的部分性发作；或出现典型的精神症状或特殊的感觉障碍，随之出现意识丧失和遗忘症；或一开始即出现意识丧失。

3）有无其他的脑部受损的表现。①询问患者有无头痛、呕吐，观察瞳孔、血压、呼吸等的变化，判断有无颅高压或脑疝形成。②询问患者步行时的感觉，检查患者的肌力、肌张力以及视野，观察随意运动及步态情况，大多数患者可出现不同程度的偏瘫、偏盲、共济失调、震颤或舞蹈样动作等，提示脑组织局限性或弥散性损害。③评估患者的语言交流能力，与患者交流、谈话，若患者不能使用声音符号（言语）或视觉符号（文字）来表达其思想、愿望，或不能理解别人所发出的声音或文字，说明出现了言语表达和理解方面的障碍，提示患者有额叶、颞叶的损害征象。

3. 心理-社会状况　评估患者及家属是否了解疾病的相关知识（特别是有精神症状的患者家属），观察患者是否存在因疾病所致焦虑等心理问题。了解患者家庭条件与经济状况、家庭成员组成和家属对患者的关心、支持程度等，并让患者及家属更多地了解疾病本身，提高患者治疗的信心。

（二）护理诊断、目标及对应的护理措施

1. 体温过高　与中枢神经系统感染有关。

护理目标：患者体温恢复正常。

护理措施：高热护理。

（1）密切监测患者体温变化及伴随症状，常见的体表物理降温方法，主要有25%～50%酒精擦浴、冰帽降温、电动降温冰毯等，将体温控制在37～38 ℃，以降低脑代谢率。对高热伴寒战、四肢肢端厥冷的患者采用32～35 ℃的温水擦浴。

（2）发热患者应注意休息，高热患者应绝对卧床休息，以减少耗氧量。保持病室适宜的温湿度，定期通风换气，保持空气清新和流通。

（3）补充营养和水分每天应保证足够的热量和液体的摄入。可给予高热量、高蛋白、高维生素、易消化的流质或半流质食物，保证2 000 mL/d液体的摄入，以维持水、电解质的平衡。必要时遵医嘱静脉补液，以补充水分。

（4）必要时给予药物降温，用药后密切监测患者生命体征，有无大量出汗，及时更换潮湿的衣服和被褥，嘱患者多饮水。采取降温措施后及时进行效果评价，指导患者卧床休息，保持情绪稳定。

2. 疼痛（头痛）　与颅内压增高、炎症刺激脑膜有关。

护理目标：患者颅内压降至正常，疼痛数字评分<3分。

护理措施：颅高压护理。

（1）护理人员应清楚颅内压增高可能出现的后果，能准确判断并能采取相应的急救措施，应重点观察患者的意识状态、生命体征、瞳孔和肢体活动的变化。

（2）对于恶心、呕吐的患者，采取侧卧位，防止误吸，同时对家属讲解需要采用侧卧位的原因及患者出现呕吐后的应急处理，取得家属的配合和协助，床边备吸引器。

（3）抬高患者头部15°～30°，以利于颅内血液回流，减轻脑水肿。维持大便通畅，促使患者养成良好的排便习惯，酌情应用缓泻剂来帮助患者进行排便。

(4)患者烦躁时,可遵医嘱给予镇静药物或约束带应用,留专人 24 h 陪护,加用床档,防止坠床,增加巡视病房频次。

3. 精神行为异常　与中枢神经系统感染累及脑实质有关。

护理目标:精神行为及认知功能逐渐恢复正常。

护理措施:精神异常的护理。

(1)密切观察患者的病情变化,预防自伤、自杀事件的发生。有错觉或幻觉的患者对声音和阳光的刺激比较敏感,尽量保持环境安静,光线柔和,避免各种强烈刺激,操作集中,动作轻柔。

(2)保证环境设施安全,安装床档,防止坠床及外伤,如出现过激行为或暴力先兆应及时通知医生,遵医嘱应用苯巴比妥或地西泮等镇静剂,保证用药浓度,控制发作以减少患者的冲动行为。

(3)与医生沟通,取得家属同意和配合,在夜晚人力相对较少时使用约束手套。在约束期间观察手指和约束部位的皮温、颜色等血液循环情况,每 2 h 放松 3 ~ 5 min,适量按摩约束部位。

4. 有受伤的风险　与意识不清、癫痫发作有关。

护理目标:无受伤及跌倒、坠床等不良事件发生。

护理措施:癫痫护理。

(1)保持环境安静和温湿度适宜,持续心律、血压、呼吸、血氧饱和度监测。发作时立即采取平卧位头偏向一侧,不能强压肢体,用裹有纱布的压舌板放于患者上下臼齿间,防止咬伤舌和颊部。及时清除呼吸道分泌物和呕吐物,头偏向一侧,保持呼吸道通畅,防止发生窒息。

(2)肢体抽搐时要保护关节,加床档,使用约束带适当保护,防止坠床。详细记录发作情况,及时评估患者生命体征情况,遵医嘱给予咪达唑仑、地西泮等镇静、解痉药,注意观察患者生命体征及神志情况,并保证血药浓度及用药安全,若出现癫痫持续状态,必须在较短的时间内控制。

5. 皮肤完整性受损　与病原体和(或)其代谢产物引起皮肤黏膜损伤有关。

护理目标:疱疹逐渐好转消退。

护理措施:疱疹护理。

(1)单纯疱疹多发生于口唇周围,保持局部清洁,如水疱发生破溃,可用无菌生理盐水清洗,涂以抗生素软膏保护,以防止继发感染。注意观察有无结膜充血、水肿,可用 4% 硼酸水或生理盐水清洗眼睛,滴 0.25% 氯霉素眼药水或抗生素眼膏以防继发感染。

(2)若患者高热大量出汗,应及时用温水擦拭,更换浸湿的床单、被褥和衣裤,保持皮肤的清洁、干燥,使患者感到舒适,同时防止皮肤继发感染。昏迷患者应定时翻身、扣背,翻身时避免推、拉、拽等动作,防止擦伤皮肤。床褥保持清洁、平整,衣裤应柔软、宽松、勤换洗,防止大小便后浸渍。

6. 知识缺乏　与缺乏疾病用药、治疗及护理的相关知识有关。

护理目标:患者及家属掌握药物的作用及副作用,了解腰椎穿刺术相关知识。

护理措施:用药护理。

(1)抗病毒药物:常选用阿昔洛韦 30 mg/(kg·d),分 3 次静脉滴注,连用 14 ~21 d,抗病毒药物主要包括阿昔洛韦、伐昔洛韦、泛昔洛韦、膦甲酸钠。药液至少在 1 h 内匀速滴入,避免快速滴入或静脉推注,否则可发生肾小管内药物结晶沉积,引起肾功能损害。静脉滴注 2 h 后,尿药浓度最高,此时应给患者补充足够的水分,防止药物沉积于肾小管内。肾功能不全患者,要减少剂量。此患者在用药期间严格执行用药规范,未发生泌尿系统反应。

(2)抗癫痫药:癫痫药物注意给药方法正确,如左乙拉西坦及丙戊酸钠缓释片均需整片或半片吞服,不能研碎或咀嚼,并保证用药时间间隔,避免误服、漏服。抗癫痫类药物常见副作用为皮疹,患者治疗过程中发生皮疹,停药后可自行缓解消退。在镇静药物持续推注过程中,更换药物时需使用双泵同时更换的方法以保证血药浓度的恒定,确保药物的治疗效果。

(3)糖皮质激素:目前仍存在争议。普遍认为急性发作早期系统应用糖皮质激素并逐步递减可以抑制炎症过程,但对已发生疱疹后神经痛无效。糖皮质激素可出现兴奋、失眠、暴躁易怒等情绪改变,注意有无消化道出血、骨质疏松、股骨头坏死等情况出现,遵医嘱给予抑酸、预防消化道溃疡、钙剂等药物应用,定期检测血压、血糖和电解质。

(4)脱水降颅压药物:较常见的为 20% 甘露醇,严格掌握输注速度,250 mL 应在 15 ~30 min 内输注完毕。防止外渗,尽量使用静脉留置针,每次输注前需确保在静脉内才可输注,一旦发现输液部位疼痛、肿胀需立即进行更换,防止发生皮肤坏死。长期大剂量的使用会引起电解质紊乱、肾功能损伤、颅内压降低等现象,因此应密切观察患者病情,掌握用药情况。

护理措施:腰穿护理。

(1)术前,护士用易于理解的语言向患者及家属解释操作相关知识、步骤和可能产生的不适感;其次了解患者的心理状态,讲解穿刺的必要性、目的,让患者到穿刺室熟悉环境。再指导患者做穿刺体位练习,训练其平卧位排尿,以预防术后 4 ~6 h 平卧出现尿潴留。

(2)术中,细心观察患者的呼吸、表情,出现紧张或疼痛时,让患者做深呼吸,指导放松肌肉,尽量分散患者的注意力,如听轻音乐。

(3)术后,因特殊体位保持时间过长,腰背部肌肉和韧带过度紧张导致劳损,引起腰背疼痛,所以腰椎穿刺术后去枕屈膝平卧与平头侧卧每 2 h 一次交替更换体位,以减少术后不良反应。告诉患者及家属卧床期间尽量不抬起头部,四肢仍能适当主动运动,同时与患者多讲话分散注意力,4 ~6 h 后可起床活动。同时护士要加强巡视,观察患者的生命体征、面色、意识、瞳孔的变化,并注意有无恶心、呕吐等症状,若出现上述症状,应及时报告处理。

7. 焦虑、抑郁　与病程长、担心疾病预后有关。

护理目标:患者及家属树立信心、积极主动配合治疗。

护理措施:心理护理。

家属对于患者的病情十分焦虑,对于疾病的预后也抱有很高的期望。向患者及家属讲述疾病的相关知识,了解其病程、预后及治疗方法,指导家属正确照护患者,鼓励患者表达并注意倾听其心理感受,给予正确的信息引导。鼓励患者树立战胜疾病的信心,积极配合治疗,早日康复。责任护士对在院患者进行针对性心理护理,科室成立脑炎患者微信群,健康管理师定期发送脑炎相关知识,并及时答疑解惑。

（三）护理评价

1. 患者生命体征平稳。
2. 颅内感染各项指标达到基本正常。
3. 患者无精神行为异常症状。
4. 患者癫痫持续状态得以控制。
5. 在院期间患者未发生跌倒、坠床、压疮、误吸、窒息等并发症。

案例分析七

单纯疱疹病毒性脑炎患者的延续护理服务

该病例患者出院后有哪些注意事项,我们能为患者提供哪些延续护理服务?

（一）预防指导

病毒性脑炎早期症状类似感冒,很容易被患者忽视。日常应注意增强体质,锻炼身体,加强营养,高蛋白、高纤维饮食,以增强机体抵抗力;卧室保持清洁,勤通风,预防感冒;培养良好的个人习惯,做到勤洗手、饮开水、吃熟食。新生儿及儿童按要求积极实施计划免疫接种。

（二）疾病知识

告知患者及家属疾病的基本病因、早期症状和及时就诊的指征,按时服用抗病毒、抗癫痫等药物,告知患者及家属各种药物的作用、不良反应、使用时间、方法及注意事项。指导患者注意劳逸结合,锻炼时间不宜过长、过累,定时作息,以保证充足的休息和睡眠。定期来院复查,开始每月1次,以后每3个月1次。病情完全康复后可逐步恢复正常生活及工作。

案例分析八

腰椎穿刺术及脑脊液检查知识拓展

该病例患者入院行腰椎穿刺术,进行脑脊液检查,有关腰椎穿刺术及脑脊液检查知识拓展有哪些?

腰椎穿刺术

腰椎穿刺术(简称腰穿)是神经科临床常规操作技术,通过刺入蛛网膜下腔来测定颅内压力,获取脑脊液以协助临床诊断、治疗,操作简便易行,也较为安全。腰穿是在局部麻醉下进行的一项创伤性检查,中枢神经系统任何部位发生器质性的病变,都会导致脑脊液成分发生变化。因此,腰椎穿刺脑脊液检查对神经系统疾病,尤其是颅内感染性疾病的诊断、鉴别及预后具有重要意义。另外，手术可引起患者的心理和生理的应激反应常使患者产生焦虑、恐惧等负面情绪。有效的心理护理及充分的术前准备能缓解或减轻患者的焦虑情绪，使患者情绪稳定，肌肉放松，在腰椎穿刺时保持良好的姿势和体位，积极主动地配合腰穿，缩短操作过程所需的时间，提高穿刺成功率，减少因穿刺姿势不当而造成的韧带和肌膜损伤，所以健康宣教和心理护理非常重要。

（一）颅脑创伤患者脑脊液管理中国专家共识（2019 版）

共识一：腰穿的常见并发症

（1）低颅压综合征：多因穿刺针过粗、穿刺技术不熟练使脑脊液自硬脊膜穿刺孔不断外流所致，可增加补液量或再次腰穿于椎管内或硬脊膜外注入生理盐水 20 ~ 30 mL，消除硬脊膜外间隙的负压以阻止脑脊液继续漏出。

（2）脑疝形成：在颅内压增高时，如腰穿放液过多、过快，可在穿刺当时或术后数小时内发生脑疝，故应警惕和预防。必要时，可在穿刺前快速静脉输入 20% 甘露醇等脱水剂后，以细针穿刺，缓慢滴出数滴脑脊液进行检测。

（3）原有脊髓、脊神经根症状的突然加重：应避免腰穿放液后由于压力的改变，导致椎管内脊髓、神经根、脑脊液和病变之间的压力平衡改变。

共识二：颅脑创伤脑脊液管理专家推荐

（1）重视对脑脊液压力、温度、容量、循环、生化、乳酸以及其他生物学标志物等特征性指标的监测，并通过脑脊液监测指导临床治疗。

（2）采用相应的外科手段，如脑积水和积液的引流、分流，脑脊液漏的修补，颅内感染、鞘内、脑室内给药等来处理脑脊液相关问题，采用药物治疗时注意掌握临床药理特征。

（3）脑脊液管理涉及的监测和操作多为有创操作，尽量避免、预防因有创操作可能会导致的感染、出血或引流过度等并发症。

（二）脑脊液检测——脑脊液宏基因组二代测序技术

二代测序技术（next-generation sequencing，NGS）是相对于第一代 DNA 测序技术——Sanger 测序而言的新型测序手段，可以同时测定几百万甚至上亿条 DNA 或者 RNA 序列，从而大大加快了全基因组测序的速度。其最大的优势在于高通量，极大地降低了单个碱基测序的成本。传统病原体检测方法往往耗时较长，且阳性率低，二代测序技术耗时短，准确率高，为提高中枢神经系统感染的诊断率和病原体研究提供了可能。

（三）基于循证护理对腰椎穿刺术后卧床时间及体位的探讨

腰椎穿刺术后常见的并发症包括低颅压头痛、后背痛等。传统的护理常规采取术后去枕平卧 4 ~6 h，目的是预防低颅压头痛发生。然而，越来越多的证据表明，术后患者卧床时间的长短，以及术后采取的卧位与腰椎穿刺后头痛的发生并没有必然联系。腰椎穿刺后可采取自由体位，但要根据自身实际情况，进行相应的监测。传统卧床 4 ~6 h 反而会增加患者强烈的不舒适感，如腰背痛、头晕等，同时在一定程度上还会影响患者进食、饮水等生理需求。研究表明，为了患者舒适的要求，让腰椎穿刺术后患者去枕平卧30 min后采取自由体位如平卧位、侧卧位、俯卧位、屈膝卧位、屈膝侧卧位等交替进行，每1 ~2 h

1 次。更换体位可减少患者的不舒适感，缩短皮肤受压的时间，避免因腰部皮肤长时间过度受压、僵硬导致血液循环不良以及腰痛。

（吴明晶　杨玉洁）

第八节 重症肌无力

案例与思考

患者女,51 岁,以“复视、舌根发硬伴言语不清 5 个月,加重 2 周”为主诉,于 2018 年 12 月 16 日入院。

现病史:5 个月前无明显诱因出现复视,舌根发硬伴言语不清,舌麻木。4 个月前,上述症状加重,伴左上眼睑下垂,全身无力,晨轻暮重,痰不易咳出。2 周前,上述症状再次加重,伴双上眼睑抬举乏力,全身倦怠感、乏力,咳嗽气喘,神志清、精神差。

既往史:高血压病 20 余年,规律服用“吲哒帕胺片”,血压控制在 120 ~ 140/80 ~ 90 mmHg。

查体与评估:体温 36.6 ℃,脉搏 88 次/分,呼吸 17 次/分,血压 136/82 mmHg。神志清楚,精神差,言语不利,全身乏力,咳嗽气喘,大小便正常,饮食正常,偶有饮水呛咳,四肢肌力、肌张力均正常。入院护理评估:日常生活能力评定 100 分(无风险),跌倒/坠床风险评估 1 分(低危),EAT-10 筛查 2 分(低危),营养风险筛查评分 1 分(低危),Braden 压疮评分 23 分(无风险)。

辅助检查:新斯的明试验阳性;肌电图:双侧面部神经肌电图未见异常,双侧面神经重复电刺激检查可见低频衰退现象;血清学检查副肿瘤抗体均为阴性;纵隔 CT 显示存在胸腺瘤。

治疗与转归:入院后给予抗感染、糖皮质激素、抗胆碱酯酶药物应用,患者于 2018 年 12 月 26 日出院

案例思考分析:

1. 患者诊断为重症肌无力,何为重症肌无力?重症肌无力的临床表现是什么?
2. 此案例是重症肌无力的典型案例,重症肌无力的诊断要点是什么?可采取哪些主要检查?
3. 该患者为什么会发生重症肌无力?重症肌无力的发病机制及危险因素有哪些?
4. 患者主要治疗有哪些?
5. 患者的主要护理问题有哪些?应该采取怎样的护理措施?
6. 患者于 12 月 26 日好转出院,出院时存在护理问题的护理方法及注意事项有哪些?

思维导图

运用思维导图的方法，对案例进行层层分析

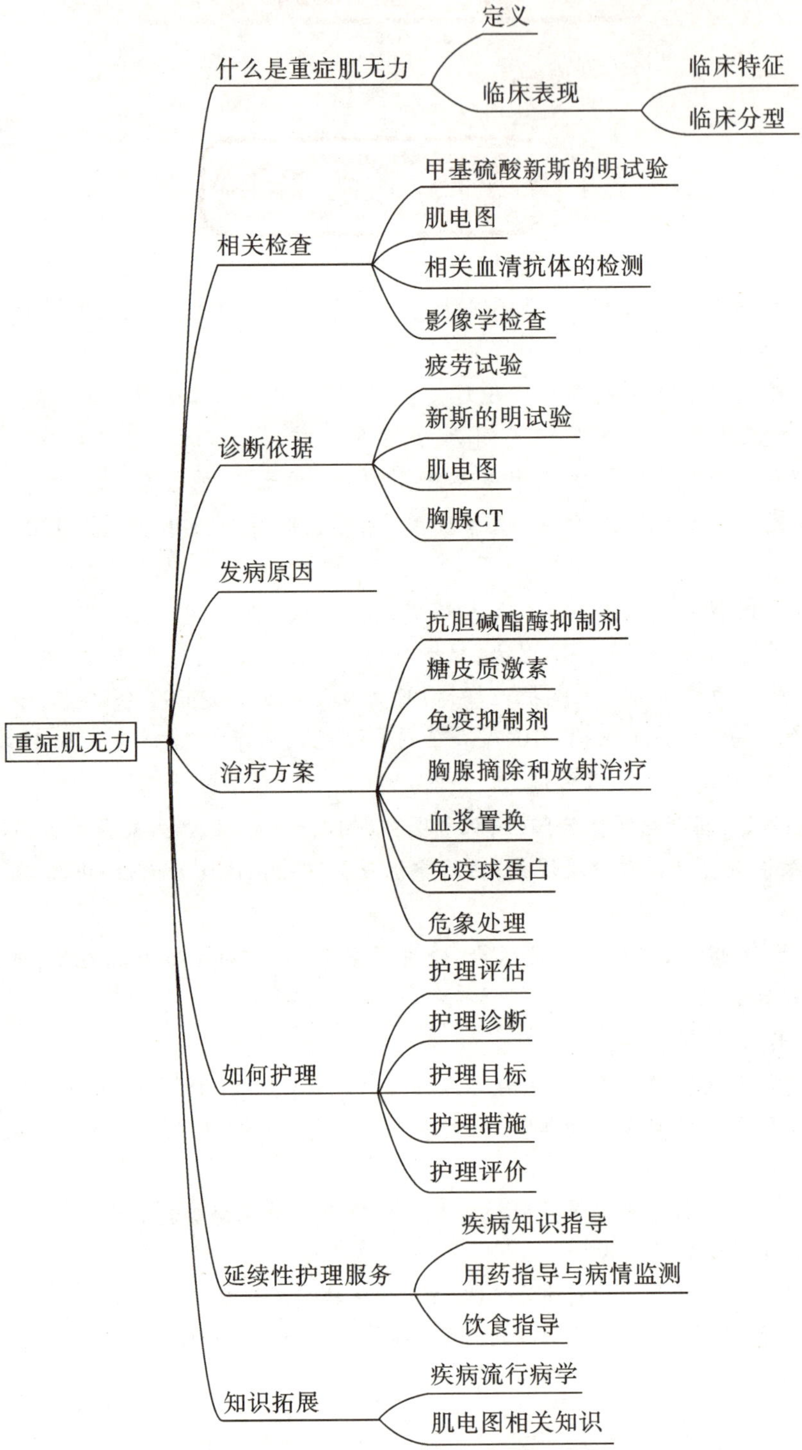

图1-8 重症肌无力的思维导图

案例分析一

重症肌无力的定义及临床表现

该病例患者主要临床表现:复视,舌根发硬伴言语不清,舌麻木并饮水呛咳,吞咽困难,伴左上眼睑下垂,全身无力,晨轻暮重,痰不易咳出。什么是重症肌无力？重症肌无力主要临床表现还包含哪些？

(一)定义

重症肌无力(myasthenia gravis,MG)是一种由乙酰胆碱受体(AChR)抗体介导、细胞免疫依赖、补体参与,累及神经肌肉接头突触后膜,引起神经肌肉接头传递功能障碍,出现骨骼肌收缩无力的获得性自身免疫性疾病。临床主要表现为部分或全身骨骼肌无力和极易疲劳,活动后症状加重,经休息和胆碱酯酶抑制剂治疗后症状明显缓解、减轻。

(二)临床表现

本病可见于任何年龄,小至数月,大至 70~80 岁。常见诱因有感染、手术、精神创伤、全身性疾病、过度劳累、妊娠、分娩等,有时甚至可以诱发重症肌无力危象。

1. 临床特征　受累骨骼肌病态疲劳 肌肉连续收缩后出现严重无力甚至瘫痪,休息后症状减轻。肌无力于下午或傍晚因劳累后加重,晨起或休息后减轻,此种波动现象称之为"晨轻暮重"。

受累肌的分布和表现:全身骨骼肌均可受累,多以脑神经支配的肌肉最先受累。肌无力常从一组肌群开始,范围逐步扩大。首发症状常为一侧或双侧眼外肌麻痹,如上睑下垂、斜视和复视,重复眼球运动明显受限,甚至眼球固定,但瞳孔括约肌不受累。面部肌肉和口咽肌受累时出现表情淡漠、苦笑面容,连续咀嚼无力、饮水呛咳、吞咽困难;说话带鼻音、发音障碍。累及胸锁乳突肌和斜方肌时则表现为颈软,抬头困难,转颈、耸肩无力。四肢肌肉受累以近端无力为重,表现为抬臂、梳头、上楼梯困难,腱反射通常不受影响,感觉正常。

重症肌无力危象指呼吸肌受累时出现咳嗽无力甚至呼吸困难,需用呼吸机辅助通气,是致死的主要原因。口咽肌无力和呼吸肌乏力者易发生危象,诱发因素包括呼吸道感染、手术(包括胸腺切除术)、精神紧张、全身疾病等。心肌偶可受累,可引起突然死亡。大约 10% 的重症肌无力出现危象。

胆碱酯酶抑制剂治疗有效:这是重症肌无力一个重要的临床特征。

病程特点:起病隐匿,整个病程有波动,缓解与复发交替。晚期患者休息后不能完全恢复。多数病例迁延数年至数十年,靠药物维持。少数病例可自然缓解。

2. 临床分型　根据改良的 Osserman 分型如下。

Ⅰ眼肌型:病变仅限于眼外肌,出现上睑下垂和复视,2 年之内其他肌群不受累。

ⅡA 轻度全身型:可累及眼、面、四肢肌肉,生活多可自理,无明显咽喉肌受累。

ⅡB 中度全身型:四肢肌群受累明显,除伴有眼外肌麻痹外,还有较明显的咽喉肌无力症状,如说话含糊不清、吞咽困难、饮水呛咳、咀嚼无力,但呼吸肌受累不明显。

Ⅲ重度激进型:急性起病,常在数周内累及延髓肌、肢带肌、躯干肌和呼吸肌,肌无力严重，有重症肌无力危象，需做气管切开，死亡率较高。

Ⅳ迟发重症型：病程达2年以上，常由Ⅰ、ⅡA、ⅡB发展而来，症状同Ⅲ型，常合并胸腺瘤，预后较差。

Ⅴ型肌萎缩型：起病半年内可出现肌萎缩、无力。

案例分析二

重症肌无力的检查项目

该病例患者进行了肌电图、血清学等多项检查。目前临床重症肌无力的检查主要包括哪些？

（一）甲基硫酸新斯的明试验

成人肌内注射1.0～1.5 mg，如有过量反应，可予以肌内注射阿托品0.5 mg，以消除其M胆碱样不良反应；儿童可按0.02～0.03 mg/kg，最大用药剂量不超过1.0 mg。注射前可参照MG临床绝对评分标准。选取肌无力症状最明显的肌群，记录1次肌力，注射后每10 min记录1次，持续记录60 min。记录改善最显著时的单项绝对分数，依照公式计算相对评分作为试验结果判定值。相对评分=（试验前该项记录评分-注射后每次记录评分）/试验前该项记录评分×100%，作为试验结果判定值，其中≤25%为阴性，>25%至<60%为可疑阳性，≥60%为阳性。如检测结果为阴性，不能排除MG的诊断。

（二）肌电图检查

1. 低频重复神经电刺激（repetitive nerve stimulation，RNS） 指采用低频（2～5 Hz）超强重复电刺激神经干，在相应肌肉记录复合肌肉动作电位。常规检测的神经包括面神经、副神经、腋神经和尺神经。持续时间为3 s，结果判断用第4或5波与第1波的波幅相比较，波幅衰竭10%以上为阳性，称为波幅递减。服用胆碱酯酶抑制剂的MG患者需停药12～18 h后做此项检查，但需要充分考虑病情。与突触前膜病变鉴别时需要进行高频RNS（10～20 Hz）检测，结果判断主要依据波幅递增的程度（递增100%以上为异常，称为波幅递增）。

2. 单纤维肌电图（Single fiber electromyo graphy，SFEMG） 使用特殊的单纤维针电极通过测定"颤抖"研究神经肌肉传递功能，"颤抖"通常15～35 μs；超过55 μs为"颤抖增宽"，一块肌肉记录20个"颤抖"中有2个或2个以上大于55 μs则为异常。检测过程中出现阻滞（block）也判定为异常。SFEMG并非常规的检测手段，但敏感性高。SFEMG不受胆碱酯酶抑制剂影响。主要用于眼肌型MG或临床怀疑MG但RNS未见异常的患者。

（三）相关血清抗体的检测

1. 骨骼肌AChR抗体 为诊断MG的特异性抗体，50%～60%的单纯眼肌型MG患者血中可检测到AChR抗体；85%～90%的全身型MG患者血中可检测到AChR抗体，结合肌无力病史，如抗体检测结果阳性则可以确立MG诊断。如检测结果为阴性，不能排除MG诊断。

2. MuSK抗体 在部分AChR抗体阴性的全身型MG患者血中可检测到抗MuSK抗

体，其余患者可能存在抗 LRP 4 抗体以及某些神经肌肉接头未知抗原的其他抗体，或因抗体水平和（或）亲和力过低而无法被现有技术手段检测到。抗 MuSK 抗体阳性率欧美国家患者较亚洲国家患者高。

3. 抗横纹肌抗体　包括抗 Titin 抗体、抗 RyR 抗体等。此类抗体在伴有胸腺瘤、病情较重的晚发型 MG 或对常规治疗不敏感的 MG 患者中阳性率较高，但对 MG 诊断无直接帮助，可以作为提示和筛查胸腺瘤的标志物。抗横纹肌抗体阳性则可能提示 MG 患者伴有胸腺肿瘤。

（四）影像学检查

20% ~25% 的 MG 患者伴有胸腺肿瘤，约 80% 的 MG 患者伴有胸腺异常，20% ~25% 胸腺肿瘤患者可出现 MG 症状。纵隔 CT 检出胸腺肿瘤的阳性率可达 94%，部分 MG 患者的胸腺肿瘤需行增强 CT 扫描或磁共振成像检查才能被发现。

案例分析三

重症肌无力的诊断依据

该病例患者诊断为重症肌无力，诊断依据是什么？

根据受累骨骼肌的易疲劳性和病情波动，一般诊断并不困难。为该患者实施疲劳试验，令患者受累骨骼肌做重复或持续收缩动作，如持续上视（提上睑肌），重复闭眼睁眼（眼轮匝肌）、咀嚼（咀嚼肌）、举臂（三角肌）等，连续数次或持续数十秒后即可见到被测肌肉肌无力明显加重，即疲劳试验阳性；为患者实施药物试验，方法为：记录患者肌无力程度，肌内注射新斯的明 0.5 ~1 mg（同时加用阿托品 5 mg 以减轻新斯的明不良反应），30 min 后比较肌内注射前后肌力改变，有明显改善者可确诊，该患者新斯的明试验阳性。在具有 MG 典型临床特征的基础上，患者肌电图提示存在异常，纵隔 CT 提示存在胸腺瘤，具备药理学特征和（或）神经电生理学特征，因此该患者诊断为重症肌无力。

案例分析四

重症肌无力的发病机制与危险因素

该病例患者为何会发生重症肌无力？重症肌无力的发病机制有哪些？

MG 是一种主要累及神经肌肉接头突触后膜 AChR 的自身免疫性疾病，主要由 AChR-Ab 介导，在细胞免疫和补体参与下，突触后膜的 AChR 被大量破坏，不能产生足够的终极电位，导致突触后膜传递功能障碍，当连续的神经冲动到来时，不能产生引起神经肌纤维收缩的动作电位，从而临床上表现为易疲劳的肌无力。

案例分析五

重症肌无力的治疗方案

该病例患者入院后给予抗感染、糖皮质激素、抗胆碱酯酶等药物应用。目前有关重症肌无力的最新治疗方案有哪些?

(一)抗胆碱酯酶抑制剂

此类药物是治疗所有类型 MG 的一线药物,用于改善临床症状,特别是新近诊断患者的初始治疗,并可作为单药长期治疗轻型 MG 患者。通过抑制胆碱酯酶的活性,减少 ACh 的水解,改善神经肌肉接头间的传递,增加肌力。应从小剂量开始,逐渐加量。胆碱酯酶抑制剂中溴吡斯的明是最常用的胆碱酯酶抑制剂。不宜单独长期使用胆碱酯酶抑制剂,其剂量应个体化,一般应配合其他免疫抑制药物联合治疗。不良反应包括:恶心、腹泻、胃肠痉挛、心动过缓和口腔及呼吸道分泌物增多等。氯化钾、麻黄碱等辅助药物可加强抗胆碱酯酶药物的作用。

(二)糖皮质激素

糖皮质激素是治疗 MG 的一线药物,可使 70% ~80% 的 MG 患者症状得到显著改善。糖皮质激素由于其强大的抗炎及免疫抑制作用,被广泛应用于 MG 的治疗,尤其是危重症,特别是已经进行气管插管或应用呼吸机者。冲击疗法用甲泼尼龙 1 000 mg/d,连续静脉滴注 3 d,然后改为 500 mg/d,静脉滴注 2 d;或者地塞米松 10 ~20 mg/d,静脉滴注 1 周;冲击治疗后改为醋酸泼尼松或者甲泼尼龙,晨顿服。视病情变化调整药物剂量,醋酸泼尼松或甲泼尼龙减量需要根据患者病情改善情况个体化,如病情稳定并趋好转,可维持 4 ~16 周后逐渐减量;一般情况下逐渐减少醋酸泼尼松用量,每 2 ~4 周减 5 ~10 mg,至 20 mg 左右后每 4 ~8 周减 5 mg,酌情隔日服用最低有效剂量。过快减量可致病情反复、加剧。

(三)免疫抑制剂

适用于不能耐受大剂量激素或激素疗效不佳的 MG 患者。硫唑嘌呤可长期使用,亦可选用环磷酰胺或环孢素。

(四)胸腺摘除和放射治疗

主要用于胸腺肿瘤、胸腺增生和药物治疗困难者,包括胸腺切除和胸腺放射治疗,前者适用于大多数患者,后者主要用于少数不能进行手术或术后复发者。

(五)血浆置换

适用于肌无力危象和难治性 MG。应用正常人血浆或血浆代用品置换患者的血浆,以去除其血液中 AChR-Ab。该治疗起效快,近期疗效好,但不持久,疗效维持 1 周 ~2 个月。血浆置换量每次 200 mL,1 ~2 次/周,连用 3 ~8 次。

(六)免疫球蛋白

大剂量注射外源性 IgG,400 mg/(kg · d)静脉滴注,5 d 为 1 个疗程,作为辅助治疗可缓解病情。

（七）危象处理

重症肌无力危象是指患者在某种因素作用下突然发生严重呼吸困难，甚至危及生命，需紧急抢救。危象分3种类型：①肌无力危象：为疾病严重发展的表现，注射新斯的明后显著好转为其特点。②胆碱能危象：系抗胆碱酯酶药物过量引起的呼吸困难，常伴瞳孔缩小、多汗、唾液分泌增多等。注射新斯的明无效，症状反而加重。③反拗危象：系在服用抗胆碱酯酶药物期间，因感染、手术、分娩等致患者对药物治疗无效，而出现呼吸困难。注射新斯的明无效，也不加重症状。危象是重症肌无力患者最危急的状态，不论何种危象均应保持呼吸道通畅，一旦发生呼吸肌麻痹，立即行气管切开，应用人工呼吸器辅助呼吸，并依危象的不同类型采取相应处理方法，肌无力危象者加大新斯的明用量；胆碱能危象和反拗危象者暂停抗胆碱酯酶药物的应用并对症治疗。

案例分析六

重症肌无力存在的护理问题及护理措施

该病例患者入院护理评估：日常生活能力评估100分，跌倒/坠床风险评估1分（低危），EAT-10筛查2分，营养风险筛查评分1分，Braden压疮评分23分。患者目前面临的主要护理问题及相应的护理措施有哪些？

（一）护理评估

1. 病因评估　了解患者有胸腺瘤，目前长期口服降压药物。

2. 起病情况和临床表现　5个月前无明显诱因出现复视，舌根发硬伴言语不清，舌麻木。4月前，上述症状加重，伴左上眼睑下垂，全身无力，晨轻暮重，痰不易咳出。2周前，上述症状再次加重，伴双上眼睑抬举乏力，全身倦怠感、乏力，咳嗽气喘。

3. 意识状态评估　该患者发病来神志清楚（见附件1）。

4. 头颈部评估　该患者出现舌根发硬，言语不清，EAT-10筛查为2分（见附件2）；双侧瞳孔大小等大等圆，对光反射灵敏；视野无缺损；无眼球震颤、运动受限及眼睑闭合障碍；无面部表情异常、口角歪斜和鼻唇沟变浅；无听力下降或耳鸣。

5. 四肢、脊柱评估　该患者右上肢肌力（见附件3）、肌张力正常。

6. 日常生活能力评估　该患者日常生活能力评估为100分（见附件4），生活自理能力正常。

7. 该患者跌倒、坠床的危险因素　有复视。跌倒、坠床风险评估1分（见附件5）。

8. 压力性损伤风险评估　该患者Braden压疮评分为23分（见附件6），不存在压疮风险。

9. 心理-社会状况评估　该患者为重症肌无力，观察患者是否存在因疾病所致焦虑及抑郁等心理问题（见附件7，附件8）；了解患者和家属对疾病发生的相关因素、治疗和护理方法、预后、如何预防复发等知识的认知程度；患者家庭条件与经济状况及家属对患者的关心和支持度。

（二）护理诊断、目标及对应的护理措施

1. 自理缺陷　与全身肌无力致运动、语言等障碍有关。

护理目标：患者住院期间，生活需要得到满足，主动配合进行吞咽、语言功能训练，语言、吞咽功能逐渐恢复。

护理措施：

指导患者充分休息，活动宜选择清晨、休息后或肌无力症状较轻时进行，并应自我调节活动量，以不感到疲劳为原则。评估患者日常生活活动能力，症状明显时，协助患者进行洗漱、进食、穿衣、个人卫生等生活活动；鼓励患者做力所能及的事情，尽量生活自理。患者常有咀嚼无力、吞咽困难，重者吞咽动作消失，要给予语言、吞咽功能训练，鼓励患者采取有效方式向医护人员和家属表达自己的需求，耐心倾听患者的表述。为存在构音障碍的患者提供纸、笔、画板等交流工具，指导患者采用文字形式和肢体语言表达自己的需求。

2. 潜在并发症　重症肌无力危象。

护理目标：随时监测肌无力危象，让患者得到紧急救治。

护理措施：

（1）密切观察病情，注意呼吸频率、节律与深度的改变，观察有无呼吸困难加重、发绀、咳嗽无力、腹痛、瞳孔变化、出汗、唾液或喉头分泌物增多等现象；避免感染、外伤、疲劳和过度紧张等诱发肌无力危象的因素。

（2）鼓励患者咳嗽和深呼吸，抬高床头，及时吸痰，清除口腔和鼻腔分泌物，遵医嘱给予氧气吸入。备好新斯的明、人工呼吸机等抢救药品和器材，尽快解除危象，必要时配合行气管插管、气管切开和人工辅助呼吸。

（3）用药护理：告知患者常用药物的服用方法、不良反应与用药注意事项，避免因用药不当而诱发肌无力危象和胆碱能危象。

1）抗胆碱酯酶药物：从小剂量开始，以保证最佳效果和维持进食能力为度。应严格掌握用药剂量和时间，以防用药不足或用药过量导致的肌无力危象或胆碱能危象。如出现恶心、呕吐、腹痛、腹泻、出汗、流涎等不良反应时，可用阿托品拮抗。患者发生感染等应激情况时，需遵医嘱增加药物用量。

2）糖皮质激素：多从大剂量开始。患者在用药早期（2 周内）可能会出现病情加重，甚至发生危象，应严密观察呼吸变化，并做好气管切开和使用人工呼吸机的准备。长期服药者，要注意有无消化道出血、骨质疏松、股骨头坏死等并发症，定期监测血压、血糖和电解质。

3）免疫抑制剂：定期检查血象，并注意肝、肾功能的变化，若出现白细胞减少、血小板减少、胃肠道反应、出血性膀胱炎等患者应停药。加强对患者的保护性隔离，减少医源性感染。

4）注意用药禁忌：避免应用可能使肌无力症状加重甚至诱发危象的药物，包括阻滞神经肌肉传递的药物，如氨基糖苷类抗生素、奎宁、普鲁卡因胺、普萘洛尔、氯丙嗪和各种肌肉松弛药如氨酰胆碱、氯化琥珀胆碱及镇静药。

3. 营养失调　低于机体需要量，与咀嚼无力、吞咽困难所致进食量减少有关。

护理目标：患者住院期间不发生误吸，保证营养摄入。

护理措施：

指导患者掌握恰当的进食方法，营养需要得到满足，调整饮食计划，安排患者在用药后 15～30 min 药效强时进餐，重症患者可鼻饲流质饮食。给予高维生素、高蛋白、高热量、富含营养的食物，必要时遵医嘱静脉营养。

4. 恐惧　与呼吸肌麻痹和气管切开有关。

护理目标：患者住院期间情绪稳定，接受患病的现实。

护理措施：

注意加强与患者的沟通，使用安慰性语言，关心鼓励患者，树立信心。对于呼吸机危象插管、气管切开患者注意肢体语言的使用，应用提示板与患者沟通，或用手势了解患者需求，了解心理变化特点，针对性的采取护理措施，保持患者情绪稳定。

5. 潜在并发症　呼吸衰竭、吸入性肺炎。

护理目标：患者住院期间无并发症发生。

护理措施：

（1）定时给予翻身叩背。

（2）保持呼吸道通畅，促进痰液排出：指导患者进行有效吸痰、给予雾化吸入。

（3）正确喂养，预防误吸发生。

（三）护理评价

1. 患者未发生肌无力危象。

2. 患者能够交流并表达自己的需要。

3. 患者及家属积极配合并主动参与治疗护理活动，能够叙述饮食、运动、用药等注意事项，掌握有关自我护理知识。

案例分析七

重症肌无力的护理要点

该病例患者于 12 月 26 日好转出院，出院后应有哪些注意要点，我们能为患者提供什么延续护理服务？

1. 疾病知识指导　帮助患者认识疾病，指导患者建立健康的生活方式，规律生活，保证充分休息和睡眠，避免精神创伤、外伤，保持情绪稳定，勿受凉感冒。告知患者良好的心理状态和情绪对疾病治疗的重要，保持乐观的生活态度。

2. 用药指导与病情监测　向患者和家属说明本病的临床过程和治疗要求，教会患者和家属观察病情和护理的方法。介绍所用药物的名称、剂量、常见不良反应等，指导患者遵医嘱正确服用抗胆碱酯酶药物，避免漏服、自行停服和更改药量，防止因用药不足或过量导致危象发生或加重病情。因其他疾病就诊时应主动告知患有本病，以避免误用药物而加重病情。

3. 饮食指导　应给予高蛋白、高热量、高维生素，富含钾、钙的饮食。告知患者和家属避免摄入干硬、粗糙食物；进餐时尽量取坐位；进餐前充分休息或在服药后 15～30 min 产生药效时进餐，为患者安排充足的进餐时间，告知患者进餐时如感到咀嚼无力，应适当休息后再继续进食。指导患者掌握正确的进食方法，当咽喉、软腭部和舌部肌群受累出现吞咽困难、饮水呛咳时，不能强行服药和进食，以免导致窒息或吸入性肺炎。教会患者和家属自我观察营养状况的方法，出现食物摄入明显减少、体重减轻或消瘦、精神不振、皮肤弹性减退等营养不良表现时，及时就诊。

案例分析八

重症肌无力的流行病学特征

该病例患者诊断为重症肌无力，重症肌无力有哪些流行病学特征？

重症肌无力年发病率为(0.3～2.8)/10万，估算全球约有70万患者。MG在各个年龄阶段均可发病。在40岁之前，女性发病率高于男性；40～50岁男女发病率相当；50岁之后，男性发病率略高于女性。

案例分析九

重症肌无力的知识拓展

该病例患者入院辅助检查肌电图存在异常，关于肌电图你了解哪些？

肌电图是记录肌肉静息、随意收缩及周围神经受刺激时各种电特性的一项技术。狭义肌电图通常指运用常规同芯圆针电极，记录肌肉静息和随意收缩的各种电特性。广义肌电图除了神经传导检测(nerve conduction study，NCS)和常规同芯圆针电极肌电图(needle electromyo graphy，EMG)之外，还包括电生理检测的其他项目，例如重复神经刺激(repetitive nerve stimulation，RNS)、F波、H反射、瞬目反射(blink reflex，BR)、单纤维肌电图(singlefiber electromyo graphy，SFEMG)、运动单位计数(motor unit dumber estimation，MUNE)、巨肌电图(macro，EMG)、运动诱发试验等。

1. 肌电图检查的适应证　①脊髓前角细胞和(或)脑干运动核及其以下部位的定位诊断和鉴别，包括脊髓前角细胞、神经根、神经丛、周围神经、神经肌肉接头和肌肉病变部位的定位诊断。②肌内注射肉毒毒素部位的选择。

2. 肌电图检查的安全性和注意事项

(1)保证电源稳定和电线完整，遵守仪器使用的安全要求，专业人员定期检查设备，以防漏电，如出现电源破损或机器外壳漏电现象应及时停止操作。

(2)做肌电图检查前应详细询问患者病史并进行神经系统体检，并充分对受检者解释并取得配合。

(3)保持肢体(尤其是末端)温度，天气寒冷可局部加温，保证肢体末端温度维持在32 ℃。

(4)不要将刺激电极置于心脏区域，非诱发电位检查项目时刺激电极、记录电极和地线置于肢体同一侧，以减少通过躯体的泄漏电流。

(5)植入心脏起搏器的患者应避免进行NCS。

(6)植入心律转复设备或除颤器的患者，应咨询心脏专科医生，刺激器应远离植入设备15 cm以上，接好地线，刺激电流时限限制在0.2 ms内。

（7）意识障碍患者或有精神症状患者进行检测时应咨询相关专科医生检查的必要性，并避免意外损伤。

（8）对于血小板减少或因其他血液异常存在出血倾向或使用抗血小板制剂或抗凝剂药物的患者，在采用针电极检查时，应评估检查的利弊并对患者进行充分的交代。可以先选择位置表浅的小肌肉观察出血情况。血友病或其他遗传性凝血功能障碍患者应避免进行针极肌电图检查，除非患者的凝血功能异常已得到纠正。

（9）建议使用一次性针电极。对于疑诊传染性海绵状脑病（包括克雅病）或已诊断为HIV、乙型肝炎、丙型肝炎或梅毒等血液传播性传染病的患者，必须使用一次性针电极。

（10）肋间神经或 Erb 点针电极刺激，在颈棘旁肌、膈肌、前锯肌等部位行肌电图检查时，要慎重选择，严格规范操作，避免发生气胸。

3. 肌电图检查的临床意义

（1）可证实和发现临床早期病灶或易被忽略的病变，例如运动神经元病的早期诊断，无主观感觉障碍或无力的周围神经病变或肥胖儿童深部肌肉病变的诊断等。

（2）指导肌内药物（例如肉毒毒素或其他药物）注射部位的选择。

4. 肌电图检查基本原则

（1）NCS 和针极肌电图测定是临床检查的延伸，因此，在进行肌电图检查之前必须对患者进行充分的神经系统检查。

（2）如果检测结果存在异常，要排除技术因素并应重复检测。

（3）如果检测结果和临床表现不吻合，要慎重解释结果并充分考虑与临床的关系。

（4）每个病例均应个体化，随着检查的进行加以调整。

（5）规范的操作方法和正确的解读才能为临床提供关键信息。

（王利平　康　丹）

第九节　吉兰-巴雷综合征

案例与思考

赵某，男，20 岁，以“双下肢无力 5 d，加重伴饮水呛咳 3 d”为主诉，于 2019 年 8 月 12 日轮椅推入我院。

现病史：患者 5 d 前感冒、发热后出现双下肢无力伴手掌、脚掌麻木，尚可行走，无头痛、头晕，无肢体疼痛，无言语不清、饮水呛咳。此后上述症状逐渐加重，前臂及小腿麻木，双侧对称，3 d 前无明显诱因出现饮水呛咳，就诊于市级医院，诊断为“急性吉兰-巴雷综合征”，给予“甲泼尼龙 500 mg 静脉滴注”“丙种球蛋白 30 g 静脉滴注”药物治疗，症状无改善，遂来我院就诊，以“吉兰-巴雷综合征”为诊断收入院，发病来神志清，精神差，饮食差，睡眠正常，大小便正常，体重无明显变化。

既往史：无。

个人史：生于原籍，久居本地，学生，大二在读，无疫区、疫水接触史，无特殊化学、放射性和有毒物质接触史，无吸烟及饮酒史。

查体与评估：体温 36.5 ℃，脉搏 74 次/分，呼吸 18 次/分，血压 118/62 mmHg。神志清楚，精神欠佳，言语清晰流利，吞咽困难，饮水呛咳，咽反射减弱，伸舌居中，双上肢肌力正常，双下肢肌力 4 级，四肢腱反射消失，病理征阴性，浅感觉查体无异常。入院护理评估：日常生活能力评估 20 分（重度依赖），跌倒/坠床风险 3 分（低危），Caprini 血栓风险评估 1 分（低危），Braden 压疮评分 12 分（高度危险），EAT-10 筛查 4 分，洼田饮水试验Ⅲ级，营养风险筛查评分 1 分。

辅助检查：①影像检查：MRI 检查未见异常。超声显示下肢静脉血管管腔内未见明显异常回声。②肌电图示：四肢多发性周围神经病，脱髓鞘为主，继发轻度轴索损害。③实验室检查：白细胞 33.31×10^9/L↑，中性粒细胞 24.40×10^9/L↑，淋巴细胞 5.49×10^9/L↑，红细胞 6.06×10^{12}/L↑，血小板 74×10^9/L↓，钠 136 mmol/L↓，氯 96.4 mmol/L↓，钙 2.09 mmol/L↓。谷丙转氨酶 80.7 U/L↑，谷草转氨酶 52.2 U/L↑，抗 SSA 抗体（WB）弱阳性，Ro-52（WB）阳性（+）。④腰穿结果：腰穿压力 200 mmH_2O，脑脊液蛋白 0.49 g/L↑，细胞数 7×10^6/L，潘氏试验阳性。

治疗与转归：入院后给予丙种球蛋白、营养神经、改善循环、保肝类、激素类等药物应用。住院期间患者肢体无力症状加重，双上肢肌力 3 级，双下肢肌力 2 级，四肢腱反射消失，病理征阳性，给予血浆置换 5 次后症状明显减轻。后转康复科继续给予吞咽功能、肢体运动、关节松动、推拿、针灸等综合康复训练治疗，患者于同年 8 月 28 日好转后出院。

案例思考与分析：

1. 患者诊断吉兰–巴雷综合征，何为吉兰–巴雷综合征？吉兰–巴雷综合征的临床表现是什么？最典型的症状是什么？

2. 此案例是吉兰–巴雷综合征的典型案例，吉兰–巴雷综合征的诊断要点是什么，可采取哪些主要检查？

3. 该患者为什么会发生吉兰–巴雷综合征？吉兰–巴雷综合征的病因及发病机制有哪些？

4. 患者主要治疗有哪些？

5. 患者的主要护理问题有哪些？应该采取怎样的护理措施？

6. 患者于同年8月28日好转出院，出院时存在的护理要点及注意事项有哪些？

思维导图

运用思维导图的方法，对案例进行层层分析

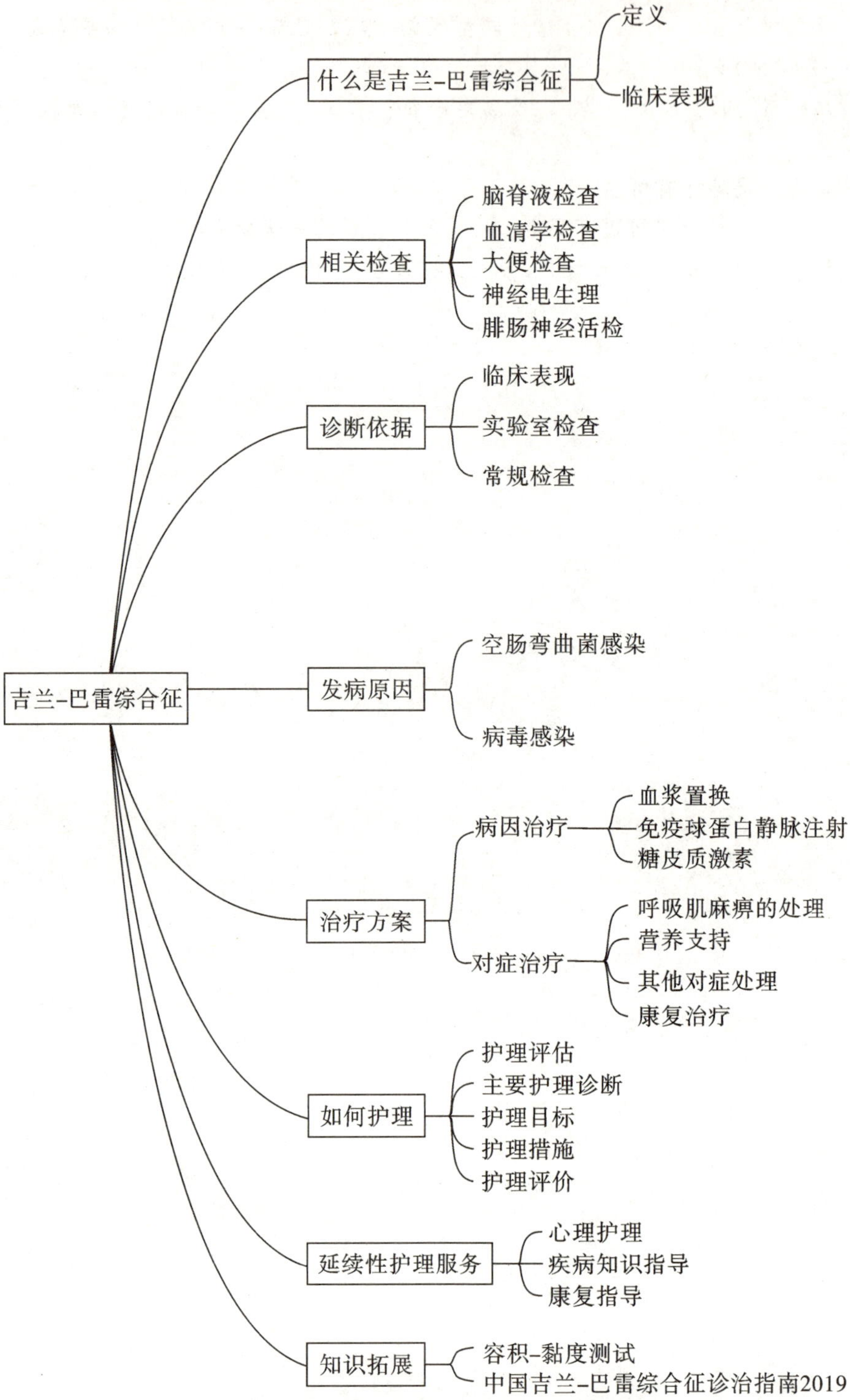

图 1-9　吉兰-巴雷综合征的思维导图

案例分析一

吉兰-巴雷综合征的定义及临床表现

该病例患者主要临床表现：双下肢无力加重伴饮水呛咳。什么是吉兰-巴雷综合征？吉兰-巴雷综合征的主要临床表现还包含哪些？

（一）定义

吉兰-巴雷综合征（Guillain-Barré syndrome，GBS）是一种自身免疫介导的周围神经病，主要损害多数脊神经根和周围神经，也常累及脑神经。临床特点为急性起病，症状多在2周左右达到高峰，表现为多发神经根及周围神经损害，常有脑积液蛋白-细胞分离现象，多呈单时相自限性病程，静脉注射免疫球蛋白（intravenous immunoglobulin，IVIG）和血浆置换（plasma exchange，PE）治疗有效。该病包括急性炎性脱髓鞘性多发神经根神经病（acute inflammatory demyelinating polyneuropathies，AIDP）、急性运动轴索性神经病（acute motor axonal neuropathy，AMAN）、急性运动感觉轴索性神经病（acue motorsensory axonal neuropathy，AMSAN）、Miller-Fisher综合征（Miller-Fisher syndrome，MFS）、急性泛自主神经病（acute panautonomic neuropathy，APN）和急性感觉神经病（acute sensory neuropathy，ASN）等亚型，其中AIDP是GBS中最常见的类型，也称经典GBS。

（二）临床表现

1. 发病年龄与季节　任何年龄、任何季节均可发病。
2. 前驱事件　病前1～3周常有呼吸道或胃肠道感染症状或疫苗接种史。
3. 病程特点　急性起病病情多在2周左右达到高峰。
4. 主要症状和体征

（1）首发症状多为肢体对称性迟缓性肌无力。自远端渐向近端发展或自近端向远端加重，常由双下肢开始逐渐累及躯干肌、脑神经。多于数日至2周达高峰。严重病例可累及肋间肌和膈肌致呼吸麻痹。四肢腱反射常减弱，10%的患者表现为腱反射正常或活跃。

（2）发病时患者多有肢体感觉异常如烧灼感、麻木、刺痛和不适感等，可先于或与运动症状同时出现。感觉缺失相对轻，呈手套-袜套样分布。少数患者肌肉可有压痛，尤其以腓肠肌压痛较常见，偶有出现Kernig征和Lasegue征等神经根刺激症状。

（3）脑神经受累以双侧面神经麻痹最常见，其次为舌咽、迷走神经、动眼神经、展神经、舌下神经、三叉神经瘫痪较少见，部分患者以脑神经损害为首发症状就诊。

（4）多为单相病程，病程中可有短暂波动。

案例分析二

吉兰-巴雷综合征的检查项目

该病例患者进行了核磁共振成像、下肢动脉彩超、肌电图、血生化检查等多项检查。目前临床吉兰-巴雷综合征的辅助检查主要包括哪些？

（一）脑脊液检查

1. 脑脊液蛋白-细胞分离是 GBS 的特征之一，多数患者在发病数天内蛋白含量正常，2～4 周内蛋白不同程度升高，但较少超过 1.0 g/L；糖和氯化物正常；白细胞计数一般 $<10\times10^6/L$。

2. 部分患者脑脊液出现寡克隆区带（oligoclonal bands，OB），但并非特征性改变。

3. 部分患者脑脊液抗神经节苷脂抗体阳性。

（二）血清学检查

部分患者血抗神经节苷脂抗体阳性，阳性率高于脑脊液。

（三）大便检查

部分患者粪便中可分离和培养出空肠弯曲菌，但目前国内不作为常规检测。

（四）神经电生理

运动神经传导测定可见远端潜伏期延长、传导速度减慢，F 波异常，提示周围神经存在脱髓鞘性病变，在非嵌压部位出现传导阻滞或异常波形离散对诊断脱髓鞘病变更有价值。

（五）腓肠神经活检

腓肠神经活检可见有髓纤维脱髓鞘现象，少数患者可见吞噬细胞浸润，小血管周围偶有炎症细胞浸润。

案例分析三

吉兰-巴雷综合征的诊断依据

该病例患者被确诊为吉兰-巴雷综合征，诊断依据是什么？

1. 常有前驱感染史，呈急性起病，进行性加重，多在 2 周左右达高峰。该患者主要症状为感冒、发热后出现的双下肢无力伴手掌、脚掌麻木，急性起病，有前驱感染史。

2. 对称性肢体和脑神经支配肌肉、面部肌肉无力，重者有呼吸肌无力。四肢腱反射减低或消失。该患者前臂及小腿麻木，双侧对称，双上肢肌力 3 级，双下肢肌力 2 级，四肢腱反射消失。

3. 脑脊液出现蛋白-细胞分离现象。该患者脑脊液蛋白 0.49 g/L 增高，细胞数 $7\times10^6/L$ 正常，潘氏试验阳性。

4. 电生理检查提示远端运动神经传导潜伏期延长、传导速度减慢、F 波异常、传导阻滞、异常波形离散等周围神经脱髓鞘改变。该患者肌电图检查结果四肢多发性周围神经病，脱髓鞘为主，继发轻度轴索损害。

案例分析四

吉兰-巴雷综合征的病因及发病机制

该病例患者为何会发生吉兰-巴雷综合征？吉兰-巴雷综合征的发病机制有哪些？

病因 GBS 确切病因未明。临床及流行病学资料显示部分患者发病可能与空肠弯曲菌(campylobacter jejuni,CJ)感染有关。以腹泻为前驱症状的 GBS 患者 CJ 感染率高达 85%,常引起急性运动轴索性神经病。CJ 是革兰氏阴性微需氧弯曲菌,有多种血清型,患者常在腹泻停止后发病。此外,GBS 还可能与巨细胞病毒、EB 病毒、水痘-带状疱疹病毒、肺炎支原体、乙型肝炎病毒、HIV 感染相关。较多报告指出白血病、淋巴瘤、器官移植后使用免疫抑制剂或患者有系统性红斑狼疮、桥本甲状腺炎等自身免疫病常合并 GBS。

GBS 发病机制 分子模拟是目前认为可能导致 GBS 发病的最主要的机制之一。此学说认为病原体某些组分与周围神经某些成分的结构相同,机体免疫系统发生识别错误,自身免疫性细胞和自身抗体对正常的周围神经组分进行免疫攻击,致周围神经脱髓鞘。不同类型 GBS 可识别不同部位的神经组织靶位,临床表现也不尽相同。

案例分析五

吉兰-巴雷综合征的治疗方案

该病例入院后给予丙种球蛋白、营养神经、改善循环、保肝类、激素类等药物应用。目前有关吉兰-巴雷综合征的最新治疗方案有哪些？

(一)病因治疗

1. 血浆置换(PE)　可迅速降低血浆中抗体和其他炎症因子,推荐有条件者尽早应用。每次交换量为 30 ~ 50 mL/kg,依据病情轻重在 1 ~ 2 周内进行 3 ~ 5 次。禁忌证包括严重感染、心律失常、心功能不全和凝血功能障碍等。GBS 发病后 7 d 使用 PE 疗效最佳,但在发病后 30 d 内 PE 治疗仍然有效。

2. 免疫球蛋白静脉注射(IVIG)　可与大量抗体竞争性阻止抗原与淋巴细胞表面抗原受体结合,达到治疗作用。成人剂量 0.4 g/(kg · d),连用 5 d。免疫球蛋白过敏或先天性 IgA 缺乏患者禁用。发热面红为常见的不良反应,减慢输液速度可减轻。

3. 糖皮质激素　目前国内外指南均不推荐糖皮质激素用于 GBS 治疗。但对于无条件 IVIG 和 PE 治疗或发病早期重症患者可试用甲泼尼龙 500 mg/d,静脉滴注,连用 5 d 后逐渐减量,或地塞米松 10 mg/d,静脉滴注,7 ~ 10 d 为 1 个疗程。

(二)对症治疗

1. 呼吸肌麻痹的处理　①有呼吸困难和延髓支配肌肉麻痹的患者应注意保持呼吸道通畅,尤其注意加强吸痰及防止误吸。②对病情进展快,伴有呼吸肌受累者,应该严密观察病情,若有明显呼吸困难,肺活量明显降低,血氧分压明显降低,应尽早进行气管插管或气管切开,机械辅助通气。

2. 营养支持 延髓支配肌肉麻痹者有吞咽困难和饮水呛咳，必要时需给予鼻饲，以保证营养，防止电解质紊乱。合并有消化道出血或胃肠麻痹者，则给予静脉营养支持。

3. 其他对症处理 ①患者如出现尿潴留，可留置尿管以帮助排尿。②对有神经痛的患者，适当应用药物缓解疼痛。③如出现肺部感染、泌尿系感染、压力性损伤、下肢深静脉血栓形成，注意给予相应的积极处理，以防止病情加重。④因语言交流困难和肢体严重无力而出现抑郁时，特别是使用气管插管呼吸机支持时，应给予心理支持治疗，必要时给予抗抑郁药物治疗。

4. 康复治疗 进行针灸、理疗，加强被动、主动训练。

案例分析六

吉兰-巴雷综合征存在的护理问题及护理措施

该病例患者入院护理评估：日常生活能力评估 20 分（重度依赖），跌倒坠床风险评估 3 分（低危），Caprini 血栓风险评估 1 分（低危），Braden 压疮评分 12 分（高度危险），EAT-10 筛查 4 分。患者目前面临的主要护理问题及相应的护理措施有哪些？

（一）护理评估

1. 病因和危险因素评估 了解患者无既往史，发病 5 d 前感冒、发热后出现双下肢无力伴手掌、脚掌麻木，目前长期口服激素类、补钾、补钙、促进肠蠕动类药物，静脉滴注抗生素类药物。

2. 起病情况和临床表现 患者 5 d 前感冒、发热后出现双下肢无力伴手掌、脚掌麻木，尚可行走，无头痛、头晕，无肢体疼痛，无言语不清、饮水呛咳，此后上述症状逐渐加重，前臂及小腿麻木，双侧对称，3 d 前无明显诱因出现饮水呛咳，发病时神志清楚。

3. 意识状态评估 该患者发病以来神志清楚。意识障碍分类见附件 1。

4. 头颈部评估 该患者出现饮水呛咳，EAT-10 筛查为 4 分（见附件 2）；言语清晰流利，吞咽困难，咽反射减弱，伸舌居中。

5. 四肢、脊柱评估 住院期间患者肢体无力症状加重，双上肢肌力 3 级，双下肢肌力 2 级，四肢腱反射消失，病理征阳性，肌力分级（见附件 3）。

6. 日常生活能力评估（见附件 4） 主要包括穿脱衣物、进食、行走、上下楼梯、个人卫生等方面。该患者上下楼梯，平地行走完全依赖，如厕时需要部分帮助。该患者存在跌倒/坠床的高危因素有：活动功能障碍、如厕需协助等。跌倒/坠床风险评估（见附件 5）。

7. Braden 压疮评分（见附件 6） 该患者 Braden 压疮评分 12 分为高度危险，存在潜在压疮风险。

8. 心理-社会状况评估 该患者为学生，大二在读，自尊心强，观察患者是否存在因疾病所致焦虑及抑郁等心理问题（见附件 7、附件 8）；了解患者和家属对疾病发生的相关因素、治疗和护理方法、预后、如何预防复发等知识的认知程度；患者家庭条件与经济状况及家属对患者的关心和支持度。

9. Caprini 血栓风险评估（见附件 14）　该患者住院期间长期卧床，Caprini 血栓风险评估 1 分（低危），存在静脉血栓形成的风险。

（二）护理诊断、目标及对应的护理措施

1. 低效性呼吸型态　与周围神经损害、呼吸肌麻痹有关。

护理目标：患者恢复正常的呼吸形态，患者无缺氧体征，血氧饱和度正常。

护理措施：

（1）给氧：持续低流量给氧，并保持输氧管道的通畅和氧气的湿化。当患者动脉血氧饱和度下降时应加大氧流量。

（2）准备抢救用物：床头常规备吸引器、气管切开包及机械通气设备，以利随时抢救。

（3）病情监测：动态监测生命体征，观察吞咽情况、运动障碍和感觉障碍的程度和分布。询问患者有无胸闷、气短、呼吸费力等症状，注意呼吸困难的程度和血气分析的指标改变。当患者烦躁不安时，应区分是否为早期缺氧的表现；当出现呼吸费力、出汗、口唇发绀等缺氧症状时应立即报告医生。

2. 吞咽障碍　与脑神经受损所致延髓麻痹，咀嚼肌无力有关。

护理目标：能掌握恰当的进食方法，并主动配合进行吞咽功能训练，营养需要得到满足，吞咽功能逐渐恢复。

护理措施：

（1）根据容积黏度测试结果给予针对性的饮食指导。

（2）摄食训练

1）进食体位：患者进餐时环境安静，选择边缘钝厚的长柄勺子，采取端坐位或 30°～60°半坐卧位，头正中稍前屈或向健侧倾斜 30°，偏瘫侧肩部以枕头垫起，喂食者站于患者健侧，头部前屈；进食后应保持坐位或半坐卧位 30 min 以上，切勿进行翻身、吸痰等操作，以防止发生误吸；尽量鼓励患者自行进食，必要时给予适当协助。

2）食团在口中位置：患者进食时应把食物放在健侧舌中后部或健侧颊部，这样有利于食物的吞咽。

3）食物的形态：选择密度均匀、黏性适当、不易松散，通过咽及食管时容易变形且不在黏膜上残留。

4）一口量及进食速度：患者进食的一口量即最适于吞咽的每次摄食入口量。进行摄食训练时，如果一口量过多，食物将从口中漏出或引起咽残留导致误咽；一口量过少，则会因刺激强度不够，难以诱发吞咽反射。此患者一口量为 10 mL，不要催促患者，确保前一口吞咽完成后再进食下一口，避免 2 次食物重叠入口的现象。食团的大小和进食速度对患者能否顺利吞咽有一定影响。进食时间应控制在 30 min 内，最长不超过 45 min，时间过长，吞咽肌疲劳，易导致误吸。

（3）吞咽障碍康复训练

1）口腔操训练：包括唇部运动、舌部运动、下颌及面颊部运动，每天 3 次，每次15 min。

2）吞咽训练：教患者空吞咽，用力吞咽法，每天 3 次，每次 15 min。用力吞咽的方法：当吞咽时，所有的咽喉肌肉一起用力挤压。这样可以使由舌在口中沿着硬腭向后的每一点以及舌根部都产生压力。每次食物吞咽后，也可采用空吞咽即反复几次空吞唾液方

法，将口中食物吞咽下去。当咽已有食物残留，如继续进食，则残留积聚增多，容易引起误咽。因此，采用此方法使食团全部咽下，然后再进食。

3）肌电触发生物反馈训练，每天1次，每次20 min。

4）针灸：每天1次，每次20 min。

5）冰刺激。

3. 躯体移动障碍　与四肢肌肉进行性瘫痪有关。

护理目标：患者卧床期间感到清洁舒适，生活需要得到满足，患者能适应卧床状态，配合进行肢体康复训练。日常生活活动能力逐渐加强。

护理措施：

（1）给患者讲解活动的重要性。保持关节功能位，防止关节变形而失去正常功能。

（2）每2 h改变一次体位。每日做3～4次四肢的主动和被动活动锻炼。随着病情的稳定和肌张力的增加，逐渐增加肢体活动量。

（3）教会患者及家属锻炼和翻身的技巧。

（4）四肢弛缓性瘫痪是本病特征，因此急性期尽早进行肢体功能训练，早期良肢位的摆放对后期的康复训练和生活质量有着重要的影响。

4. 自理能力缺陷　与肢体瘫痪有关。

护理目标：能在外界帮助下活动，无压力性损伤、深静脉血栓的发生。

护理措施：

（1）鼓励协助患者摄入充足的营养，保证患者身体基本需要。

（2）鼓励协助患者坚持自我照顾的行为。

（3）协助患者入浴、如厕、起居、穿衣、饮食等生活护理，将日常用品放于患者伸手可及处。

（4）按摩和被动运动患肢、鼓励指导和协助患者进行肢体功能训练，肯定每一点一滴进步，增强患者的信心。

（5）给患者创造或提供良好的康复训练环境及必要的设施。

5. 焦虑/恐惧　与担心疾病的进展及预后相关。

护理目标：患者在住院期间情绪稳定，能采取有效的方法应对或缓解焦虑。患者焦虑/恐惧程度减轻，配合治疗及护理。

护理措施：

（1）认识到患者的焦虑，承认患者的感受，对患者表示理解。

（2）主动向患者介绍环境，消除患者的陌生和紧张感。耐心向患者解释病情，消除心理紧张和顾虑，能积极配合治疗和得到充分休息。

（3）向患者介绍与本病有关疾病及治疗知识，使其了解其病程、预后及治疗方法。指导家属照顾患者，鼓励患者表达并注意倾听其心理感受，给予正确的信息和引导。

（4）经常巡视病房，了解患者的需要，帮助患者解决问题，鼓励患者产生焦虑时告知医护人员。

（5）指导患者使用放松技术，如缓慢的深呼吸，全身肌肉放松，听音乐等。

（6）讲解病程经过，告知本病经过积极治疗和康复锻炼大多预后良好，以增强患者治疗的信心，取得充分信任和合作。

6. 知识缺乏　缺乏疾病、药物及护理等相关知识。

护理目标：患者及家属了解疾病相关知识。

护理措施：

（1）通过交谈确认患者对疾病和未来生活方式的顾虑，针对患者的顾虑给予解释或指导。

（2）运用通俗易懂的语言向患者介绍病程及治疗。

（3）定时发放健康教育处方，提供适合患者所需的学习材料。

（4）鼓励患者提出问题，耐心给予解答。

7. 潜在并发症　肺部感染、便秘、皮肤完整性受损、深静脉血栓形成的危险。

护理目标：患者及家属能配合采取预防并发症的措施，并发症的发生率降到最低，并发症得到有效预防或及时妥当的处理。

护理措施：

（1）患者因卧床、吞咽功能障碍、咽反射减弱等危险因素可能会导致肺部感染。护理人员要监测患者生命体征，观察咳嗽、咳痰情况，评估痰液的颜色、性质、量、气味和有无肉眼可见的异物；早期评估和处理吞咽障碍和误吸问题，注意预防肺部感染，如半卧位、翻身叩背、有效吸痰等；教会患者缩唇呼吸、腹式呼吸等，鼓励早期下床活动；保持口腔清洁；疑有肺部感染的发热患者必要时遵医嘱合理使用抗菌药物。

（2）患者长期卧床，不恰当的饮食及药物的不良反应等容易引起便秘。可增加食物纤维含量及水分摄入，养成定时排便的习惯，增加主被动运动，轻柔按摩腹部，促进肠蠕动，必要时可予药物导泻或灌肠。

（3）保持床单位及皮肤清洁干燥，指导和协助患者翻身、叩背、气垫床应用。严格交接班制度，每班查看患者生命体征、病情变化及皮肤状况，预防压力性损伤。

（4）患者病情稳定后，鼓励尽早活动，下肢抬高，避免下肢静脉输液，指导进行踝泵运动，定时给予气压治疗，预防下肢静脉血栓形成。密切观察深静脉血栓的临床症状，是否肿胀、沿深静脉走形压痛、皮温改变等。对发生下肢深静脉血栓的患者，告知患者保持患肢抬高、制动，避免揉捏，禁止局部热敷和按摩，必要时遵医嘱使用抗凝药物。

（三）护理评价

1. 患者未发生呼吸肌麻痹。

2. 患者情绪稳定，掌握了肢体功能锻炼的方法并在医护人员和家属协助下主动活动，肌力增强，生活自理能力提高，未发生跌倒、坠床、压疮、下肢深静脉血栓等并发症。

3. 掌握正确的进食方法，吞咽功能逐渐恢复，未发生便秘、营养不良、误吸、窒息、肺部感染等并发症。

4. 患者睡眠质量好，未出现失眠、焦虑等情况。

案例分析七

吉兰-巴雷综合征的护理要点

该病例患者于8月28日好转出院，出院后应有哪些注意要点，我们能为患者提供什么延续护理服务？

（一）心理护理

向患者讲解有关疾病的病因、可能出现的症状及治疗情况等，使患者对疾病有所了解，减轻紧张、恐惧情绪，并向患者列举成功治愈的病例，增强其信心。正确指引患者及家属了解病情、病程及预后，积极配合并主动参与治疗护理活动，能够叙述安全防护措施及用药相关知识。

（二）疾病知识指导

指导患者及家属了解本病的病因、进展、常见并发症及愈后；保持情绪稳定和健康心态，加强营养，增强体质和机体抵抗力，避免淋雨、受凉、疲劳和创伤，防止复发。

（三）康复指导

加强肢体功能锻炼和日常生活活动训练，减少并发症，促进康复。肢体被动和主动运动均应保持关节的最大活动度；运动锻炼过程中应有家人陪同，防止跌倒、受伤。GBS恢复过程长，需要数周或数月，家属应理解和关心患者，督促患者坚持运动锻炼。

案例分析八

吉兰-巴雷综合征的知识拓展

该病例患者入院评估存在吞咽障碍，EAT-10 筛查4分，如何帮助患者进行吞咽障碍的安全性、有效性评估呢？吉兰-巴雷综合征的知识拓展有哪些？

（一）容积-黏度测试

GBS 患者大多存在吞咽困难、饮水呛咳，需要进行吞咽障碍安全性和有效性的风险评估—容积-黏度测试，帮助患者选择摄取液体量最合适的容积和稠度。

容积-黏度测试（volume-viscosity swallow test，V-VST）是20世纪90年代西班牙的Pere Clave 教授设计，主要用于吞咽障碍安全性和有效性的风险评估，帮助患者选择摄取液体量最合适的容积和稠度。测试时选择的容积分为少量（5 mL）、中量（10 mL）、多量（20 mL），稠度分为低稠度（水样）、中稠度（浓糊状）、高稠度（布丁状），按照不同组合，完整测试共需9口进食，观察患者吞咽的情况。根据安全性和有效性的指标判断进食有无风险。V-VST 测试简单、安全、所需准备材料较少，敏感性为94%，特异性为88%。

1. 安全性方面的临床特征　提示患者可能存在误吸，导致呼吸系统并发症、肺炎的相关风险，基于安全性指征，以下指标可判断是否有必要增加稠度继续检测，或暂停测试。①咳嗽——吞咽相关的咳嗽提示部分食团已经进入呼吸道，可能发生了误吸；②音质变化——吞咽后声音变得湿润或沙哑，提示可能发生了渗漏或误吸；③血氧饱和度水平下降——基础血氧饱和度下降5%，提示发生了误吸。

2. 有效性方面的临床特征　可提示患者未摄取足够热量、营养和水分，可能导致营养不良和脱水等相关风险，因其不会使患者的健康受到威胁，故没有调整稠度的必要。基于有效性方面的特征，需进行以下相关记录：①唇部闭合——闭合不完全导致部分食团漏出；②口腔残留——提示舌的运送能力受损，导致吞咽效率低；③咽部残留——提示咽部食团清除能力受限；④分次吞咽——无法通过单次吞咽动作吞下食团，降低摄取有效性。

3. 适应证与禁忌证　注意力良好、合作、没有呼吸问题或身体不适，在体格检查中有喉上抬的患者比较适合做进食评估。有保护气道的能力；有足够的体力/耐力完成进食评估。气管切开的患者在进行此项评估时应准备吸痰设备，言语治疗师应接受过吸痰的培训，以确保需要时能够提供支持。患者若有呼吸道问题、精神状况下降和不合作的情形，不建议进行此评估。同时，是否需要做进食评估也受当时条件的影响。

4. V-VST 测试方法及注意的问题

（1）进食姿势：正常的姿势是进食的前提条件，应观察患者采取何种姿势，是否能保持坐位，进食时躯干是否能保持平衡，姿势的调整是否对进食会产生影响。

（2）黏稠度和量：一般选择风险程度居中的浓糊状食物开始，依次喂食5、10、20 mL。鉴于中国人的进食习惯，也可把进食量改良为3、5、10 mL。

（3）放入口的位置：评估患者喂食后，张口是否正常、食物入口的顺畅性，是否有食物漏出等。需要注意患者有无吞咽失用、有无半侧空间忽略症、能否集中注意进食、能否听懂指令并执行指令。

（4）食团清除能力：指有效地移动口腔内食团的能力。重点在于评估食物在口腔中的咀嚼和控制能力、唾液分泌状况和咽下食团能力等，要求患者进食前后说自己的姓名或发声，可以观察口咽腔内有无食团残留及其残留量做判断。

（5）咽下食物的能力：指患者舌头将食团往后送启动吞咽动作的能力。观察吞咽反射是否顺利启动，是否有代偿动作，食团是否顺利地通过咽部、食管抵达胃部，整个过程是否有咽部残留、呛咳情形等。

（6）颈部听诊与血氧饱和度监测：测试过程中使用听诊器放在颈部听诊，可以透过吞咽声音的特性来辅助判断是否有误吸；也可使用脉氧监测仪对患者的血氧饱和度（SPO_2）进行监测。两者同时使用可以得到更多显性与隐性误吸的相关信息。

（7）分泌物情况：主要是唾液和痰液。观察唾液分泌量是否正常、可否与食物充分搅匀形成食团。进食后痰液是否增多、咳出的痰液是否有食物。及时清理口腔及咽的唾液和痰液（有时含有食物），可减少吸入性肺炎的发生。

（二）中国吉兰-巴雷综合征诊治指南2019

推荐意见一：①AIDP临床表现要点为急性起病，相对对称的四肢无力、脑神经受累，伴或不伴有感觉异常。②发病前数周内常有前驱因素。③病程通常在2周内达高峰，一般不超过4周。④脑脊液检测显示蛋白-细胞分离现象可支持AIDP的诊断，并有助于排除感染等其他疾病。⑤电生理检查证实多发性脱髓鞘性周围神经病，对于 AIDP 的诊断具有重要的支持价值。⑥当存在不典型的临床表现或辅助检查结果时，应重视鉴别诊断。

推荐意见二：①AMAN 临床表现为急性起病、相对对称的四肢无力，脑神经受累，腱反射减低或消失，无感觉神经受累。②发病前数周内常有前驱因素。③病情在 2 周左右达高峰，一般不超过 4 周。④脑脊液出现蛋白-细胞分离现象可支持诊断，并有助于排除其他疾病。⑤电生理表现有两种类型：一种为轴索变性，一种为可逆性传导阻滞。运动神经传导速度通常正常。⑥血清和脑脊液抗 GM1 或 GD_{1a} 抗体阳性有助于诊断。

推荐意见三：AMSAN 通常起病急，病情重，临床表现可类似 AIDP，但电生理提示为轴索变性。

推荐意见四：①对于急性起病的眼肌麻痹、共济失调、腱反射减低或消失，需要考虑 MFS。②脑脊液可有蛋白-细胞分离现象。③常伴血清和脑脊液 GQ_{1b} 抗体阳性。④电生理检查常无特殊发现。

推荐意见五：对于急性发生的体位性低血压、心律失常、胃肠道麻痹或尿潴留、便秘等表现，应考虑急性泛自主神经病的可能性，并注意与其他疾病鉴别。

推荐意见六：急性感觉神经病为急性起病的感觉性周围神经病，脑脊液检查可见蛋白细胞分离现象，肌电图检查可见感觉神经传导速度减慢等脱髓鞘改变。

推荐意见七：①应密切监测 GBS 患者的呼吸功能，加强呼吸道管理，必要时及时给予呼吸机支持。②应重视吞咽功能的变化，密切监测和评估，保证营养，并防止误吸。③在自主神经损伤明显的患者，应重视心律失常和血压的变化，尽早给予必要的监测和处理。④应重视 GBS 患者的综合治疗，包括心理干预。

推荐意见八：①对于发病 2 周以内，病情较重或有明显加重趋势的 GBS 患者，应尽快给予 IVIG 或血浆置换治疗。②对于病程 2 周以上，或症状轻微的患者，可根据个体情况判断是否采用免疫治疗。③对于 IVIG 治疗后病情仍进展或出现症状波动的患者，可根据个体情况，选择是否再次进行 IVIG 治疗。④糖皮质激素治疗 GBS 缺乏循证证据支持，对于病情较重的患者，是否有必要给予，可根据情况个体化判断。⑤尽早开展康复治疗。⑥可给予 B 族维生素治疗。

专家共识：GBS 患者预后

大部分 GBS 患者病情在 2 周内达到高峰，继而持续数天至数周后开始恢复，少数患者在病情恢复过程中出现波动。多数患者神经功能在数周至数月内基本恢复，少数遗留持久的神经功能障碍。GBS 病死率在 3% 左右，主要死于呼吸衰竭、感染、低血压、严重心律失常等并发症。

（王小丽　朱明芳）

第十节 急性脊髓炎

案例与思考

徐女士,女,57岁。以"双下肢麻木无力10 d,加重伴大小便失禁3 d"为主诉。于2019年12月3日15:00由轮椅推入病房。

现病史:10 d前患者无明显诱因出现双下肢麻木无力,开始可独自行走,症状逐渐加重,前往当地某医院住院治疗,上述症状持续进展,不能下床活动,3 d前突然出现腹部麻木,感觉缺失,持续约2 h,大小便失禁,遂来我院就诊,以"急性脊髓炎"为诊断入院,发病以来神志清,精神差,饮食差,睡眠正常。

既往史:14 d前因"上呼吸道感染"行抗病毒治疗,服用双黄连、热毒宁后好转。

个人史:无特殊化学、放射性和有害物质接触史。

查体与评估:体温36.2 ℃,脉搏72次/分,血压132/72 mmHg,神志清楚,精神差,双上肢肌力正常,左下肢2级,右下肢3级,Babinski征阳性,Romberg征不能完成。入院护理评估:日常生活能力评定30分(重度依赖),跌倒/坠床风险评估5分(高危),Caprini血栓风险评估3分(高危),营养风险筛查评分2分,Braden压疮评分12分(高度危险)。

辅助检查:①影像检查:头颈胸磁共振成像示$T_{2\sim6}$水平脊椎异常信号;脑白质脱髓鞘。②电生理检查:肌电图示双腓总神经运动传导异常,双下肢锥体束传导功能异常。③实验室检查:脑脊液蛋白0.47 g/L,淋巴细胞数稍增高,糖及氯化物正常。

治疗与转归:入院后遵医嘱给予抗感染、糖皮质激素冲击、营养神经、改善循环等药物应用。患者于同年12月12日好转后出院。

案例思考与分析:

1. 患者诊断为急性脊髓炎,何为急性脊髓炎?急性脊髓炎的临床表现是什么?
2. 急性脊髓炎的诊断要点是什么,应采取哪些主要检查?
3. 该患者为什么会发生急性脊髓炎,急性脊髓炎的病因及发病机制有哪些?
4. 患者主要治疗有哪些?
5. 目前患者主要存在哪些护理问题?应该采取怎样的护理措施?
6. 患者于12月12日好转出院,出院时存在的护理要点及注意事项有哪些?

思维导图

运用思维导图的方法，对案例进行层层分析

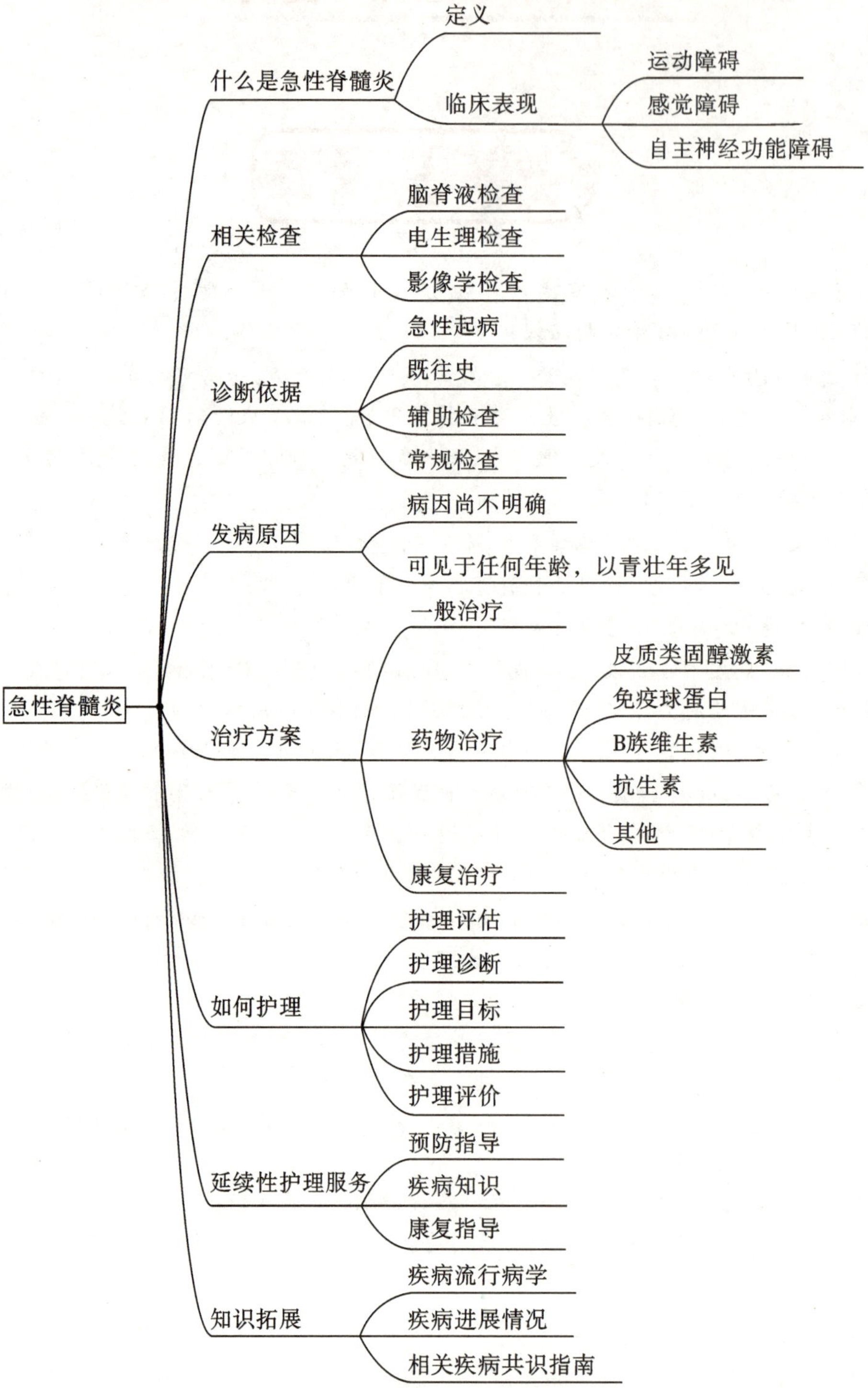

图 1-10　急性脊髓炎的思维导图

案例分析一

急性脊髓炎的定义及临床表现

该病例患者主要临床表现：双下肢麻木无力 10 d，加重伴大小便失禁 3 d。什么是急性脊髓炎？急性脊髓炎的主要临床表现还包含哪些？

（一）定义

急性脊髓炎（acute myelitis，AM）是指各种感染后引起自身免疫反应所致的急性横贯性脊髓炎性病变，又称急性横贯性脊髓炎（acute transverse myelitis，ATM），是临床上最常见的一种脊髓炎，以病损水平面以下肢体瘫痪、传导束性感觉障碍和尿便障碍为临床特征。

（二）临床表现

1. 发病情况　任何年龄均可发病，以青壮年多见，无男女性别差异，一年四季散在发病。病前 1 ~2 周多有发热、上呼吸道感染、腹泻等症状，或有疫苗接种史。受凉、过劳、外伤等常为发病诱因。

2. 起病形式　急性起病，多数患者在 2 ~3 d 内，部分患者在 1 周内发展为完全性截瘫。上升性脊髓炎起病急，病情发展迅速，可出现吞咽困难，构音障碍，呼吸肌麻痹，甚至死亡。

3. 临床症状与体征

（1）典型症状：双下肢麻木、无力为首发症状，典型表现为损害平面以下肢体瘫痪、感觉缺失和括约肌功能障碍。①早期常呈脊髓休克表现，截瘫肢体迟缓性瘫痪，肌张力低、腱反射消失、病理反射不能引出等，持续 2 ~4 周后进入恢复期，肌张力、腱反射逐渐增高，出现病理反射，肌力恢复常始于下肢远端，逐步上移。脊髓休克期长短取决于脊髓损害严重程度和有无发生肺部感染、尿路感染、压疮等并发症。休克期越长，预示脊髓损害越重，功能恢复越差。②病变节段以下所有感觉丧失，感觉缺失平面上缘可有感觉过敏或束带感。③可有自主神经功能障碍，如尿潴留、尿失禁、多汗或少汗，皮肤脱屑及水肿、指（趾）甲松脆和角化过度等。

（2）其他症状：由于受累脊髓的肿胀和脊膜受牵拉，常出现背痛、病变节段束带感。

案例分析二

急性脊髓炎的检查项目

该病例患者进行了核磁共振成像、脑脊液、电生理检查等多项检查。目前临床急性脊髓炎的检查主要包括哪些？

（一）影像学检查

典型 MRI 显示病变部脊髓增粗，病变节段髓内多发片状或斑点状病灶，呈 T_1 低信号、T_2 高信号，强度不均，可有融合。但 MRI 正常不能排除本病。有的病例可始终无异常。

（二）脑脊液检查

脑脊液压力正常或增高，若脊髓严重肿胀造成梗阻则压颈试验异常。脑脊液外观无色透明，细胞数和蛋白含量正常或轻度增高，淋巴细胞为主，糖、氯化物正常。

（三）电生理检查

1. 视觉诱发电位　多为正常，可作为与视神经脊髓炎及多发性硬化的鉴别依据。

2. 下肢体感诱发电位　可见双侧下肢波幅降低及 P40 波潜伏期延长。

3. 运动诱发电位异常　可作为判断疗效和预后的指标。

4. 肌电图　可正常或呈失神经改变。

案例分析三

急性脊髓炎的诊断依据

该病例患者急性脊髓炎，诊断依据是什么？

该患者的诊断依据是：

1. 发病前有明确的前驱感染史。

2. 进展性的脊髓型感觉、运动、自主神经功能障碍。

3. 受累脊髓阶段平面以下快速进展的对称性或非对称性运动、感觉及自主神经功能障碍。

4. 明确的感觉平面。

5. 影像学除外压迫性病变（MRI 或脊髓造影；如条件不具备可行 CT 检查）。

6. 提示脊髓炎症的表现，脑脊液淋巴细胞数增高、IgG 指数升高而糖及氯化物正常。

案例分析四

急性脊髓炎的病因及发病机制

该病例患者为何会发生急性脊髓炎？急性脊髓炎的发病机制是什么？

直接病因尚不明确，可能由某些病毒感染所致，或感染后的一种机体自身免疫反应，可发生于疫苗接种之后，多数患者在出现脊髓症状前 1～4 周有发热、上呼吸道感染、腹泻等病毒感染症状或疫苗接种史，包括流感、麻疹、水痘、风疹、流行性腮腺炎及 EB 病毒、巨细胞病毒、支原体等许多感染因子都可能与本病有关，但患者脑脊液未检出病毒抗体，脊髓和脑脊液中未分离出病毒，推测可能与病毒感染后自身免疫反应有关，并非直接感染所致，为非感染性炎症性脊髓炎。

急性脊髓炎在病理上以脊髓损害为主，也可累及脊膜及脊神经根。以脊髓周边的白质受损为主，少数侵害以中央灰质为主。炎症可累及脊髓的不同部位，但以 $T_{3\sim5}$ 节段最常见。肉眼见脊髓肿胀、质地变软、软脊膜充血或有炎性渗出物，切面见脊髓软化、边缘不整、灰白质界限不清。镜下髓内和软脊膜的血管扩张、充血，血管周围炎症细胞浸润，以淋巴细胞和浆细胞为主,灰质内神经细胞肿胀、破碎。严重者脊髓软化、坏死,后期可有脊髓萎缩和瘢痕形成。

案例分析五

急性脊髓炎的治疗方案

该病例患者入院后遵医嘱给予抗感染、糖皮质激素冲击、营养神经、改善循环等药物应用。目前有关急性脊髓炎的治疗方案有哪些?

急性脊髓炎治疗原则为:减轻症状、防治并发症、加强功能训练、促进康复。

(一)一般治疗

1. 高颈段脊髓炎及急性上升性脊髓炎的患者,一旦呼吸肌受累,积极给予气管插管或气管切开,保持呼吸道通畅,并给予呼吸支持是急性期降低死亡率的重要措施。

2. 脊髓休克期对排尿障碍者应留置无菌导尿管,每 4 ~6 h 放开引流管 1 次。当膀胱功能恢复,残余尿量少于 100 mL 时不再导尿,以防膀胱挛缩,体积缩小。

3. 患者长期卧床时需保持皮肤清洁,按时翻身、拍背及瘫痪的肢体被动活动,可有效预防发生压力性损伤、坠积性肺炎及下肢静脉血栓发生。

(二)药物治疗

急性期主要治疗目的为保护神经细胞、促进神经功能恢复和预防急性期并发症。

1. 糖皮质激素　大剂量糖皮质激素是改善病情,预防病情进展及促进神经功能恢复的首选药物。多以具有强大抗炎、抗水肿作用的甲泼尼龙冲击治疗,常用甲泼尼龙 500 ~1000 mg /d 静脉滴注,连用 3 ~5 d,随后改为 1 mg /(kg · d) 的泼尼松口服治疗,于2 ~4 周缓慢减停,用药期间需注意预防消化道溃疡、感染、低钾、骨质疏松及血糖异常等药物不良反应。

2. 大剂量免疫球蛋白　免疫球蛋白能阻止炎症因子、抗体及补体复合物对自身组织的损伤,同时免疫球蛋白与甲泼尼龙具有协同作用,可显著降低患者的脊髓损害,每日用量可按 0.4 g/kg 计算,成人每次用量一般 20 g 左右,静脉滴注,每日 1 次,连用 3 ~5 d 为一疗程。

3. B 族维生素　有助于神经功能的恢复。常用维生素 B_1 100 mg,肌内注射;维生素 B_{12} 500 ~1000 μg,肌内注射或静脉给药,每天 1 ~2 次。促进轴突髓鞘的修复,改善神经损伤及传导功能。

4. 血浆置换　对于甲泼尼龙在使用 5 d 后仍无效或初始病情较严重的患者,尤其是在高位颈髓受累引起呼吸肌受累的患者中,可给予血浆置换,此治疗措施可减少体内可溶性免疫复合物及致病抗体,从而控制异常的免疫损害。

5. 抗生素　急性期伴有肺部、泌尿系及皮肤压疮感染的患者根据病原学检查和药敏试验结果选用抗生素,及时治疗呼吸道和泌尿系统感染,以免加重病情。

6. 其他　在急性期可选用血管扩张药,如烟酸、尼莫地平。神经营养药,如三磷酸腺苷、胞磷胆碱,疗效未确定。双下肢痉挛者可服用巴氯芬 5 ~10 mg,每天 2 ~3 次。

（三）康复治疗

急性瘫痪期需保持功能位，并对瘫痪的肢体进行按摩及被动的功能练习，改善患者的肢体血液循环，防止肢体挛缩、强直，当患者肢体功能逐渐恢复时，鼓励患者进行主动的功能运动，使其早日康复。

案例分析六

急性脊髓炎存在的护理问题及护理措施

该病例患者入院护理评估：日常生活能力评估 30 分（重度依赖），跌倒/坠床风险评估 5 分（高危），Caprini 血栓风险评估 3 分（高危），营养风险筛查评分 2 分，Braden 压疮评分 12 分（高度危险）。患者目前面临的主要护理问题及相应的护理措施有哪些？

（一）护理评估

1. 健康史　了解有无前驱症状，即病前数日或 1 ~ 2 周有无发热、全身不适或呼吸道感染症状，或有无过劳、外伤或受凉等诱因。

2. 身体状况

（1）了解患者的起病情况，是否为急性发病，发病时有何异常感觉。

（2）评估神经功能受损情况。检查患者有无运动障碍，有无感觉障碍，有无自主神经功能障碍。

3. 心理-社会状况　评估患者是否常因突然瘫痪、生活不能自理而感到沮丧，因担心自己能否重新站起来，能否回归社会，害怕自己成为家庭的包袱，产生不良情绪。

（二）护理诊断、目标及对应的护理措施

1. 躯体移动障碍　与脊髓病变有关。

护理目标：患者住院期间未发生跌倒、坠床，生活可部分自理。

护理措施：

（1）保持床单位整洁干燥，遵医嘱给予气垫床应用预防压疮；指导舒适的床上卧位，保持肢体功能位，协助被动运动和按摩。

（2）每 2 h 翻身一次；协助皮肤护理及个人卫生处置，注意防止烫伤和冻伤。

（3）指导患者学会和配合使用便盆，动作轻柔，评估患者运动和感觉障碍的情况。

（4）鼓励患者及家属配合治疗，及时给予相关的健康指导，帮助患者树立信心。

2. 尿潴留、尿失禁　与脊髓损害所致自主神经功能障碍有关。

护理目标：患者住院期间能自行小便。

护理措施：

（1）评估排尿情况：急性脊髓炎的患者早期脊髓休克，常出现尿潴留，患者无膀胱充盈感，呈无张力性神经源性膀胱，膀胱可因充盈过度而出现充盈性尿失禁；进入恢复期后感觉障碍平面逐渐下降膀胱容量开始缩小、尿液充盈到 300 ~ 400 mL 时即自动排尿，称反射性神经源性膀胱；护士应观察排尿的方式、次数、频率、时间、尿量与颜色，了解排尿

是否困难，有无尿路刺激征，检查膀胱是否膨隆，判断是尿潴留还是充盈性尿失禁。

(2)促进膀胱功能恢复：对于排尿困难或尿潴留的患者可给予膀胱区按摩、热敷或进行针灸、穴位封闭等治疗，促使膀胱肌收缩、排尿；当膀胱残余尿量少于 100 mL 时一般不再导尿，以防膀胱挛缩。

(3)留置尿管的护理 ①严格无菌操作，定期更换尿管和尿袋，每天进行尿道口的清洗、消毒，防止逆行感染；②观察尿液的颜色、性质与量，注意有无血尿、脓尿或结晶尿；③每4 h 开放尿管 1 次，以训练膀胱充盈与收缩功能；④鼓励患者多喝水，每天 2500～3000 mL，以稀释尿液，促进代谢产物的排泄。

3. 皮肤完整性受损的危险 与脊髓截瘫及大小便失禁有关。

护理目标：患者住院期间皮肤完整，无压疮发生。

护理措施：

(1)遵医嘱予气垫床，保持床单位干燥整洁。

(2)建立翻身卡，每 2 h 翻身一次。

(3)及时清理排泄物，更换床单位及衣物，保持外阴及肛周皮肤清洁、干燥。

(4)严格交接班制度，每班查看患者生命体征、病情变化及皮肤状况。

4. 窒息的风险 与脊髓病变平面上升所致呼吸肌麻痹有关。

护理目标：患者住院期间未发生窒息。

护理措施：

(1)病情监测：遵医嘱给予心电监护、吸氧，评估患者运动及感觉障碍的平面是否上升，观察患者是否存在呼吸费力、吞咽困难和构音障碍等。

(2)抬高床头，头偏向一侧。鼓励患者自主咳痰，如不易咳出，及时机械吸痰，遵医嘱予雾化吸入，嘱其多饮水。

(3)每 2 h 翻身叩背一次，教会家属正确的叩背方式。

5. 焦虑 与双下肢活动障碍影响生活及担心预后有关。

护理目标：患者能够说出引起焦虑的原因及自我具体表现，能够运用应对焦虑的有效方法，放松自己。

护理措施：

(1)多关心、尊重患者，与患者交谈，鼓励患者表达自己的感受，指导患者克服焦虑、悲观情绪。

(2)适应患者角色转换，避免任何不良刺激和伤害患者自尊的言行，增强自我照顾能力与自信心。

6. 知识缺乏 缺乏疾病、药物及护理等相关知识。

护理目标：患者及家属能够了解本病的相关知识，了解常用药物的作用及不良反应，家属掌握有关护理知识。

护理措施：

(1)向患者及家属介绍该病病因、治疗用药及相关护理措施，取得家属理解和配合。

(2)向患者及家属宣教留置导尿的相关知识及操作注意事项；介绍预防压疮的重要性及方法。

(3)及时正确解答患者及家属的疑惑。

7.潜在并发症 肺部感染。

护理目标:患者及家属能配合采取预防并发症的措施。

护理措施:定时翻身叩背吸痰,遵医嘱应用雾化药物以促进痰液排出,保持呼吸道通畅,预防肺部感染。

8.潜在并发症 下肢深静脉血栓形成下肢深静脉血栓与长期卧床、肢体活动障碍有关。

护理目标:住院期间患者未发生下肢深静脉血栓。

护理措施:

(1)指导患者家属协助患者进行踝泵运动,使用间歇充气加压装置等仪器促进静脉血回流。

(2)保证足够的饮水量,每日饮水2000 mL以上。

(3)穿宽松、舒适的衣服,避免在膝下垫硬枕、过度屈髋、穿紧身的衣服和过紧的腰带而影响静脉回流。

(4)观察下肢腿围,如剧烈胀痛、浅静脉曲张伴有发热等,应警惕下肢深静脉血栓形成的可能。

(5)避免下肢静脉输液。

(三)护理评价

在住院期间让患者及家属了解疾病的病情、病程及预后,能够积极配合并主动参与治疗与积极进行康复锻炼,对此病和临床症状采取正确、合理的应对措施,可以提高急性脊髓炎患者和家属的生活质量。

案例分析七

急性脊髓炎使用糖皮质激素的注意事项

该病例患者使用糖皮质激素能自行减量吗?使用糖皮质激素的注意事项有哪些?

1.药物治疗 以糖皮质激素为主,一般先行甲泼尼龙静脉滴注,7~10 d病情稳定后改醋酸泼尼松片口服。因为突然停药或减药太快可能出现病情迅速恶化(反跳现象)或原来没有的一些症状如肌痛、肌强直、关节疼痛等(停药症状),故应在医生指导下酌情减量,不可自行停药或换药。

2.长期大量使用糖皮质激素者 应掌握其相关知识,根据不良反应做出针对性护理。

(1)糖皮质激素有扩张毛细血管的作用,患者治疗时易出现面部潮红,护士应在输液前告知患者颜面部潮红停药后会逐渐消退,勿用力擦脸,也不必过于担心,必要时可局部冷敷。

(2)部分使用糖皮质激素的患者会出现精神异常、失眠,护士应注意患者的精神状态,提前给予安慰,保持心情舒畅,保持病房安静、空气流通,必要时可酌情使用口服舒乐安定，帮助患者睡眠。

(3)长期大剂量使用糖皮质激素，可引起血压及血糖升高、电解质代谢紊乱，护士在给患者用药前测量基础血压及空腹血糖，用药后监测血压、血糖的变化，如超过安全范围或波动超过基础数值30%，给予药物对症处理。对原有高血压、糖尿病者，告知患者要坚持服药，并加强血压及末梢血糖监测。

(4)糖皮质激素可诱发或加重胃肠道溃疡，护士要特别加强宣教，勿暴饮暴食，饮食宜清淡，要有规律，多食用新鲜水果与蔬菜。护士应每天询问患者自觉症状，告知其如有腹痛、腹胀、胃痛等症状要及时报告，便于医生做出处理。

(5)大剂量激素静脉输注，因其对注射部位血管刺激性大，要注意血管的保护，严格无菌操作，以免引起感染；而且糖皮质激素长期应用可诱发或加重感染，有全身或局部感染灶者要密切观察病情，同时使用抗生素。

(6)注意停药反应，突然停用糖皮质激素可引起急性肾上腺功能不全，因此要缓慢减量，以免引起发热、肌肉和关节酸痛、全身无力等症状。

案例分析八

急性脊髓炎的护理要点

该病例患者于12月12日好转出院，出院后应有哪些注意要点，我们能为患者提供什么延续护理服务？

（一）疾病预防尿路感染指导

带尿管出院者应向患者及照顾者讲授留置导尿的相关知识和操作注意事项，避免集尿袋接头的反复打开，防止逆行感染。保持外阴部清洁，定时开放尿管，鼓励多喝水，以达到促进代谢产物排泄、自动冲洗膀胱的目的。告知膀胱充盈的指征与尿路感染的相关表现，如发现患者尿液引流量明显减少或无尿、下腹部膨隆，小便呈红色或混浊时应协助及时就诊。

（二）疾病知识指导

本病恢复时间长，指导患者及家属掌握疾病康复知识和自我护理方法，帮助分析和去除对疾病治疗与康复不利的因素。加强营养，多食瘦肉、鱼、豆制品、新鲜蔬菜、水果等高蛋白、高纤维素的食物，供给足够的热量与水分，以刺激肠蠕动，减轻便秘和肠胀气。多饮水，防止泌尿系感染。使用糖皮质激素治疗过程中，多食含钾高的食物，如鲜玉米、桃子、橙子、香蕉等，同时注意含钙食物的摄取和补充维生素D，以减轻激素的不良反应。鼓励患者树立信心，保持健康心态。

（三）康复指导

卧床期间应定时翻身，帮助患者掌握大小便的管理方法，养成良好的卫生习惯，保持清洁舒适，预防压疮；肌力开始恢复后应加强肢体的被动与主动运动，鼓励进行日常生活动作训练，尽量利用残存功能代偿，独立完成各种生活活动和做力所能及的家务。指导家庭环境改造，完善必要的设施，创造有利于患者康复与生活的家庭氛围与条件。

案例分析九

急性脊髓炎的鉴别诊断

根据急性起病,病前有感染或预防接种史,迅速出现的脊髓横贯性损害的临床表现,结合脑脊液检查和MRI检查,需与下列疾病鉴别。

(一)急性脊髓压迫

脊髓功能完全丧失与急性脊髓炎症状相似,是由于外伤、急性硬膜外脓肿及血肿、脊柱结核和转移瘤对椎体损害而直接压迫脊髓引起,脊柱CT或脊髓MRI影像学可见髓外的异常信号。

(二)脊髓血管病

该类疾病发展较急性脊髓炎更为迅速,病情于4 h内快速进展。

1. 缺血性　在患有高血压、糖尿病、心血管病等危险因素的中老年患者中,可发生脊髓前动脉闭塞综合征,表现为闭塞动脉平面下运动、痛觉、温觉及自主神经障碍,而深感觉保留,脊髓血管造影检查可见脊髓动脉的闭塞。而青年患者可因主动脉夹层表现为胸背部疼痛伴脊髓缺血样损害,临床表现与急性脊髓炎相似,容易误诊并延误病情。

2. 出血性　多见于脊髓动脉畸形的患者,脊髓的出血可引起局部剧烈的疼痛伴脊髓横贯性损害,腰椎穿刺可呈血性脑脊液,脊髓MRI可见流空的血管影,脊髓血管造影可明确诊断。

(三)急性炎症性脱髓鞘性多发性神经病

发病前1~4周有前驱感染史,可出现双下肢由远端向近端进展的双侧对称性感觉障碍及迟缓性瘫痪,可伴有双侧颅神经受累,但自主神经功能多无受累,脑脊液分析于发病2~3周可见蛋白细胞分离现象。

(四)放射性脊髓病

多见于患有上半身恶性肿瘤的患者,因长期行放射性核素治疗而引起脊髓横贯性损害,多发生接触放射性核素10年内,病史有助于鉴别。

（魏晓艳　王　丽）

第二章 神经外科专科疾病护理

第一节 神经胶质瘤

案例与思考

王某，女，37 岁，以“间断头痛 1 个月余、癫痫发作 12 h”为主诉，于 2020 年 05 月 08 日 20:57 平车推入病房。

现病史：患者 1 个月前无明显诱因出现头痛，到当地医院就诊，给予药物治疗效果不佳，今日仍有头痛。12 h 前患者无明显诱因突发语言不清，意识丧失，牙关咬紧，四肢抽搐，约 1 min 后缓解，间断发作 3 次，小便失禁，不伴头晕、恶心、呕吐，急诊至当地医院，查头颅 CT 显示：左额叶占位性病变，考虑胶质瘤可能性大。为求进一步手术治疗，由当地医院转入我院，以“颅内占位性病变：胶质瘤?”平诊收入我科。患者神志清楚，睡眠可，饮食正常，留置导尿管，平车推入病房。

既往史：无慢性病史。

个人史：生于原籍，久居本地，无疫区、疫情、疫水接触史，无吸烟饮酒史。

查体与评估：体温 36.6 ℃，脉搏 82 次/分，呼吸 20 次/分，血压 106/65 mmHg，疼痛数字评分 1 分。神志清楚，精神欠佳，言语流利，定向力、计算力、记忆力以及判断力正常。双上肢肌力 5 级，双下肢肌力 5 级。入院护理评估：日常生活能力评定 50 分（中度依赖），跌倒/坠床风险评估 3 分（低危风险），EAT-10 筛查 0 分，营养风险筛查评分 0 分，Braden 压疮风险评估 19 分（低危）。

辅助检查：①影像检查，头颅 CT 提示左额部占位性病变，胶质瘤？建议结合磁共振成像检查。②头颅磁共振平扫+增强（3.0T）提示：左额叶占位性病变，考虑为高级别胶质瘤。

治疗与转归：入院后给予积极术前准备，患者于 2020 年 5 月 12 日行“左额叶占位切除术”，同年 5 月 18 日病理检查报告结果示：高级别胶质瘤，结合免疫组化检查，符合胶质母细胞瘤，WHO Ⅳ 级。患者于同年 5 月 20 日治愈出院。

案例思考分析：

1. 患者入院诊断为左额叶占位，高度怀疑胶质瘤，什么是胶质瘤？
2. 此案例是胶质瘤的典型案例，胶质瘤的诊断要点是什么？可采取哪些主要检查？
3. 患者术前高度怀疑胶质瘤，它的诊断依据是什么？
4. 胶质瘤的发病机制和危险因素有哪些？
5. 胶质瘤有哪些手术治疗的手段？
6. 患者围手术期面临的主要护理问题及相应的护理措施有哪些？
7. 患者需要哪些后续治疗？

思维导图

运用思维导图的方法,对案例进行层层分析

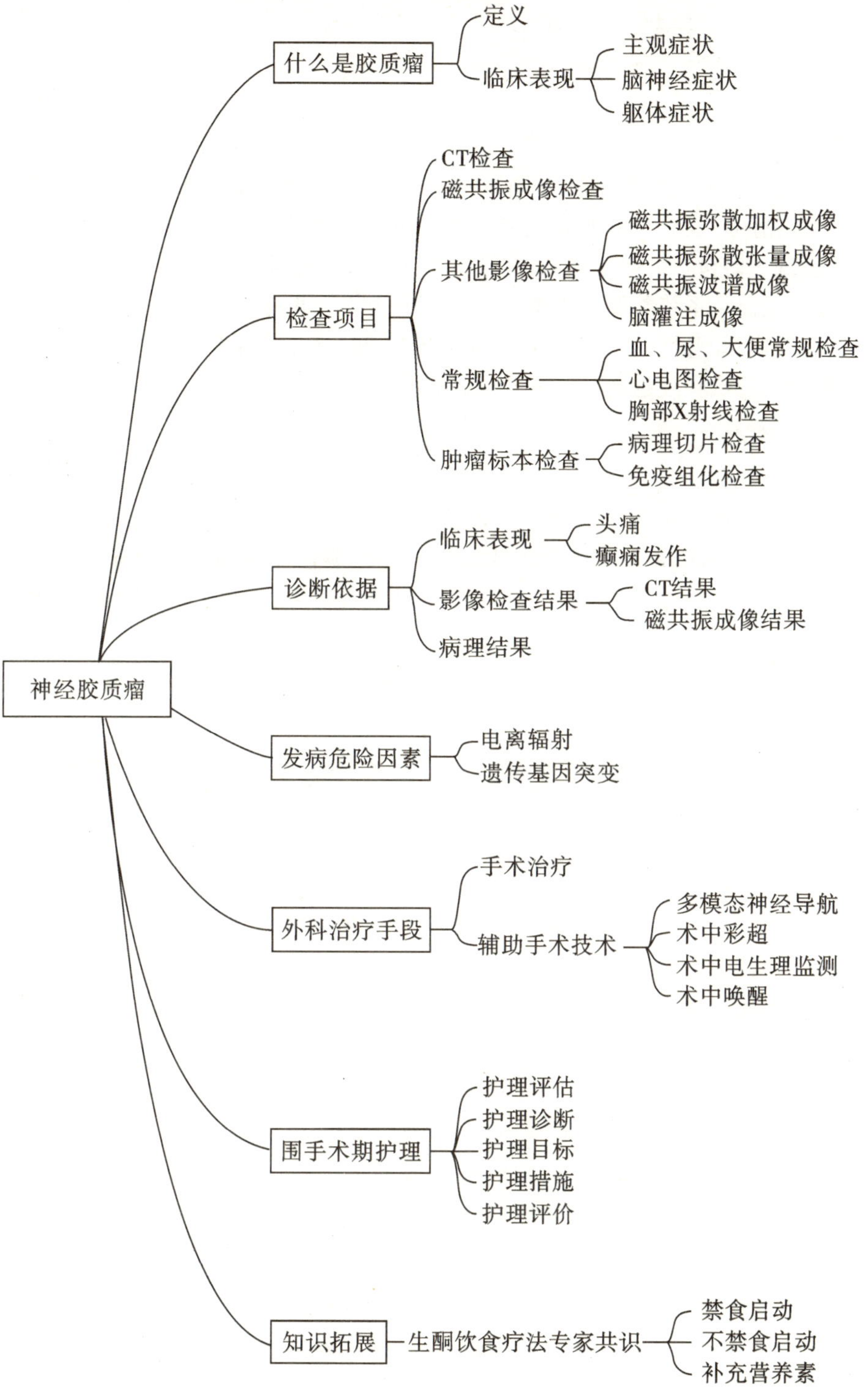

图 2-1　神经胶质瘤的思维导图

案例分析一

胶质瘤的定义及临床表现

该病例患者主要临床表现：无明显诱因的头痛、癫痫发作，影像结果提示胶质瘤可能性大。什么是胶质瘤？

（一）定义

胶质瘤也可称为神经胶质瘤（glioma），是指起源于脑神经胶质细胞的肿瘤，是最常见的原发性颅内肿瘤，发病率占所有颅内肿瘤的45%～50%，位居颅内肿瘤的第一位。该病的临床表现主要包括颅内压增高、神经功能及认知功能障碍和癫痫发作。世界卫生组织（WHO）中枢神经系统肿瘤分类中将胶质瘤分为Ⅰ～Ⅳ级（WHO Ⅰ～Ⅳ级），Ⅲ、Ⅳ级为高级别胶质瘤，即恶性胶质瘤，占所有胶质瘤的70%。Ⅰ、Ⅱ级为低级别胶质瘤。胶质瘤的级别越高，恶性程度越高，复发率也就越高。

（二）临床表现

神经胶质瘤的临床表现没有特异性，头痛为主要症状，部分胶质瘤患者常以癫痫为首发症状，恶性胶质瘤可以合并颅内压增高的相应症状和体征，如恶心、呕吐和视物模糊。大部分病例在发病前有无诱因的头晕、头痛，主要由于肿瘤占位引起的颅内压力增高。根据肿瘤部位和进展程度不同，可出现局灶性神经系统功能缺失的体征，如肢体瘫痪和语言障碍等。常见症状有：

主观症状：头痛、头晕或伴有恶心、呕吐、视物模糊。

脑神经症状：意识障碍、精神障碍、认知功能下降。

躯体症状：癫痫发作、肢体偏瘫或轻度偏瘫、吞咽障碍、语言障碍（运动型失语、感觉性失语或混合性失语）。

案例分析二

胶质瘤的检查项目

该病例患者进行了CT、核磁共振成像、血生化检查等多项检查。目前神经胶质瘤的检查主要包括哪些？

（一）CT检查

头颅CT：推荐。头颅CT平扫可以发现病灶。胶质瘤表现为低密度，边界不清，但恶性胶质瘤伴有出血时呈高密度；肿瘤钙化在CT呈特异性高密度。增强扫描恶性胶质瘤有不同程度强化，低级别胶质瘤通常无强化或轻度强化；少数恶性胶质瘤可无明显强化。CT检查在胶质瘤鉴别诊断及确定肿瘤侵犯范围方面不如头部磁共振成像检查。

（二）磁共振成像

MRI平扫+增强：强烈推荐。MRI平扫：恶性胶质瘤可伴有出血、坏死或囊变，瘤体周围水肿及明显占位效应，在发现病灶及病灶范围显示方面非常敏感。MRI增强：恶性胶质瘤呈不规则结节状或花环状强化，低级别胶质瘤多无强化或轻微斑片样强化。MRI 平扫加增强检查不仅可鉴别胶质瘤与部分非肿瘤病变，避免不必要的外科手术，而且还对胶质瘤分级、明确侵犯范围，帮助立体定向肿瘤活检区域选择，有利于胶质瘤的手术切除和预后评估。

（三）可供选择的其他影像学检查

磁共振弥散加权成像（diffusion-weighted imaging，DWI）和弥散张量成像（diffusion tensor imaging，DTI）：用于胶质瘤鉴别诊断、评估肿瘤对神经传导束侵袭状况，明确肿瘤与皮层下传导束（如运动、感觉及视觉等）空间解剖关系，指导手术切除范围。磁共振波谱成像（MR spectrscpy，MRS）：通过评估肿瘤的代谢差异，鉴别胶质瘤的良恶性程度，判定肿瘤周围是否存在肿瘤细胞浸润，为胶质瘤分级提供重要信息，指导肿瘤活检区域选择，为胶质瘤切除范围提供指导。磁共振灌注成像（perfusion-weighted imaging，PWI）：提供肿瘤血流状况及血脑屏障破坏程度，有利于胶质瘤术前诊断和鉴别诊断；评估胶质瘤血管生成状况，利于肿瘤新生血管抑制性药物的疗效评价；对肿瘤分级有参考价值；可指导肿瘤活检区域选择。

（四）常规检查

血、尿、大便常规及肝功能、肾功能、凝血功能、血糖、血脂、心电图，胸部 X 射线等作为常规检查。

（五）病理及免疫组化检查

病理检查是诊断肿瘤的常用检查技术，检查人员将术中切除的肿瘤标本用病理组织学方法制成病理切片，用显微镜进一步检查病变，结合免疫组化检查，最终确定肿瘤的类型及分级。

案例分析三

胶质瘤的诊断依据

该病例患者术前高度怀疑胶质瘤，诊断依据是什么？

诊断依据：患者存在无明显诱因头痛，随着病情进展出现癫痫发作，多考虑为颅内占位或颅内肿瘤；根据 CT 及 MRI 结果提示：左额部见类圆形宽基底稍高密度影，大小 3.5 cm×3.0 cm；增强扫描呈明显不规则环形强化，中心无强化，病灶周围可见片状水肿区，临近脑组织受压内移。临床表现结合影像资料可初步诊断为神经胶质瘤。最终患者确诊为胶质瘤，主要根据手术切除的肿瘤标本的病理及免疫组化检查为依据。

案例分析四

胶质瘤的发病机制

该病例患者为何会罹患胶质瘤？胶质瘤的发病机制及危险因素有哪些？

目前,胶质瘤发病机制尚不明了,目前确定的两个危险因素是:暴露于高剂量电离辐射和与罕见综合征相关的高外显率基因遗传突变。近年来,恶性胶质瘤发病机制研究的热点包括:等位基因的杂合性缺失及基因的遗传性变异研究,DNA 错配修复,细胞信号通路紊乱。

案例分析五

胶质瘤的治疗方案

该病例患者入院后,积极给予术前准备,包括术前 CT、MRI 检查、实验室检查、交叉配血试验以及备皮等。目前,胶质瘤有哪些手术治疗的手段?

(一)手术治疗

对于局限于脑叶的原发性高级别(WHO Ⅲ~Ⅳ级)或低级别(WHO Ⅰ~Ⅱ级)胶质瘤应争取最大范围安全切除肿瘤。胶质瘤通常呈膨胀性浸润性生长,但局部易受脑沟、脑回的限制,多沿白质纤维束走向扩展。基于胶质瘤膨胀、浸润性的生长方式及血供特点,推荐采用显微神经外科技术,以脑沟、脑回为边界,沿肿瘤边缘白质纤维束走向做解剖性切除,以最小程度的组织和神经功能损伤,获得最大程度的肿瘤切除。

(二)辅助手术切除技术

1. 术中多模态神经导航　多模态神经导航的概念是将各种单一模态的影像信息进行综合,将各种影像学特性在同一图像上呈现出来,从而得到关于肿瘤病灶全面、精准的信息。该技术可提高运动区恶性脑胶质瘤全切率,降低术后致残率,改善患者远期生活质量,并使患者术后死亡风险降低。

2. 术中彩超的运用　术中彩超由于其操作简便、容易推广、便携等独特优势,已被广泛应用于神经外科手术中。脑胶质瘤手术中利用彩超具有以下优势:能准确定位病灶,测量病变距脑皮层的距离,引导手术路径,避免不必要的损伤。

3. 术中电生理监测　通过术中电生理监测,可以及时发现手术操作引起的神经功能变化,使得外科医生及时确定手术操作出现了问题,及时停止手术,采取补偿措施,避免和减少神经功能损害。

4. 术中唤醒　唤醒状态下切除脑功能区胶质瘤手术技术是目前国内外神经外科手术领域探讨的热点与难点。这类手术的关键是术中病变和功能区定位,术中唤醒下皮质及皮质下直接电刺激技术被认为是目前大脑功能区定位的“金标准”。该技术可以帮助神经外科医生监测和保护患者重要功能的情况下最大程度的切除病灶,有效避免术后永久性神经功能损伤的发生,显著提高患者术后生存质量。

案例分析六

胶质瘤术前护理问题及护理措施

该病例患者入院护理评估：日常生活能力评定50分（中度依赖），跌倒/坠床风险评估3分（低危），EAT-10吞咽障碍筛查评估0分，营养风险筛查评估0分，Braden压疮风险评估19分。患者术前面临的主要护理问题及相应的护理措施有哪些？

（一）护理评估

1. 健康史评估　询问患者的一般资料，例如年龄、身高、体重、社会背景等。评估患者的发病过程，既往的健康状态、是否存在精神疾病、过敏史等。

2. 疼痛评估　临床上常用疼痛数字评分法（numerical rating scale，NRS）或者面部疼痛表情量表（faces pain scale-revised，FPS-R）（见附件15，附件16）。

3. 癫痫史评估　了解患者癫痫发病的时间、症状及发作持续时间，有无大小便失禁。此外，对癫痫的药物控制情况进行客观评估。

4. 身体功能状态评估　评估患者的身体功能状态，根据患者的需求提供照顾。常用评估表为Karnofsky（卡氏，KPS，百分法）功能状态评分标准（见附件17）。

5. 意识及精神状态评估　常用Glasgow昏迷量表（glasgow coma scale，GCS）评估患者意识状态（见附件12），也可使用简易精神状态查检法（mini-mental state examination，MMSE）进行评估（见附件18）。

6. 神经功能受累评估　评估患者有无肢体运动障碍，可使用肌力分级标准（见附件3）；评估患者有无语言功能障碍，可使用波士顿诊断性失语检查法（BDAE）（见附件19）。

7. 日常生活能力评估　主要包括穿脱衣物、进食、行走、上下楼梯、个人卫生等方面。这些都是患者最基本的生活能力评估，如果这些能力出现问题，将严重影响患者的生活质量。使用的量表主要是日常生活能力量表（activity of daily living scale，ADL）（见附件4）。

8. 心理-社会状况评估　观察患者是否存在因疾病所致焦虑等心理问题；了解患者和家属对疾病发生的相关因素、治疗和护理方法、预后、如何预防复发等知识的认知程度；患者家庭条件与经济状况及家属对患者的关心和支持度。

（二）术前护理诊断、目标及应对的护理措施

1. 疼痛　与肿瘤占位引起颅内压增高有关。

护理目标：患者主诉疼痛缓解或减轻。术后头痛可耐受，不影响患者休息。

护理措施：

（1）根据颅内压增高的三主征，观察患者有无头痛、呕吐、视物模糊，准确评估患者疼痛的部位、性质、程度以及持续时间，遵医嘱使用甘露醇等脱水降颅压的药物，观察用药后的疗效，及时准确记录用药效果。

（2）遵医嘱使用止痛药，常见止痛药有羟考酮、去痛片、扑热息痛、保泰松、罗非昔布

等。服用止痛药时应有节制，如果盲目服用止痛片，虽然可以暂时缓解疼痛，但由于服用止痛药后掩盖了头痛的部位和性质，不利于观察病情，影响医生正确诊断和及时治疗。

2. 有受伤的风险　与癫痫发作有关。

护理目标：避免癫痫发作引起意外伤害。

护理措施：

（1）遵医嘱给予抗癫痫药物，常用药物有苯妥英钠、丙戊酸钠、苯巴比妥、拉莫三嗪、左乙拉西坦、奥卡西平、托吡酯、卡马西平等。

（2）观察患者发作情况（如意识是否丧失，突然跌倒，张口尖叫，呼吸暂停，面唇青紫，瞳孔大小，尿、便失禁等），发作次数，间歇时间，发作过程。

（3）癫痫发作时，防止口舌咬伤和舌后坠，口中放置牙垫，口唇发绀者给予鼻导管吸氧。

（4）癫痫发作时，保持呼吸道通畅，将患者头偏向一侧，及时吸出口腔和鼻腔内的分泌物。解开患者的衣领、腰带，取出义齿。

（5）强直期防护，注意防止颈椎压缩性骨折或下颌脱臼，可一手托着患者枕部稍用力，防止其颈部过伸，一手托下颌，以对抗其下颌过张。

（6）患者意识恢复时，可给予口服抗癫痫药物，意识障碍者给予鼻饲抗癫痫药物。让患者舒适、安静地入睡，如果有精神行为异常，遵医嘱可给予肌内注射或静脉滴注苯巴比妥或地西泮等镇静剂。

案例分析七

胶质瘤术后护理问题及护理措施

患者于2020年5月12日行“左额叶占位切除术”，该病患者术后护理评估：日常生活能力评定30分（重度依赖），跌倒/坠床风险评估1分（低危），EAT-10筛查0分，营养风险筛查评分0分，Braden压疮风险评估17分（轻度风险）。患者术后面临的护理问题及相应的护理措施有哪些？

（一）术后护理评估

术后护理评估同术前。

（二）术后护理诊断、目标及应对的护理措施

1. 疼痛　与手术创伤、脑水肿有关。

护理目标：患者家属了解疼痛的注意事项，患者疼痛得到及时缓解，未影响患者休息。

护理措施：

（1）术后6 h，遵医嘱抬高床头30°，保持患者头高脚低位或者半坐卧位，促进静脉回流，减轻脑水肿。

（2）根据颅内压增高的三主征，观察患者有无头痛、呕吐、视物模糊，准确评估患者疼痛的部位、性质、程度以及持续时间，遵医嘱使用甘露醇等脱水降颅压的药物，并观察用

药后的疗效。

(3)遵医嘱使用止痛药,也可使用自控镇痛泵控制术后疼痛,减轻患者痛苦和心理负担。

(4)非药物治疗,如理疗、音乐、分散注意力等方法有不同的治疗效果,但手术后急性疼痛治疗仍以药物治疗为主。

2. 有误吸的风险　与麻醉药物使用有关。

护理目标:术后患者未发生误吸。

护理措施:

(1)保持呼吸道通畅。

(2)嘱患者头偏向一侧,防止呕吐物误吸,且有利于痰液及口咽分泌物及时排出。

(3)评估患者意识,观察患者是否存在意识障碍、失语、偏瘫等术后神经功能受累情况。若存在,要及时通知医生,并给予预防误吸的护理措施,例如准备吸痰装置,给予患者取侧卧位,保持呼吸道通畅。

(4)持续评估患者意识,若患者存在意识障碍,避免经口进食。

3. 有受伤的风险　与癫痫发作有关。

目标:避免癫痫发作引起的意外伤害。

护理措施:

(1)遵医嘱给予抗癫痫药物,常用药物有丙戊酸钠,术后常以微量泵的形式持续给药,以保证丙戊酸钠的血药浓度。

(2)责任护士须知晓患者术前是否存在癫痫史,以及发作的类型、持续时间等。

(3)给予患者准备保护措施,例如牙垫,癫痫发作时,可放置患者口中,防止口舌咬伤和舌后坠。

(4)癫痫发作时,保持呼吸道通畅,将患者头偏向一侧,及时吸出口腔和鼻腔内的分泌物。解开患者的衣领、腰带,取出义齿。

(5)强直期防护,注意防止颈椎压缩性骨折或下颌脱臼,可一只手托着患者枕部稍用力,防止其颈部过伸,另一只手托下颌,以对抗其下颌过张。

(6)患者意识恢复时,可给予口服抗癫痫药物,意识障碍者给予鼻饲抗癫痫药物。让患者舒适、安静地入睡,如果有精神行为异常,遵医嘱可给予肌内注射或静脉滴注苯巴比妥钠或地西泮等镇静剂。

4. 有神经功能受累的风险　与肿瘤切除的部位有关。

目标:正确评估患者的意识、语言及肢体活动,了解患者存在的神经功能障碍。

护理措施:

(1)严格监测患者的神志、瞳孔、呼吸、脉搏及血压。

(2)评估患者四肢肌力,与术前肌力进行对比。

(3)评估患者是否存在失语,其中包括感觉性失语(无法理解他人的意思)、运动性失语(能够理解但无法表达)以及混合性失语(二者兼有)。

5. 有管路滑脱的风险　与留置管路相关。

护理目标:患者未发生管路滑脱。

护理措施：

(1)术后患者留置尿管、深静脉置管、皮瓣下引流管，责任护士须粘贴标识，床头交接管道的位置及通畅情况，经常巡视，防止管道脱出。

(2)告知患者及家属保持管道的功能位置，避免导管受压、扭曲，翻身时注意勿牵拉。

(3)患者躁动时，应有专人看护或进行肢体约束，以免患者自行拔出。

(4)患者外出检查或下床活动，应认真检查导管接口处是否衔接牢固；进行各种护理操作时，注意避免牵拉。

(5)责任护士对存在管路滑脱危险的患者，应告知本人及家属，使其充分了解预防管路滑脱的重要性，取得配合。

(三)护理评价

1. 患者疼痛缓解或减轻。围手术期患者生命体征稳定，术后营养状况得以维持。

2. 体液平衡，循环系统稳定，未出现电解质紊乱。

3. 患者术后情绪平稳，并发症得以预防或被及时发现和处理，术后恢复顺利。

4. 积极抗癫痫治疗，患者了解癫痫的危害，坚持服用抗癫痫药物。

案例分析八

胶质瘤健康教育

该病例患者于5月20日患者术后康复出院，出院后应有哪些注意要点？

1. 预防癫痫发作　遵医嘱坚持服用抗癫痫药物，勿擅自停药或减少剂量，必要时需定期检测血药浓度。

2. 安全指导　注意休息，避免熬夜或从事重体力劳动，避免驾驶机动车辆或进行高空作业。教会患者家属癫痫发作时的安全防护措施。

3. 及时复诊　定期进行门诊复诊，如有头痛、癫痫发作、肢体活动障碍、反应迟钝，需及时就诊。

案例分析九

胶质瘤的知识拓展

该病例患者入院评估存在癫痫发作史，癫痫的新进展有哪些？

生酮饮食疗法在癫痫及相关神经系统疾病中的应用专家共识(2019版)

生酮饮食疗法(ketogenic diet therapy，KDT)是一种高脂肪、低碳水化合物、合理蛋白质和其他营养素的配方饮食，在国外已有近100年的应用历史，国内2004年开始用于治疗癫痫。

共识一：禁食启动能更快进入酮症状态，起效更快。禁食一般12～24 h，最长不超过48 h，期间自由饮水，患者需6 h左右监测1次血糖、血酮值。当血酮≥2.5 mmonl/L或尿酮达到+++后，终止禁食。食品从1/3的参考热量开始，次日2/3，第3日增加至全量。

共识二:不禁食启动可以在门诊开展,更利于患者接受和适应。患者直接从总热量的 1/3 开始,1 ~2 周内逐日增加至全量,期间出现体重减轻、低血糖和酮症酸中毒的情况较少。

共识三:合理补充以下营养素:①多种维生素与矿物质(包括微量矿物质,尤其是硒);②钙和维生素 D(满足每日推荐量要求);③其他选择性营养补充剂:口服枸橼酸钾、镁、锌、磷、左旋肉碱、MCT(椰子油或棕榈仁油),钠盐(>1 岁儿童应在饮食配方中计算钠盐)。

(丁良晓　梅　洁)

第二节 垂体腺瘤

案例与思考

王某，女，36岁。主诉“颜面改变、四肢肢端肥大2年，头痛6个月，视力下降、视物模糊1个月”，于2019年10月10日09:00平诊入院，步入病房。

现病史：患者2年前无诱因出现嘴唇肥厚、鼻翼增宽、颜面部增大、四肢肢端肥大。当时无头痛，无视力、视野障碍，无闭经、泌乳，患者未予重视，未做处理。6个月前无明显诱因出现间断头痛。1个月前患者突发视力下降，视物模糊，为求进一步诊治入住我科。患者自起病以来无高热及抽搐发作，无恶心、呕吐，精神、饮食一般，二便正常。

既往史：无糖尿病、高血压、精神病等病史。否认家族性遗传病史。否认有药物、食物过敏史。

个人史：生于原籍，久居本地，农民，小学学历，无疫区、疫情、疫水接触史，无吸毒史，无吸烟史，偶尔饮酒，无冶游史。

查体与评估：体温36.8 ℃，脉搏78次/分，呼吸20次/分，血压121/78 mmHg，神志清楚，语言流利，定向力、理解力、记忆力均未见明显异常。鼻腔及外耳道无异常分泌物，双侧嗅觉正常。双侧瞳孔等大等圆，直径约3 mm，对光反应灵敏，眼球活动正常，无眼睑下垂，视力初测左眼0.5，右眼0.6，视野检查双颞侧偏盲。口唇肥厚，颜面部增宽，鼻宽大，面部感觉正常，额纹对称，鼓腮示口角无歪斜。初测听力正常，无饮水呛咳、吞咽困难。四肢肢端肥大，活动正常，肌力正常，浅反射及腱反射正常，未引出病理反射。心、肺、肝等其他部位未见异常。入院护理评估：日常生活能力评定85分（轻度依赖），跌倒/坠床风险评估4分（高危），Braden压疮评分23分。

辅助检查：①头颅MRI显示鞍区肿物，向上突入鞍上池，压迫视交叉；②实验室检查示：生长激素（GH）8 μg/L。

治疗与转归：入院后积极完善术前准备，于2019年10月13日08:00全麻下行“经鼻蝶窦入路垂体腺瘤切除术”，术后患者神志清楚，精神可，双侧瞳孔等大等圆，直径为3 mm，对光反应灵敏，粗测双眼视力1.0，双颞视野较术前好转，鼻腔敷料清洁干燥，无渗血、渗液，四肢活动正常，记录24 h尿量。患者于同年10月20日治愈后出院。

案例思考分析：

1. 患者诊断为垂体腺瘤，何为垂体腺瘤？垂体腺瘤的临床表现是什么？
2. 此案例是垂体腺瘤的典型案例，可采取哪些主要检查？
3. 此案例中垂体腺瘤的诊断依据是什么？

4. 该患者为什么会发生垂体腺瘤？垂体腺瘤的发病机制有哪些？

5. 患者目前主要治疗有哪些？

6. 患者术前的主要护理问题有哪些？应该采取怎样的护理措施？

7. 患者于2019年10月13日08:00全麻下行“经鼻蝶窦入路垂体腺瘤切除术”，术后主要护理诊断及相关的护理措施有哪些？

8. 患者于10月20日治愈出院，出院时存在护理要点及注意事项有哪些？

思维导图

运用思维导图的方法，对案例进行层层分析

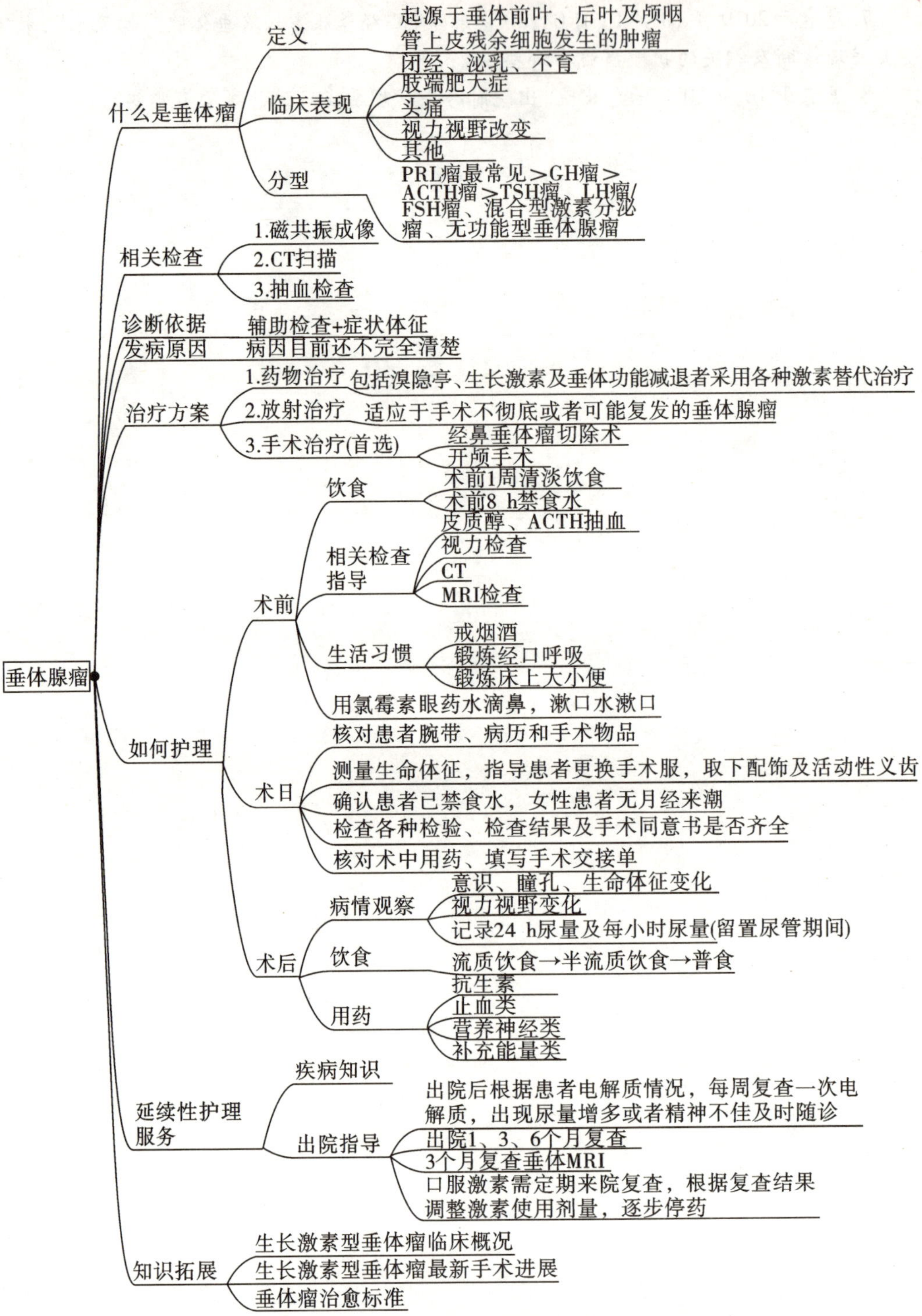

图2-2 垂体腺瘤的思维导图

案例分析一

垂体腺瘤的定义及临床表现

该病例患者主要临床表现：双颞侧偏盲，视物模糊，口唇肥厚，颜面部增宽，鼻宽大，四肢肢端肥大。什么是垂体腺瘤？垂体腺瘤的主要临床表现还包含哪些？

（一）定义

垂体腺瘤（pituitary adenoma，PA）是一组从垂体前叶和后叶及颅咽管上皮残余细胞发生的肿瘤。其发病率占颅内肿瘤10%，起病年龄多为30～50岁，男女发病率均等。垂体腺瘤绝大多数为良性，垂体腺癌罕见（占0.1%～0.2%）。

（二）临床表现

根据垂体腺瘤是否具有分泌激素的功能可分为无功能性垂体腺瘤和功能性垂体腺瘤。无功能性垂体腺瘤主要表现为占位压迫效应，而功能性垂体腺瘤除占位压迫效应，同时出现激素分泌超量效应。具体临床表现如下。

1. 占位压迫效应　垂体大腺瘤可压迫、浸润垂体及其周围组织，压迫视神经、视交叉，引起视野缺损和视力减退；若肿瘤向两侧生长，引起眼睑下垂、瞳孔对光反射消失、复视；垂体巨大腺瘤可出现头痛、恶心、呕吐和颅内压增高表现。

2. 激素分泌超量效应　不同类型的垂体腺瘤会表现出不同的激素分泌紊乱症状。

（1）垂体泌乳素腺瘤：育龄期女性，多有自发或触发溢乳，另外，出现月经周期的改变，月经稀少、甚至闭经，引起不孕。男性患者可导致性欲减退、阳痿、射精量及精子数目减少、不育及骨质疏松等。

（2）垂体生长激素腺瘤：表现为肢端肥大的特征性外貌，如面容丑陋、鼻大唇厚、手足增大、皮肤增厚、多汗和皮脂腺分泌过多。另外，患者还会出现胰岛素抵抗、糖耐量减低、心脑血管系统受累和呼吸系统受累。

（3）垂体促肾上腺皮质激素腺瘤：表现为向心性肥胖、高血压、糖尿病或糖耐量受损、低血钾、骨质疏松、宽大紫纹、皮肤瘀斑和儿童生长发育迟缓等。严重的低血钾、难以控制的感染及心脑血管并发症可以致命。

（4）垂体促甲状腺激素腺瘤：引发患者出现不同程度甲状腺功能亢进表现，包括心悸、多汗、大便次数增加、体重下降、易激惹、失眠、甲状腺不同程度肿大，伴有结节等。

（5）垂体多激素混合腺瘤：根据激素混合类型的不同，出现不同临床表现的组合，如肢端肥大症、闭经溢乳、甲状腺功能亢进症、库欣病等。

案例分析二

垂体腺瘤的检查项目

该病例患者进行了磁共振成像、血生化等多项检查。目前临床垂体腺瘤检查主要包括哪些？

（一）磁共振成像检查

MRI 是诊断垂体腺瘤的首要方式，鞍区动态增强扫描有助于发现垂体微腺瘤。

（二）电子计算机断层扫描检查

对于垂体大腺瘤患者，鞍区 CT 平扫可以观察鞍区骨质情况。对于磁共振成像检查禁忌患者可行鞍区 CT 薄层扫描，行矢状位及冠状位重建。

（三）实验室检查

抽血检查激素全套，包括生长激素、皮质醇、雌二醇、黄体生长素、黄体酮、卵泡刺激素、肾上腺皮质激素、睾酮、泌乳素、甲状腺激素，可以确定肿瘤的性质。

案例分析三

垂体腺瘤的诊断依据

该病例患者的主要诊断依据有哪些？

垂体腺瘤的诊断依据不同类型腺瘤的临床表现，视功能障碍及其他颅神经和脑损害，以及实验室检查和放射学检查。该患者头颅 MRI 显示鞍区肿物，向上突入鞍上池，压迫视交叉；实验室检查示：生长激素 8 μg/L。结合患者症状，视力初测左眼 0.5，右眼0.6，视野检查双颞侧偏盲。口唇肥厚，颜面部增宽，鼻宽大，面部感觉正常，额纹对称，鼓腮示口角无歪斜。临床表现结合影像资料可初步诊断为垂体腺瘤。

案例分析四

垂体腺瘤的发病机制

该病例患者为何会发生垂体腺瘤？垂体腺瘤的发病机制有哪些？

垂体腺瘤的病因尚不明确，可能与遗传性因素有关：基因或表观遗传学的异常、旁分泌生长因子的紊乱以及垂体内微环境的改变可造成垂体特异性的肿瘤基因激活或肿瘤抑制基因的失活，从而导致持续的细胞增殖。

案例分析五

垂体腺瘤的治疗方案

该病例患者入院后遵医嘱给予相关检查。目前有关垂体腺瘤的最新治疗方案有哪些？

1. 手术治疗　首选治疗方法是经鼻蝶窦入路垂体腺瘤切除手术，彻底切除肿瘤，恢复垂体功能。垂体微腺瘤和部分大腺瘤经手术治疗可达到治愈目的。当肿瘤向鞍上或鞍旁侵犯时或肿瘤过度纤维化时，难以彻底切除肿瘤，单纯手术治疗不能治愈。

2. 药物治疗　对于手术切除腺瘤，疾病仍处于活动状态的患者，建议采用药物治疗。

药物治疗包括奥曲肽、多巴胺受体激动剂等。

3. 放射治疗　通常不作为垂体腺瘤的首选治疗方法，而常用作垂体腺瘤经手术后病情不能完全缓解，以及肿瘤术后残留或复发的辅助性或挽救性治疗。当患者不能耐受或拒绝手术治疗时，也可考虑单独行放射治疗。

案例分析六

垂体腺瘤术前护理问题及护理措施

该病例患者入院护理评估：日常生活能力评定 85 分（轻度依赖），跌倒/坠床风险评估 4 分（高危），Braden 压疮评分 23 分。EAT-10 筛查 0 分。营养风险筛查评分 0 分，Caprini 血栓风险评估 1 分（低危风险）。患者术前面临的主要护理问题及相应的护理措施有哪些？如何进行术前健康宣教？

（一）护理评估

1. 评估患者是否存在头痛症状：常用疼痛数字评分法（NRS 评分 0～10 分）（见附件 15）。

2. 评估患者的视力：视力检查常用标准对数视力表。

3. 评估患者有无视野缺损情况：询问患者有无视野范围减小。

4. 评估患者是否存在肢端肥大面容，其原因是长期过度分泌的生长激素可导致全身软组织、骨和软骨过度增生，引起面容改变、手足肥大、皮肤粗厚、内脏增大、骨关节病变以及睡眠呼吸暂停综合征等。

5. 评估患者有无性功能减退：在尊重患者意愿及隐私的情况下，询问患者有无性欲降低、性活动减少。

6. 评估患者有无焦虑、抑郁等心理障碍：常用焦虑、抑郁自评量表（见附件 7，附件 8）。

7. 评估患者对疾病的临床表现、检查、治疗等认识。

8. 评估患者有无骨关节、心脏及呼吸系统受累情况。

9. 评估患者有无跌倒、坠床风险（见附件 5）。

（二）护理问题

1. 头痛　与肿瘤压迫症状有关。

护理目标：患者疼痛评分≤2 分。

护理措施：

（1）向患者详细解释引起疼痛的原因，协助患者采取舒适的体位。

（2）评估患者疼痛的程度，及时报告医师，根据患者情况采用非药物干预或者药物干预。

（3）观察患者用药后的效果及不良反应并做好患者的心理安抚。

2. 视力障碍　与肿瘤压迫视神经、视交叉及视神经束有关。

护理目标：患者未发生外伤，日常生活能自理。

护理措施：

(1)对伴有视力视野障碍患者应嘱专人守护，以防止跌倒坠床等意外伤害事件的发生，保证患者安全。禁止穿一次性拖鞋。

(2)患者常用物品，水杯、手机、呼叫器等，放于触手可及的地方，方便使用，物品位置改变时，及时告知患者。

3. 自我形象紊乱　与超激素分泌所导致的肢端肥大症或皮质醇增多症有关。

护理目标：患者接受患病事实与现状，并积极配合治疗。

护理措施：护士应耐心解答患者提出的问题，详细解释手术目的、方法及术后注意事项，解除患者的心理疑虑，增强信心，正确认识和接受手术。

4. 焦虑　与缺乏疾病及手术相关知识有关。

护理目标：患者焦虑症状缓解。

护理措施：

(1)做好手术前的宣教及准备：包括各种检查知识的宣教及手术前宣教。

(2)以通俗易懂的语言向患者及家属讲解疾病病因、症状，术前有关检查项目及注意事项、麻醉知识、术后并发症的预防等。

(3)增加患者治疗疾病的信心，保持乐观的情绪，积极配合治疗、护理。

(三)健康教育

1. 做好心理调适：鼓励患者术前向医务人员详细了解自身疾病的相关知识，多与身边同病种手术效果好的病友进行交流，不断为自己鼓劲加油，保持乐观的情绪，积极配合治疗、护理。

2. 促进睡眠：保持病房环境安静，减少病房陪护人员以改善患者的睡眠环境。睡前温水泡脚，并尽量排空大小便。疼痛时及时应用止痛药物，必要时睡前加服助眠剂。

3. 术前训练：患者床上大小便；训练患者在床上双下肢行踝泵运动，预防下肢静脉血栓。

4. 女性患者若月经来潮，应及时告知医师，暂停手术。

5. 患者常用物品，水杯、手机、呼叫器等，放于触手可及的地方，方便使用，移去环境中的障碍物。患者下床活动时要有专人陪伴，禁止穿一次性拖鞋。

6. 饮食指导：饮食上主要以高蛋白、高维生素、高脂肪、高热量饮食为主，如瘦肉、牛奶、鸡蛋、鸡汤、青菜、水果等。

(四)护理评价

1. 患者疼痛评分小于2分。

2. 患者未发生跌倒、坠床。

3. 患者接受患病事实，树立治疗疾病的信心，积极应对手术。

案例分析七

垂体腺瘤术后护理问题及护理措施

患者于2019年10月13日08:00于全麻下行“经鼻蝶窦入路垂体腺瘤切除术”，日常生活能力评定25分（重度依赖），跌倒/坠床风险评估1分（低危风险），Braden压疮评分18分（轻度危险），EAT-10筛查评估0分，Caprini血栓风险评估7分（极高危风险）。术后护理诊断及相关的护理措施有哪些？

（一）护理评估

1. 评估患者对疼痛、呼吸等舒适度改变的耐受程度。
2. 评估患者视力视野情况。
3. 评估患者尿量、电解质变化情况。
4. 评估尿管留置时间。
5. 评估患者有无出现相关并发症。

（二）护理问题

1. 潜在并发症　颅内出血、脑脊液鼻漏。

护理目标：患者未发生颅内出血及脑脊液鼻漏。

护理措施：

（1）严密观察患者生命体征，术后遵医嘱持续给予心电监护，吸氧2 L/min。

（2）严密观察患者意识、瞳孔、视力及视野变化。及时巡视病房，并重视患者主诉，及早发现问题。

（3）观察患者鼻部敷料情况：保持鼻腔敷料清洁干燥，嘱患者勿用力咳嗽、打喷嚏，排便困难者遵医嘱给予灌肠。如鼻腔有泪滴样液体流出应考虑是否发生脑脊液鼻漏，并遵医嘱给予及时对应处理。

2. 舒适度的改变　与疼痛及张口呼吸有关。

护理目标：缓解患者疼痛，促进舒适。

护理措施：

（1）术后及时评估患者疼痛评分，临床采用疼痛数字评分法（numerical rating scale，NRS）（见附件15），遵医嘱正确使用镇痛药，适时为患者进行止痛治疗，但应避免使用哌替啶类的镇痛药，防止在用药过程中导致呼吸麻痹。

（2）根据患者病情，采取舒适卧位。

（3）患者口腔黏膜干燥时，口唇部用湿纱布覆盖，同时术后6 h内间断使用小喷壶向口腔喷洒温开水，保持湿润。

3. 有体液不足的危险　与患者出现尿崩症状有关。

护理目标：患者电解质结果正常。

护理措施:

(1)严格记录患者尿液的颜色、性质、量(每小时尿量)、患者渴感程度,记录 24 h 出入量,其中尿量监测尤为重要。若连续两次每小时尿量均大于 200 mL,或每小时尿量大于 300 mL 时,应遵医嘱给予药物治疗。

(2)遵医嘱动态监测血电解质,及早发现尿崩症状及电解质紊乱。

(3)严密观察有无脱水指征,并遵医嘱补液。

(4)禁忌摄入含糖高的食物、药物,以免使血糖升高,产生渗透性利尿,使尿量增加。

4. 潜在并发症 感染。

护理目标:患者体温正常,无感染发生。

护理措施:

(1)术后应每 4 h 监测体温,如果体温超过 38.5 ℃,应及时告知医师,并遵医嘱给予相应处理。

(2)保持鼻部敷料清洁干燥。

(3)加强翻身叩背,促进患者咳嗽排痰,预防肺部感染。

(4)患者多饮水,尽早拔除尿管,预防泌尿系感染。

(5)定时开窗通风,减少陪护人员,加强手卫生。

5. 有下肢静脉血栓的风险 与患者失液、长期卧床有关。

护理目标:患者未发生下肢静脉血栓。

护理措施:

(1)术后卧床尽早进行踝泵运动,定期测量腿围。

(2)遵医嘱行间歇式充气加压泵按摩腿部。

(3)患者病情允许后尽早下床活动。

6. 知识缺乏 与患者及家属不了解疾病相关知识有关。

护理目标:患者及家属了解疾病相关知识。

护理措施:

(1)向患者及家属讲解疾病与病情发展的相关知识。与患者建立互相信任的护患关系,稳定患者情绪,允许家属陪护给予亲情支持。

(2)鼓励患者说出自己的担忧,及时为患者解决。

(3)对于垂体功能低下者,做好心理护理,树立战胜疾病的信心。

(三)护理评价

1. 患者生命体征平稳,未发生颅内血肿及脑脊液鼻漏。

2. 患者疼痛评分 2 分以下。

3. 正确监测尿量,患者电解质结果正常。

4. 患者未发生感染。

5. 患者未发生下肢静脉血栓。

6. 患者掌握疾病相关知识。

案例分析八

垂体腺瘤健康教育

该病例患者于10月20日治愈出院，出院后应有哪些护理要点，我们能为患者提供什么延续护理服务？

（一）出院随访

垂体瘤的内分泌功能复杂而重要，生长激素腺瘤对患者的生长发育、劳动能力和社会心理影响较大，尤其是容貌的改变给患者的社交和心理造成巨大压力。因此，应及时关注患者的心理变化，给予心理指导和健康教育。同时告知患者和家属出院后加强营养，讲究平衡饮食，荤素搭配；多吃富含纤维素饮食，避免便秘。遵医嘱按时服用补充激素药物，勿随意停药或更改剂量。加强身体锻炼，防止感冒。经内镜手术者，术后2～4周行鼻内镜复查鼻腔情况，减少鼻腔并发症发生。在家要监测自身尿量变化。术后定期复查头部MRI及视力、视野及检测垂体激素水平，术后1个月、3个月、6个月各1次。

（二）鼓励生活自理

鼓励患者从事力所能及的家务劳动，日常生活不过度依赖他人。做到坚持锻炼，循序渐进。嘱家属在物质和精神上对患者提供帮助和支持，使患者体会到来自多方面的温暖，树立战胜疾病的信心。同时，也要避免患者产生依赖心理，增强自我照顾能力。

案例分析九

生长激素型垂体腺瘤知识拓展

此患者为生长激素型垂体腺瘤，其目前临床概况有哪些？

（一）生长激素型垂体腺瘤临床概况

生长激素型垂体腺瘤占垂体腺瘤的12.5%左右，发病多集中于40岁以后，男女性别之间发病率无明显差异。生长激素腺瘤患者起病隐匿，是一种慢性进展性内分泌疾病，主要病因是体内产生过量的生长激素（GH）。从症状出现到诊断时间为5～10年，因此很多患者是因为肢端肥大症而就医，其症状以睡眠呼吸暂停综合征、高血压、糖尿病最为常见。

（二）生长激素型垂体腺瘤的治疗方法

手术切除肿瘤是大部分生长激素型垂体腺瘤的首选治疗方法。最新研究表明：经蝶窦手术切除垂体腺瘤，与其他手术方法（如开颅手术）相比，并发症更少，病死率更低。对于新诊断的患者，经蝶窦手术的治愈率分别是微腺瘤80%～91%，大腺瘤40%～52%。神经内镜下经鼻蝶垂体瘤切除术因其疗效确切，创作小，视野清晰，已成为垂体腺瘤的主要治疗手段。在治疗生长激素垂体瘤方面，术后该解率约为68.3%。部分患者可在术前使用生长抑素类似物治疗，提高手术切除疗效。

（三）垂体瘤临床治愈标准

垂体腺瘤严格意义上的治愈，应该满足下列 4 个方面：①致病肿瘤在影像上的完全消除；②激素超量分泌正常；③恢复正常的垂体-激素轴功能；④激素超量分泌引起的外周症状体征和引起的并发症的逆转。

（杨　瑾　吴　瑾）

第三节 椎管内肿瘤

案例与思考

陈某,女 35 岁,主诉“右下肢刀割样疼痛 3 个月余”,于 2019 年 11 月 10 日 16:00 轮椅推入病房。

现病史:患者 3 个月前出现右下肢刀割样疼痛,于当地输液治疗效果欠佳,现双上肢活动正常,双下肢肌力 3 级,双下肢浅感觉障碍,排便困难。

既往史:既往无药物过敏史,无肝炎、肺结核、糖尿病病史。

个人史:生于原籍,久居本地,无业,初中学历,无疫区、无化学性物质、无有毒物质接触史,无吸烟、饮酒史,无冶游史。

查体与评估:体温 36.8 ℃,脉搏 88 次/分,呼吸 20 次/分,血压 128/88 mmHg。神志清楚,精神可,双上肢活动正常,双下肢肌力 3 级,双下肢浅感觉障碍,排尿困难,大便干结,不能平卧,被迫坐位。入院护理评估:日常生活能力评定 85 分(轻度依赖),疼痛数字评分 6 分(中度),跌倒/坠床风险评估 4 分(高危),Braden 压疮评分 14 分(中度危险)。

辅助检查:脊髓 MRI 示“$L_{3\sim5}$椎管内占位性病变”;X 射线片、心电图、血液检查均正常。

治疗与转归:入院后遵医嘱给予营养神经、保护胃黏膜、止痛药物等治疗。患者于同年 11 月 13 日在全麻下行“$L_{3\sim5}$椎管内肿瘤切除术”,术后患者神志清楚,精神欠佳,双上肢活动正常,双下肢肌力 3 级,术后护理评估:日常生活能力评定 40 分(重度依赖),跌倒/坠床风险评估 0 分,Braden 压疮评分 14 分(中度危险),Caprini 血栓风险评估 7 分(极高危)。患者留置尿管,于 11 月 20 日拔除尿管,排尿正常,患者于 11 月 24 日治愈后出院。

案例思考分析:

1. 患者诊断为椎管内肿瘤,何为椎管内肿瘤?椎管内肿瘤的临床表现是什么?
2. 此案例是腰椎椎管内肿瘤的典型案例,腰椎椎管内肿瘤的诊断要点是什么?可采取哪些主要检查?
3. 该患者为什么会发生腰椎椎管内肿瘤?椎管内肿瘤的发病机制有哪些?
4. 患者主要治疗有哪些?
5. 患者的主要护理问题有哪些?应该采取怎样的护理措施?
6. 患者于 11 月 24 日治愈出院,出院时存在的护理要点及注意事项有哪些?

思维导图

运用思维导图的方法，对案例进行层层分析

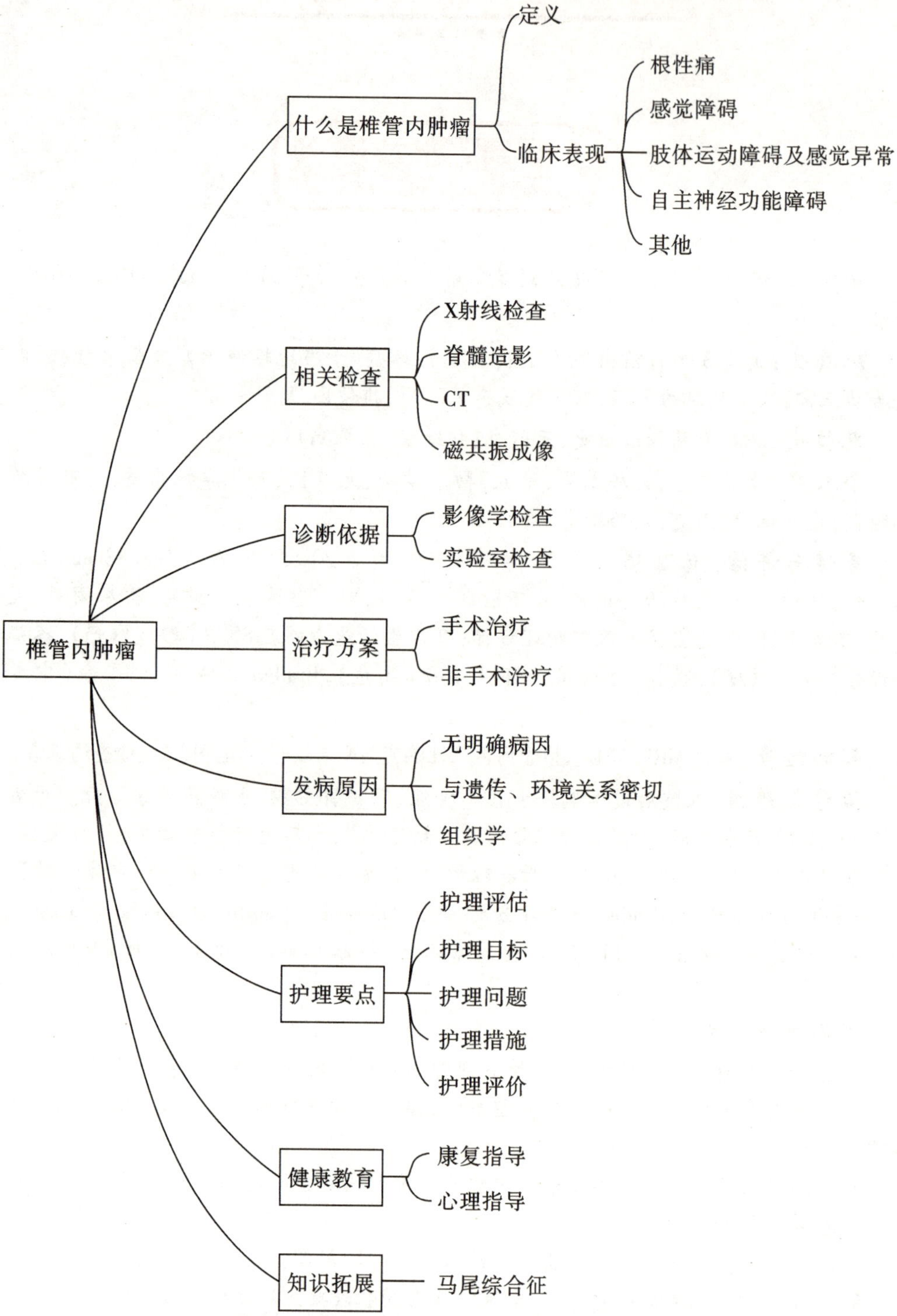

图2-3　椎管内肿瘤的思维导图

案例分析一

椎管内肿瘤的定义及临床表现

该病例患者主要临床表现：双上肢活动正常，双下肢肌力 3 级，双下肢浅感觉障碍，排尿困难，大便干结，不能平卧，被迫坐位。什么是椎管内肿瘤？椎管内肿瘤的主要临床表现有哪些？

（一）定义

椎管内肿瘤（intraspinal tumor）是指生长于脊髓及与脊髓相近的组织，包括神经根、硬脊膜、血管、脊髓及脂肪组织等的原发、继发性肿瘤。又称为脊髓肿瘤，发生率仅为颅内肿瘤的 1/10。可发生于任何年龄，除脊膜瘤外，男性多于女性。肿瘤发生于自颈髓到马尾的任何节段，以胸段者最多，颈、腰段次之。

（二）临床表现

随肿瘤增大，脊髓和神经根受到进行性压迫和损害，病程可分为根性痛期、脊髓半侧损害期、不全截瘫期和截瘫期 4 个时期。临床表现与肿瘤所在节段，肿瘤位于髓内或髓外，以及肿瘤性质相关。

1. 根性痛　脊髓肿瘤早期最常见的症状，主要表现为神经根痛，疼痛部位与肿瘤所在平面的神经分布一致，咳嗽、打喷嚏和用力排便时加重，部分患者可出现夜间痛和平卧痛。

2. 感觉障碍　感觉纤维受压时表现为感觉减退和感觉错乱，被破坏后则感觉丧失。

3. 肢体运动障碍及反射异常　肿瘤压迫神经前根或脊髓前角，出现支配区肌群下位运动神经元瘫痪。

4. 自主神经功能障碍　最常见膀胱和直肠功能障碍。肿瘤平面以下躯体少汗或无汗，腰骶节段的肿瘤使膀胱反射中枢受损产生尿潴留，但膀胱过度充盈后尿失禁。骶节以上脊髓受压时产生便秘，骶节以下脊髓受压时肛门括约肌松弛，发生稀粪不能控制流出。

5. 其他　髓外硬脊膜下肿瘤出血导致脊髓蛛网膜下腔出血。高颈段或腰骶段以下的肿瘤，阻碍脑脊液循环和吸收，导致颅内压增高。

案例分析二

椎管内肿瘤的检查项目

该病例患者进行了磁共振成像、血生化等多项检查。目前临床椎管内肿瘤的检查主要包括哪些？

1. X 射线检查

（1）脊椎骨质破坏，椎体部分或椎弓根呈现透光改变，椎骨塌陷。

（2）椎弓根轮廓和距离改变，椎间孔扩大，椎管局限性扩大。

(3)椎旁组织变形,肿物起源于椎旁组织,或是经椎间孔扩展。

(4)骨的增殖现象可见于肉瘤、骨血管瘤和脑膜瘤。

传统的脊柱X射线正侧位平片及动力位检查,对脊柱是否有稳定性破坏及其畸形,依然有其独特的优势。

2. 脊髓造影　用于定位脊髓或马尾受压水平,造影剂梗阻完全或近于完全时,髓外硬膜内肿瘤常有杯口状梗阻端,髓内瘤可显示出脊髓膨大的轮廓,造影剂柱被挤向一侧。

3. 计算机断层扫描　CT扫描能详细了解骨质破坏的程度,在患者进行MRI检查有禁忌证时,也可以对肿瘤做出较好诊断。增强CT能较准确地显示肿瘤所在部位及其性质,特别是延迟扫描能清楚地显示肿瘤上下端之囊变部分。

4. 磁共振成像　大部分脊髓肿瘤包括转移瘤的 T_1 加权图像信号减低或不变,T_2 加权图像则信号增强,MRI平扫和增强是椎管内肿瘤诊断的最有价值检查手段,它基本可以分别出肿瘤位于髓内髓外,清楚分辨出骨性和软组织之界面、压迫性或侵袭性骨破坏、神经及椎旁结构受累程度。T_2 加权像及 T_1 增强影像最具有诊断价值,可以对肿瘤的外部特征和内部性状有很好的表现。

案例分析三

椎管内肿瘤的诊断依据

该病例患者椎管内肿瘤,诊断依据是什么?

1. 实验室检查　该患者脑脊液检查示蛋白质6.3 g/L,脑脊液检查示蛋白质含量增加,在5 g/L以上,但白细胞数正常,称蛋白细胞分离现象,是诊断椎管内肿瘤的重要依据。

2. 影像学检查　脊髓MRI检查目前是最有价值的检查方法,也是椎管肿瘤首选检查方式。

案例分析四

椎管内肿瘤的发病机制

该病例患者为何发生椎管内肿瘤?椎管内肿瘤的发病机制有哪些?

脊髓肿瘤尚无清楚病因,推测并非单一病因所致,可能与遗传、外伤及环境关系密切。组织学上,脊髓肿瘤可起源神经根、血管、膜性组织、胶质细胞及室管膜上皮细胞等原发于椎管内的组织,也可以来源于骨性组织及身体其他系统。

案例分析五

椎管内肿瘤的治疗方案

该病例患者入院后遵医嘱给予营养神经、保护胃黏膜、止痛药物等治疗。目前有关椎管内肿瘤的最新治疗方案有哪些?

1. 手术治疗　术前 MRI 检查显示边界良好的髓内肿瘤，如室管膜瘤、海绵状血管瘤、血管网状细胞瘤及部分低级别星形细胞瘤等，在术中电生理监测和仔细显微操作下，基本可以完整切除肿瘤，预后良好。因此，针对该类患者的有效治疗方法是手术切除。

2. 非手术治疗　放射治疗对某些恶性肿瘤有效，可以作为术后辅助治疗。

案例分析六

椎管内肿瘤术前护理问题及护理措施

该病例患者入院护理评估：日常生活能力评定 85 分(轻度依赖)，疼痛数字评分 6 分(中度)，跌倒/坠床风险评估 4 分(高危)，Braden 压疮评分 14 分(中度危险)。患者术前面临的主要护理问题及相应的护理措施有哪些？

(一)护理评估

1. 病因和危险因素评估

(1)患病经过，起病形式，主要症状和体征，检查及治疗经过，既往有无其他相关疾病或手术史。

(2)个人生长发育及主要生活经历，生活与睡眠是否具有规律，平时饮食习惯及有无特殊嗜好，有无家族史。

2. 起病情况和身体情况评估

(1)患者起病的时间、症状。

(2)一般情况：包括患者的年龄、职业、民族、文化程度、宗教信仰、住址、家庭成员、社会地位等。

(3)生命体征情况：体温、脉搏、呼吸、血压等。

(4)生殖系统情况：性功能有无改变，女患者要询问月经史、分娩史、计划生育情况。

3. 营养状况评估　患者肥胖还是消瘦，有无体重增加或减轻，饮食习惯，有无偏食，饮食喜好，胃肠道有无手术史，检查或服药对食欲有无影响。评定指标：BMI 值 = 体重(kg)/身高$(m)^2$。

4. 感觉状况评估　视觉、嗅觉、触觉、味觉。

5. 运动神经状况评估　行动是否方便、有无受到限制，对日常和剧烈活动的承受能力，关节有无畸形，肌肉有无萎缩，走路是否需要借助拐杖、轮椅等。评定指标：肌力分级(见附件 3)、日常生活能力(见附件 4)。

6. 排泄状况评估　平时的排便习惯与规律，目前有无改变，引起改变的可能原因，哪些方法有助于正常排泄，最近有无其他特殊问题如大、小便失禁、便秘、腹泻等。

7. 精神情感状况　患者对疾病和健康的认识，精神及情绪状态，人格类型，感知和辨认能力，患者对压力的反应，对自己目前状况的看法和自我形象概念等。评定量表：疾病不确定感量表(见附件 20)。

8. 环境状况　患者有无安全感，并根据患者的年龄和精神状况分析是否需要安全保护措施如床栏；评定指标：住院患者跌倒/坠床风险评估(见附件 5)。

（二）护理诊断、目标及对应的护理措施

1. 疼痛　与肿瘤压迫神经根有关。

护理目标：患者疼痛评分小于等于2分。

护理措施：

（1）关注术前疼痛（包括远离手术部位的疼痛、长期消耗阿片类药物以及外科创伤和心理因素），识别最脆弱的疼痛患者，有发生严重术后疼痛和（或）慢性术后疼痛的风险。向患者详细解释引起疼痛的原因，协助患者采取舒适的体位。

（2）评估患者疼痛的程度，及时评估，报告医师，根据患者情况采用非药物干预或者药物干预，根据医嘱予以镇痛药对症治疗（避免使用哌替啶，防止患者呼吸麻痹），给予缓解疼痛的最佳个体化方案。

（3）观察患者用药后的效果及不良反应并做好患者的心理安抚。

2. 便秘　与脊髓病变导致神经刺激障碍有关。

护理目标：保持大便通畅至少3 d 1次。

护理措施：

（1）便秘的早期治疗是调整饮食，包括纤维素和水分的补充；使用渗透性泻药（如聚乙二醇、乳果糖）治疗慢性便秘也是恰当的。

（2）患者若出现3 d以上未排大便，可采用调整饮食结合灌肠、渗透性药物的治疗方法。若大便已经形成结石，可进行人工排便，术前晚、术晨常需清洁灌肠并在灌肠后排空大便，以减轻术后便秘。

（3）确定有规律的排便时间，告知患者对便意作出反应的重要性。

3. 有烫伤或冻伤的风险　与温度觉减退有关。

护理目标：患者未发生烫伤或冻伤。

护理措施：

（1）正确使用冰袋、热水袋，给家属宣教相关注意事项。

（2）用热或冷之前先试温，38 ℃温水泡脚可以促进患者感觉恢复，防止烫伤患者。

4. 有跌倒的危险　与肌肉萎缩，步态不稳有关。

护理目标：患者未发生跌倒。

护理措施：

（1）观察评估患者四肢的肌力及肌张力情况，注意双下肢摆放于功能位置。

（2）悬挂高危跌倒（坠床）标识，必要时班班交接，加强巡视，及时发现，满足患者需求。

（3）教会患者使用床头灯及呼叫器，提醒患者下床时若有必要寻求帮助。

（4）患者病床加护栏，防止患者意外坠床。

（5）外出行走嘱家属陪同，必要时借助辅助用具，尽量穿防滑鞋，禁止穿一次性拖鞋。

5. 有皮肤完整性受损的风险　与长期卧床、神经功能障碍有关。

护理目标：患者皮肤完整。

护理措施：

（1）加强基础护理，定时翻身以防止压力性损伤的发生。

(2)每天被动活动患者四肢 2 ~3 次,每次活动时间 15 ~45 min。

6. 知识缺乏　与缺乏疾病及手术相关知识有关。

护理目标:患者了解疾病相关知识。

护理措施:

(1)做好手术前的宣教及准备:包括各种检查知识的宣教及手术前宣教。

(2)以通俗易懂的语言向患者及家属讲解疾病病因、征象,术前有关检查项目及注意事项、麻醉知识、术后并发症的预防等,如神经根痛、感觉障碍、运动障碍、自主神经功能障碍是此类疾病的主要特征。

(3)发放健康教育处方,提供适合患者所需的学习材料。

(三)健康教育

1. 做好心理调适　鼓励患者术前向医务人员详细了解自身疾病的相关知识,多与身边同病种手术效果好的病友进行交流,不断为自己鼓劲加油,增强手术的安全感,同时充分信任自己的主管医师和责任护士,保持乐观的情绪,积极配合治疗、护理。

2. 促进睡眠　保持病室环境安静,减少病房陪护人员以改善患者的睡眠环境。睡前温水泡脚 30 min,睡前尽量排空大小便。疼痛时及时应用止痛药物,必要时睡前加服助眠药物。

3. 饮食指导　饮食主要以高蛋白、高维生素、高脂肪、高热量饮食为主。如瘦肉、牛奶、鸡蛋、鸡汤、青菜、水果等。手术前 1 ~2 d 进流质或少渣饮食,以减少粪便的形成,如面条、馄饨、饺子、麦片等,可少食多餐,以保证营养供给。

(四)护理评价

1. 患者疼痛缓解,疼痛评分小于等于 2 分。
2. 患者自述每隔 2 ~3 d 能排便一次。
3. 患者未发生烫伤或冻伤。
4. 患者未发生跌倒事件。
5. 患者皮肤完整。
6. 患者了解疾病相关知识。

案例分析七

椎管内肿瘤术后护理问题及护理措施

患者于 11 月 13 日在全麻下行“$L_{3\sim5}$椎管内肿瘤切除术”,术后护理评估:日常生活能力评定 40 分(重度依赖),跌倒/坠床风险评估 0 分,Braden 压疮评分 14 分(中度危险),Caprini 血栓风险评估 7 分(极高危),患者术后面临的主要护理问题及相应的护理措施有哪些?

(一)护理评估

同术前护理评估。

（二）护理诊断、目标及对应的护理措施

1. 疼痛　与手术创伤有关。

护理目标：患者疼痛评分小于等于 2 分。

护理措施：

（1）术后及时评估患者疼痛程度，临床采用疼痛数字评分法（numerical rating scale，NRS）（见附件 15），建议对于沟通障碍患者，使用面部疼痛表情量表（见附件 16）进行评估疼痛程度。

（2）遵医嘱正确使用镇痛药，适时为患者进行止痛治疗，但应避免使用哌替啶类的镇痛药，防止在用药过程中导致呼吸麻痹。

2. 躯体移动障碍　与肌无力、肢体瘫痪有关。

护理目标：患者能适应卧床状态，配合进行肢体康复训练。日常生活活动能力逐渐加强。

护理措施：

（1）搬动患者时要保持患者的头部、颈部、躯干在同一水平位，注意颈部不能过伸过屈，以免加重脊髓损伤。

（2）注意患者的肢体运动功能：观察患者各肢体活动情况，可采用六级分级法评估肌力，此外，让患者放松，不用力，将其肢体在肘部及膝部做被动运动，正常情况下可感受到一定的阻力，如阻力缩小或消失说明肌力下降，若阻力增高则说明肌张力增高。

（3）脊髓定位体征的观察：高颈段、胸髓手术麻醉清醒后观察四肢活动情况，注意呼吸变化，术后可能会出现颈交感神经节损伤症（Horner 征）：患侧瞳孔缩小，眼睑下垂，眼球凹陷，面部汗少，一般无须处理。同时要观察下肢活动情况，若出现脊髓出血或水肿，应立即通知医师，采取紧急措施，以防术后四肢活动衰退。

3. 营养失调，低于机体需要量　与伤口愈合增加了蛋白质和维生素需求量和摄入减少有关。

护理目标：患者未发生营养失调。

护理措施：

（1）确定每日切实的、足够的热量需求，向患者解释充足营养的重要性。

（2）患者术后如无恶心、呕吐，且肛门无排气者，应该等肛门排气后才能进食少量流质饮食。不要空腹进食牛奶以免胀气腹痛，应给予高蛋白、高维生素、高热量流质饮食，以增强机体免疫力，促进康复。

4. 潜在并发症　脊髓水肿。

护理目标：患者脊髓水肿得到有效控制。

护理措施：

（1）严密观察生命体征：术后遵医嘱给予吸氧、心电监护，严密观察。由于高颈段脊髓减压术后可导致延髓功能障碍出现中枢性呼吸衰竭，需特别注意呼吸情况，如有异常立即通知医师采取措施。

（2）观察患者的感觉情况：因脊髓水肿或血肿形成可使感觉障碍平面上升，术后 48 h 内应严密观察原有症状及感觉变化。为患者做屈膝、屈肘等运动，仔细观察指、趾的感觉

活动，与术前比较神经功能恢复状况。

(3)遵医嘱及时准确用药。

5. 潜在并发症：脑脊液漏。

护理目标：患者未发生脑脊液漏。

护理措施：观察伤口情况：保持伤口敷料清洁干燥，如发现敷料渗血多时应通知医师及时换药，有脑脊液漏应通知医生重新缝合伤口。

6. 潜在并发症：有皮肤完整性受损的风险　与长期卧床、神经功能障碍有关。

护理目标：保持患者皮肤完整。

护理措施：

(1)轴线翻身：为保持患者脊柱的稳定性，防止脊椎错位或脱位，手术后特别注意采用轴线翻身，确保头部、颈部、肩部、躯干、下肢呈一条直线。具体做法是：由 2 名护士操作，其中 1 人一手扶头部，一手扶肩部，另 1 人一手扶背部，一手扶臀部，两人双手处于一条直线，同时用力轴线翻身。每 2 h 为患者翻身一次，翻身时需观察皮肤情况。

(2)观察患者大、小便情况，大、小便失禁时，保持肛周皮肤清洁干燥，可用赛肤润等涂抹加以保护皮肤。

7. 潜在并发症：有下肢静脉血栓的风险　与长期卧床、肌无力等导致的血流缓慢有关。

护理目标：患者未发生下肢静脉血栓。

护理措施：

(1)术后卧床进行踝泵运动，促进静脉回流，预防静脉血栓形成。

(2)多饮水，饮水量≥2 000 mL/d。

(3)遵医嘱行间歇式充气加压泵按摩腿部等措施，来预防椎管肿瘤患者术后下肢深静脉血栓的形成。

(4)若出现下肢剧烈胀痛、浅静脉曲张伴有皮肤温度增高等，应警惕下肢深静脉血栓形成的可能。

8. 潜在并发症：泌尿系统感染与术后留置导尿管有关。

护理目标：患者未发生泌尿系统感染。

护理措施：

(1)留置尿管患者每日两次进行尿管护理。

(2)告知患者多饮水，每日饮水量≥2 000 mL。

(3)病情允许，尽早拔除尿管。

(三)健康教育

1. 心理支持　了解患者心理反应，给予鼓励，增强疾病恢复的信心，并说明功能的恢复会有各种可能性，如痊愈、好转、部分好转，并也有恶化的可能，使家属思想上有所准备。

2. 饮食指导　养成良好的生活习惯，加强营养、进食高蛋白(鸡肉、鱼肉、鸡蛋、牛奶等)、高维生素、高热量、高纤维素(韭菜、芹菜等)、易消化的饮食，多食水果、蔬菜，忌浓茶、咖啡、辛辣食物。

3. 神经功能障碍肢体的护理　感觉麻木或感觉消失的肢体应当心烫伤，瘫痪肢体要保持功能位，预防关节畸形、足下垂等，教会患者使用轮椅，帮助其树立生活的信心，尽早参加社会活动。

（四）护理评价

1. 患者疼痛缓解，疼痛评分小于等于2分。
2. 患者日常生活能力逐渐加强。
3. 患者营养能满足机体需要。
4. 患者未发生脊髓水肿。
5. 患者未发生脑脊液漏。
6. 患者皮肤完整。
7. 患者未发生下肢静脉血栓。
8. 患者未发生泌尿系统感染。

案例分析八

椎管内肿瘤健康教育

该病例患者于11月24日好转出院，出院后应有哪些注意要点，我们能为患者提供什么延续护理服务？

1. 康复知识指导　告知患者和家属康复治疗的知识和功能锻炼的方法，落实下肢锻炼计划。患者采取仰卧位，然后保持膝关节伸直，使整个下肢缓慢上抬，在到达最大限度之后再缓慢放下。告知患者循序渐进，不能急于求成，肢体锻炼要持之以恒。

2. 鼓励生活自理　鼓励患者从事力所能及的家务劳动，日常生活不过度依赖他人；告知患者和家属功能恢复需经历的过程，使患者和家属克服急于求成的心理，做到坚持锻炼，循序渐进。嘱家属在物质和精神上对患者提供帮助和支持，使患者体会到来自多方面的温暖，树立战胜疾病的信心。同时，也要避免患者产生依赖心理，增强自我照顾能力。

案例分析九

椎管内肿瘤的知识拓展

（一）脊椎的组成

脊柱是人体的中轴，它是由7块颈椎、12块胸椎、5块腰椎、5块骶椎及4块尾椎组成的，共33块；脊椎骨周围有坚强的韧带相联系，能维持相当稳定，又因彼此之间有椎骨间关节相连，具有相当程度的活动度。

（二）马尾神经综合征

马尾神经综合征是指由于外界因素的影响，如外伤、肿瘤压迫、腰椎退行性病变等，使马尾神经发生麻痹、紊乱，从而不能调节支配区域的神经功能，如运动、感觉、痛觉、知觉、湿度等，若神经缺血时间过长，可能继发水肿，则可能会导致瘫痪。

在临床上，马尾神经损害大多是由于各种原因导致腰椎管狭窄，从而压迫马尾神经，产生一系列神经功能障碍，最早由 Verbiest 于 1949 年首次报告该组症状，并命名为“马尾神经综合征”。

马尾神经综合征的治疗是世界难题，常见病因有腰椎退行性病变、脊柱骨折，以及肿瘤，如马尾部位胆脂瘤、脊髓脊膜瘤、神经鞘瘤或转移瘤刺激等压迫或直接损伤马尾神经而引起。目前治疗主要以手术为主，同时辅以脱水剂、皮质激素、营养剂或自由基清除剂等，但是疗效不是很理想，并且有一定的局限性。

（三）深静脉血栓形成

深静脉血栓形成（deep venous thrombosis，DVT）是血液在深静脉内不正常凝结引起的静脉回流障碍性疾病，常发生于下肢；血栓脱落可引起肺动脉栓塞（pulmonary embolism，PE），两者合称为静脉血栓栓塞症（venous thromboembolism，VTE）。它可以显著影响患者的生活质量，甚至导致死亡。

DVT 的主要原因是静脉壁损伤、血流缓慢和血液高凝状态，多见于长期卧床、肢体制动、大手术或严重创伤后、晚期肿瘤或有明显家族史的患者等。

DVT 主要表现为患肢的突然肿胀、疼痛等，体检患肢呈凹陷性水肿、软组织张力增高、皮肤温度增高，在小腿后侧和/或大腿内侧、股三角区及患侧髂窝有压痛。发病 1 ~ 2 周后，患肢可出现浅静脉显露或扩张。血栓位于小腿肌肉静脉丛时，Homans 征和 Neuhof 征呈阳性（患肢伸直，足被动背屈时，引起小腿后侧肌群疼痛，为 Homans 征阳性；压迫小腿后侧肌群，引起局部疼痛，为 Neuhof 征阳性）。

DVT 的主要治疗方法有抗凝治疗、溶栓治疗，手术取栓和下腔静脉滤器置入等。

（四）卧床患者常见并发症护理规范工作手册（2018 版）

共识一：对于所有卧床患者，在入院后 24 h 内，以及住院期间发生转科、治疗方案或病情变化时，需要对其进行 DVT 风险评估。评估工具建议使用 Caprini 血栓风险评估表。

共识二：对卧床患者需要常规进行 DVT 预防，根据 DVT 风险评估结果选择预防措施。参照 Caprini 血栓风险评估表的结果，建议低危患者采取基本预防；中危患者采取基本预防和物理预防，并根据病情需要遵医嘱采取药物预防；高危和极高危患者在病情允许的情况下，三种预防方法联合使用。

共识三：对于发生 DVT 的患者，应根据其治疗方案，采取相应的护理措施，积极预防 DVT 相关并发症的发生。

（赵艳燕　许　健）

第四节 听神经瘤

案例与思考

患者刘某，男，65岁，农民，主诉“头晕、左面部麻木、步态不稳半个月余”。

现病史：半个月前出现头晕、左侧面部麻木，伴有步态不稳，于2019年6月2日以“后循环缺血”收入神经内科，6月3日头颅CT示：后颅凹占位，6月4日头颅MRI示：左侧桥小脑角占位（考虑听神经瘤可能），于6月5日转入神经外科。

既往史：2型糖尿病病史、有左耳突发性耳聋病史并遗留左耳听力差。

个人史：生于原籍，初中学历，无疫区接触史，无吸毒史，不吸烟，不喝酒，无冶游史。

查体与评估：体温36.3 ℃，脉搏76次/分，呼吸18次/分，血压132/88 mmHg，神志清楚，精神可，GCS评分15分，双瞳孔等大等圆，直径3 mm，光反射灵敏，无角膜反射减退，无咀嚼肌无力，无明显周围性面瘫，粗测左侧听力下降，伸舌中，颈软，kernig征阴性。呼吸平稳，心脏及双肺听诊无异常。四肢活动正常，肌力4级，病理征阴性，肢体感觉、共济运动无明显异常。入院护理评估：日常生活能力评定85分（轻度依赖），跌倒/坠床风险评估6分（高危），Caprini血栓风险评估2分（中危），EAT-10筛查2分，营养风险筛查评分0分，Braden压疮评分23分。

辅助检查：①影像检查，头颅MRI检查提示左侧桥小脑角区异常信号影（考虑听神经瘤可能）。②纯音听阈测定结果示：左耳平均听阈73.3 dB，提示左耳重度听力损失。③常规血液检查未提示异常结果。

治疗与转归：入院完善相关检查，患者于6月14日09:00在全麻下行“左侧桥小脑角占位切除术”，16:15手术结束，待麻醉复苏后18:00返回病房。患者术后神志清楚，双侧瞳孔等大等圆，直径3 mm，直接及间接对光反射均灵敏，头部敷料清洁无渗出，固定良好。诉左侧面部麻木感，轻度面瘫，左眼睑轻度闭合不全，妥布霉素眼药水点眼，凡士林纱布覆盖。给予脱水、抗炎、营养神经等药物对症治疗。患者于6月24日治愈出院，出院时遗留左侧轻度面瘫。

请思考：

1. 患者诊断为听神经瘤，何为听神经瘤？听神经瘤的临床表现是什么？
2. 此案例是听神经瘤典型案例，听神经瘤的诊断要点是什么？可采取哪些主要检查？
3. 该患者为什么会发生听神经瘤？听神经瘤的发病机制及危险因素有哪些？
4. 患者主要治疗方法有哪些？
5. 患者的主要护理问题有哪些？应该采取怎样的护理措施？
6. 患者于6月24日出院，出院时存在的护理要点及注意事项有哪些？

思维导图

运用思维导图的方法，对案例进行层层分析

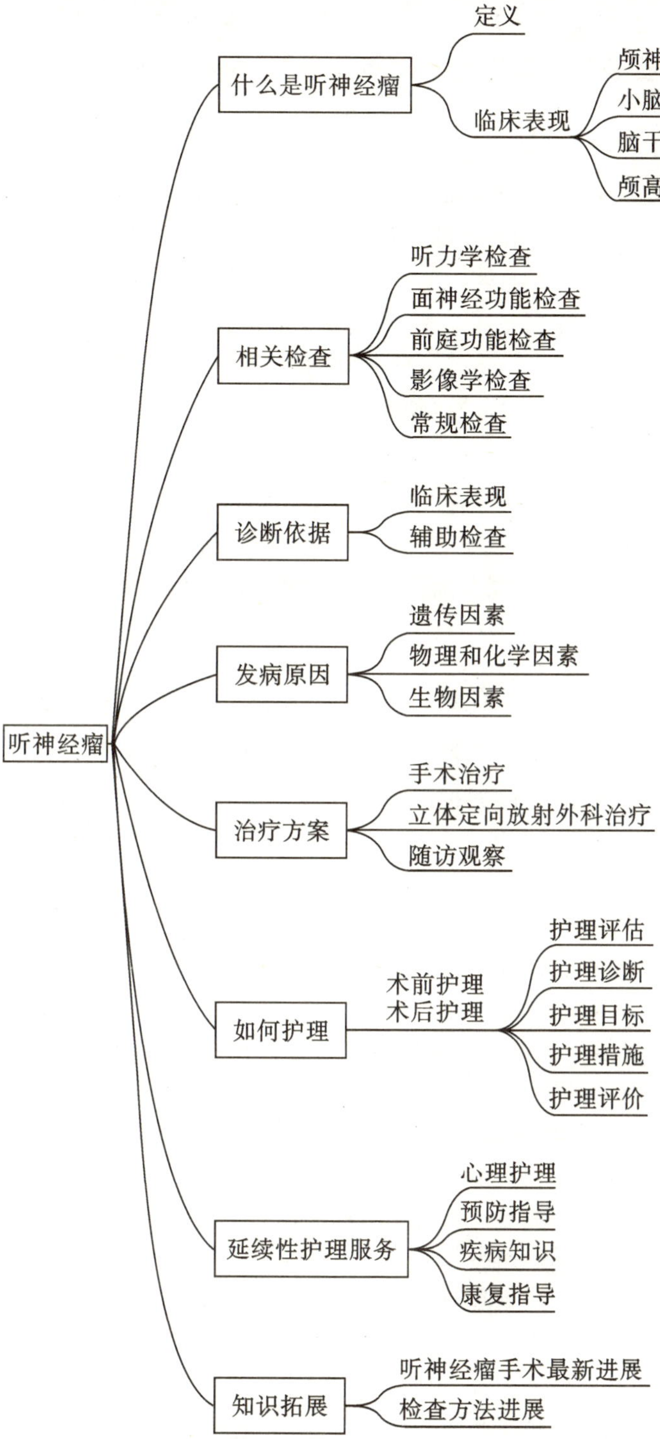

图2-4　听神经瘤的思维导图

案例分析一

听神经瘤的定义及临床表现

该病例患者主要临床表现为头晕、左侧面部麻木、步态不稳。那么听神经瘤主要影响哪些神经功能？听神经瘤的主要临床表现还包括哪些？

（一）定义

听神经瘤（acoustic neuroma，AN）是主要起源于内听道前庭神经鞘膜施万细胞的良性肿瘤，又称前庭神经鞘瘤，占颅内肿瘤的6%～9%，占桥小脑角肿瘤的80%～90%。多见于成年人，高峰在30～50岁，20岁以下者少见，儿童单发性听神经瘤非常罕见，迄今为止，均为个案报道。无明显性别差异。左、右侧发生率相仿，偶见双侧性。因其位于内听道及桥小脑角区域，临床以桥小脑角综合征和颅内压增高征为主要表现。且随着肿瘤生长，逐渐压迫周围重要组织，可出现严重症状，甚至威胁患者生命。

（二）临床表现

听神经瘤在瘤体增大过程中逐渐压迫周围重要结构，包括听神经、面神经、三叉神经、外展神经、后组颅神经、小脑、脑干等，从而产生相应症状。

1. 听力下降　为听神经瘤最常见临床表现，约占95%，为蜗神经受压损伤或蜗供血受累所致，主要表现为单侧或非对称性渐进性听力下降，多先累及高频听力，但也可表现为突发性听力下降，其原因可能为肿瘤累及内耳滋养血管。

2. 耳鸣　约占70%，以高频音为主，顽固性耳鸣在听力完全丧失后仍可存在。

3. 眩晕　可反复发作，大多非真性旋转性眩晕，而以行走不稳和共济失调为主。多出现在听神经瘤生长的早期，为前庭神经或迷路血供受累所致，症状可随前庭功能代偿而逐渐减轻或消失。

4. 面部疼痛或感觉减退　为肿瘤生长压迫三叉神经所致，体检时可发现角膜反射减弱或消失，面部痛、触觉减退。

5. 共济失调、步态不稳、辨距不良　为小脑角及小脑半球受压所致，通常出现在较大听神经瘤患者中。

6. 颅高压表现　肿瘤生长可导致脑脊液循环通路闭塞，引起脑室系统扩张，从而产生头痛、恶心呕吐、视盘水肿等颅内压增高症状。

7. 面神经麻痹　听神经瘤患者较少出现面神经麻痹，特殊情况下因肿瘤推移、压迫面神经而出现不同程度的周围性面神经麻痹以及同侧舌前2/3味觉减退或消失。少数听神经瘤患者由于内听道口相对狭窄，可在早期出现面神经麻痹，偶伴面肌痉挛。

8. 声音嘶哑、吞咽困难、饮水呛咳　为后组颅神经受累所致，可出现在肿瘤生长晚期，体检可发现同侧舌后1/3味觉减退或消失、软腭麻痹、同侧咽反射消失及声带麻痹。

9. 偏瘫、躯体感觉减退　不常见，若肿瘤增大向内侧直接挤压脑干，可引起脑干内传导束功能障碍，出现对侧肢体不同程度的偏瘫、浅感觉减退；若肿瘤推挤脑干使之受压于对侧小脑幕裂孔边缘，则可出现患侧或双侧偏瘫、感觉减退。

案例分析二

听神经瘤的检查项目

该病例患者进行了头颅CT、磁共振成像、纯音听阈测定、常规检查等多项检查。目前临床听神经瘤的检查主要包括哪些?

(一)听力学检查

听力学检查包括纯音测听、听性脑干反应、言语识别率、畸变产物耳声发射等。①纯音测听:常表现为单侧或两侧不对称的感音神经性听力下降;②听性脑干反应(ABR):常表现为蜗后病变,Ⅰ、Ⅲ、Ⅴ波潜伏期延长、波幅下降;③言语识别率:多数(72%~80%)有异常,准确性不如MRI和ABR;④畸变产物耳声发射:早期可引出。

(二)面神经功能检查

面神经功能检查有两大类:肌电学检查和非肌电学检查。目前常用的面神经功能试验主要是其肌电学检查部分。肿瘤源性面瘫患者的肌电图可见纤颤电位和多相电位,表明有变性和再生同时发生。当肿瘤生长相当缓慢时,肌纤维有足够时间被神经再生新芽重新支配,其速度与失神经支配的速度相似,故可不出现纤颤电位,而且运动单元较大,随意运动受干扰不明显。患侧肌电图试验应与健侧对比,以发现两侧的微小差异。

(三)前庭功能检查

眼震电图常见向健侧的自发性眼震,冷热试验及前庭诱发肌源性电位(vestibular evoked myogenic potential,VEMP)有助于判断听神经瘤的起源神经。

(四)影像学检查

影像学检查包括颞骨CT、内听道及小脑桥小脑角增强MRI。由于后颅窝CT检查有较明显的伪影,有时会影响小脑脑桥角区的观察,故推荐MRI为首选的方法,包括平扫和增强检查。MRI平扫检查包括T_1WI、T_2WI以及FLAIR序列,通常包括矢状面、横断面检查;增强检查应包括矢状面、横断面和冠状面检查,其中建议横断面增强检查为脂肪抑制序列。

(五)常规检查

血、尿、大便常规及肝功能、肾功能、凝血功能、血糖、血脂、心电图等作为常规检查,有条件者可进行动态血压监测。胸片应作为常规以排除癌栓,是否发生吸入性肺炎的诊断依据。ABO血型鉴定及术前配血,为术中用血做准备。

案例分析三

听神经瘤的诊断依据

该病例患者听神经瘤,诊断依据是什么?

听神经瘤的CT表现为桥小脑角区域等密度或低密度团块影。瘤体内一般无钙化,形态大多为圆形、椭圆形,少数形态不规则。骨窗可显示内听道正常或不对称性扩大。

增强后肿瘤实体部分明显强化，而囊性部分无明显强化。MRI 可显示内听道内的微小听神经瘤，肿瘤位于内听道及桥小脑角，在 T_1WI 呈低信号或等信号，在 T_2WI 呈不均匀高信号，增强后呈不均匀强化。听神经瘤出现囊变及坏死区较常见。诊断应结合影像学检查、临床表现及相关辅助检查，在诊断时应与脑膜瘤、胆脂瘤、面神经瘤、三叉神经鞘瘤、后组颅神经鞘瘤等相鉴别。该患者年龄 65 岁，有头晕、左面部麻木伴有左侧听力下降，步态不稳，CT 结果示：后颅凹占位，MRI 结果示：左侧桥小脑角占位。综合诊断符合听神经瘤的临床表现及相关影像学检查结果，可初步诊断患者为左侧听神经瘤。

案例分析四

听神经瘤的发病机制

该病例患者为何会发生听神经瘤？听神经瘤的发病机制有哪些？

听神经瘤多学科协作诊疗中国专家共识 2016 版指出：肿瘤多数来源于听神经的前庭部分，3/4 起源于上前庭神经，少数来自耳蜗部分。肿瘤起源于 Schwann 细胞，约 3/4 的肿瘤发生在内听道外侧部，仅有 1/4 发生在内侧部。随着肿瘤的生长增大，肿瘤可引起内听道扩大，突向桥小脑角部，充填于桥小脑角内。肿瘤大多数为单侧性，少数为双侧性；如伴有神经纤维瘤病时，则正相反。两侧发生的概率报道不一，总的说来，左右侧发生概率几乎均等。根据听神经瘤发病原因及危险因素大致有：①遗传因素。②物理和化学因素：由于患者长期待在有辐射的环境下所致。③生物因素：受到患者的生活环境、自身免疫力等原因影响。

案例分析五

听神经瘤的治疗方案

该病例患者入院后完善术前检查，排除手术禁忌，于 2019 年 6 月 14 日 09:00 在全麻下行“左侧桥小脑角占位切除术”，术后给予消炎、止血、保护胃黏膜、营养神经、激素、补充电解质等药物应用。目前有关听神经瘤的治疗方案有哪些？

随着诊断技术的不断发展，听神经瘤早期检出率大幅提高。听神经瘤治疗目标已从单纯切除肿瘤、降低死亡率和致残率逐渐向神经功能保留、提高生命质量等方向发展。治疗方法综合了显微外科手术、立体定向放射外科、随访观察等多种手段，处理策略也倾向于个体化和多学科协作。个体化治疗方案的选择需要基于肿瘤特点以及患者自身的条件，经由神经外科、耳科、颌面外科、整形外科及立体定向放射外科等多学科协作，制定最佳诊疗方案，并根据不同治疗阶段，由不同学科分别施以治疗措施。同时，还应充分利用各种基于电生理和影像的检测技术，提高听神经瘤的诊断准确性、重要解剖结构的可辨识性、神经功能的准确评估，从而实现个体化手术方式的制定。

案例分析六

听神经瘤术前护理问题及护理措施

该病例患者入院护理评估：日常生活能力评定85分（轻度依赖），跌倒、坠床风险评估6分（高危），Caprini血栓风险评估2分（中危），EAT-10筛查2分，营养风险筛查评分0分，Braden压疮评分23分。患者术前面临的主要护理问题及相应的护理措施有哪些？

（一）护理评估

1. 病因和危险因素评估　了解患者有无高血压、糖尿病病史，有无长期接触放射性物质，有无听神经瘤疾病的家族史，有无长期高盐、高脂饮食和烟酒嗜好，是否进行体育锻炼等。

2. 起病情况和临床表现　了解患者头晕症状发作频次、程度及具体感受，详细询问左侧面部麻木的时间、程度、是否存在左侧面部功能缺失、是否有吞咽障碍、言语不利、左颊部食物嵌顿等表现。有无头痛、恶心、喷射性呕吐等颅内压增高症状，是否存在四肢肌力下降、活动功能障碍等。

3. 意识状态评估　有无意识障碍及其类型和严重程度。听神经瘤患者多无意识障碍，如存在意识障碍，则应考虑是否肿瘤压迫相应功能区或存在有脑血管疾病。

4. 头颈部评估　双侧瞳孔大小、是否等大及对光反射是否正常；视野有无缺损；有无眼球震颤、运动受限及眼睑闭合障碍；有无面部表情异常、口角歪斜和鼻唇沟变浅；有无听力下降或耳鸣；有无饮水呛咳、吞咽困难或咀嚼无力；有无失语（见附件19）及其类型；颈动脉搏动强度、有无杂音。

5. 四肢、脊柱评估　有无肢体运动和感觉障碍；有无步态不稳或不自主运动。四肢肌力（见附件3）、肌张力，有无肌萎缩或关节活动受限；皮肤有无水肿、多汗、脱屑或破损；括约肌功能有无障碍。

6. 日常生活能力评定　主要包括穿脱衣物、进食、行走、上下楼梯、个人卫生等方面。这些都是患者最基本的生活能力评估，如果这些能力出现问题，将严重影响患者的生活质量。使用的量表主要是日常生活能力评定量表（见附件4）。注意有无认知、情感或意识行为方面的异常，有无智力障碍，有无疲劳或注意力不集中。

7. 压疮风险评估（见附件6）　评估皮肤情况，注意皮肤有无发红、皮疹、破损、水肿；评估有无压力性损伤的高危因素。

8. 心理－社会状况评估　观察患者是否存在因疾病所致焦虑等心理问题（见附件7）；了解患者和家属对疾病发生的相关因素、治疗和护理方法、预后、如何预防复发等知识的认知程度；患者家庭条件与经济状况及家属对患者的关心和支持度。

（二）护理问题

1. 舒适的改变　与环境改变、面部麻木、发作性眩晕有关。

护理目标：患者能够面对疾病带来的身心不适感并积极适应。

护理措施:

(1)详细介绍住院环境和责任护士、主治医生、消除患者恐惧、陌生感,向患者讲解疾病病因、临床表现及护理原则,减轻患者因担心症状引起的心理不适。

(2)密切观察病情:观察患者头晕程度,减少患者大幅度活动,嘱患者行动宜平缓;评估面部麻木程度及相关并发症带来的躯体不适,做好饮食指导,饭后督促患者漱口,防止因面部麻木导致口腔内食物残留。

(3)保持室内空气新鲜,每日通风 2 次,每次 15 ~ 30 min,并注意保暖。保持适宜的温湿度,从而提高患者的舒适度。

2. 知识缺乏 缺乏听神经瘤疾病相关知识。

护理目标:患者知晓疾病及手术相关知识。

护理措施:

(1)健康宣教:详细介绍疾病及手术相关知识,耐心解答患者疑问。

(2)术前准备:术前 1 日洗澡,遵医嘱配血、做抗生素皮试、晚上 12 点以后禁食禁饮。术日晨备皮,头部消毒,主管医生做好标记后戴一次性帽子。

(3)给予患者饮食指导及运动指导,嘱患者多卧床休息,减轻头晕症状;训练床上大小便,准备好病历、MRI、CT 片等,提前进行卧床翻身及呼吸功能训练等。

3. 有外伤的危险 与头晕、听力下降有关。

护理目标:患者住院期间未发生外伤。

护理措施:

(1)术前加强防护措施,做好安全护理。

(2)有神经麻痹者应注意饮食、饮水、洗脸水温度,以免烫伤患者。

(3)有耳聋及动作不协调者应协助患者日常生活(包括如厕、洗漱、进食等)。

(4)嘱患者尽量卧床休息,不单独外出,下床活动要有家属陪伴,避免大幅度摆动头部引起眩晕。

4. 有跌倒、坠床的风险 与头晕、步态不稳有关。

护理目标:患者未发生跌倒、坠床。

护理措施:

(1)保持地面清洁干燥,以防患者跌倒,做好预防跌倒、坠床的相关护理及宣教专人陪护,必要时限制其活动。

(2)遵循起床三部曲,即卧床 30 s、坐起 30 s、站立 30 s 后方可开始活动及行走。

(3)患者日常所需物品应摆放在触手可及处,教会患者使用呼叫器并将呼叫器放置在患者方便拿取处。

(4)患者下床活动步态不稳时可坐轮椅活动或使用拐杖等助行器,防止跌倒。

(5)患者卧床时应加用床挡,防止坠床。

5. 焦虑 与担心疾病预后有关。

护理目标:患者接受患病事实,焦虑程度缓解或减轻,情绪稳定。

护理措施:

(1)患者头晕、易产生焦虑、紧张、烦躁等情绪。因此,应多巡视病房,常与患者交流,进行宣传教育，让患者积极配合手术。

(2)通过介绍手术成功案例增强患者治愈疾病的信心。

(3)患者左侧听力下降，应注意交谈时的音量、声调，交谈应有耐心，必要时重复谈话内容，做好患者的心理疏导。

(4)可指导患者进行深呼吸、听音乐等放松心情的活动，从而缓解患者术前紧张焦虑情绪。

(三)健康教育

1. 术前1 d正常饮食，晚上12点以后禁食水，避免麻醉中胃内容物反流到呼吸道造成误吸或窒息。

2. 术前练习床上大小便。

3. 术前摘下首饰、义齿、眼镜等物品。

4. 向患者介绍和讲解手术相关事宜，做好心理护理。

5. 术前1天保证睡眠，必要时服用助眠药物。

(四)护理评价

1. 患者能正确认识疾病，减少负性情绪，增强信心。

2. 患者了解疾病相关知识、手术配合流程及围手术期护理知识。

3. 患者术前未发生外伤。

4. 患者术前未发生跌倒、坠床事件。

5. 患者术前紧张焦虑情绪较前缓解。

案例分析七

听神经瘤术后护理问题及护理措施

该病例患者入院后完善术前检查，排除手术禁忌，于2019年6月14日09:00在全麻下行“左侧桥小脑角占位切除术”，术后日常生活能力评定10分(重度依赖)，Caprini血栓风险评估7分(极高危)，EAT-10筛查3分，Braden压疮评分18分(轻度危险)，营养风险筛查评分3分。患者目前面临的主要护理问题及相应的护理措施有哪些？

(一)护理评估

1. 意识及生命体征　评估意识、体温、脉搏、呼吸、血压、疼痛。

2. 术后并发症　术后有无面瘫、听力下降、吞咽障碍、恶心呕吐、声音嘶哑、眼睑闭合不全等症状。

3. 日常生活能力　评估患者的日常生活能力，根据患者的需求提供照护。使用日常生活能力评定量表(ADL)(见附件4)。

4. 压疮风险　评估患者的压疮风险，预防压疮的发生。常用评估表(Braden压疮评分表)(见附件6)。

5. 跌倒/坠床风险　评估患者的跌倒/坠床风险，预防跌倒/坠床的发生。常用评估表(住院患者跌倒、坠床风险评估表)(见附件5)。

6. 下肢深静脉血栓风险　评估患者风险，采取相应的措施，预防下肢深静脉血栓发生，常见评估表(Caprini 血栓风险因素评估表)(见附件14)。

7. 精神状态　对患者进行焦虑状况评估，常用焦虑自评量表(selfrating anxiety scale, SAS)(见附件7)。

8. 营养状况　评估患者术后进食情况及机体营养状况，常用营养状况评估表(见附件13)。

(二)护理问题、目标及对应的护理措施

1. 潜在并发症　颅内出血。

护理目标：患者未发生并发症或并发症得到及时发现与处理，术后恢复顺利。

护理措施：

(1)病情观察：向麻醉师及医师了解术中情况，持续心电监护，持续低流量吸氧，密切观察生命体征及意识、瞳孔、肌力肌张力，加强观察呼吸、血压的变化，有无剧烈头痛、呕吐等颅内压增高症状，如有变化及时通知医师对症处理。

(2)出现血压骤然升高同时脉搏减慢，清醒后又出现意识障碍，呼吸深慢甚至骤停，血氧饱和度明显下降，瞳孔散大、对光反射减弱或消失，均应考虑小脑或脑干梗死、肿胀及出血的可能，应及时行头颅 CT 扫描，根据 CT 结果实施扩大骨窗枕下减压术或脑室外引流术。

2. 舒适的改变　与术后禁食、卧床及伤口疼痛有关。

护理目标：患者能够正确对待舒适改变，必要时给予药物处理。

护理措施：

(1)术后回病房应平卧位，头偏向一侧，术后 6 h 全麻清醒、血压正常者可根据情况适当摇高床头，鼓励患者早期下床活动。

(2)对症处理：术后做好镇痛泵的观察与护理，及时评估头痛程度，给予心理护理，必要时给予止痛药物应用。

(3)观察伤口有无渗血、渗液，有无受压、敷料松动等情况，及时通知医生采取处理措施。

(4)术后禁食期给予口腔护理，缓解患者口干等不适感，术后全麻清醒、无吞咽障碍患者可在护士指导下进食少量流食，缓解口渴、饥饿等不适症状。

3. 有窒息的危险　与术后后组颅神经损伤引起的呕吐、面瘫、吞咽障碍有关。

护理目标：患者未发生呛咳、误吸、窒息等情况。

护理措施：

(1)术后回病房保持呼吸道通畅，头偏向一侧，定时翻身叩背，利于痰液、口咽分泌物及时排出。

(2)术后 6 h 患者遵医嘱严格禁食水，避免因恶心、呕吐，引起误吸等意外事件。

(3)术后 6 h 护士协助患者少量饮水，促进患者消化功能恢复，饮水前应先评估患者吞咽功能，如存在吞咽障碍遵医嘱给予患者留置鼻胃管进行鼻饲饮食。

(4)患者饮水后出现轻度恶心症状，遵医嘱继续禁食水，2 h 后再次饮水，待患者消化

道不适症状缓解，遵医嘱给予流质饮食，术后第2天给予半流质饮食，术后3～4 d调整为普食，促进自身机体功能恢复。

（5）评估患者吞咽功能，如有障碍，必要时给予留置胃管，鼻饲饮食。

4. 焦虑　与术后不适、担心预后有关。

护理目标：患者正确认识术后疾病恢复过程，焦虑缓解。

护理措施：告知患者手术已成功，勿担心，积极配合治疗，早日回归社会，帮助恢复患者的自信心。

5. 自理能力下降　与头痛、头晕、呕吐及手术有关。

护理目标：患者自理能力逐渐恢复。

护理措施：根据患者的需求，给予照护，尽早鼓励患者自主穿衣、进食、活动等，增强自信心，逐渐改善自理能力。

6. 潜在并发症

（1）角膜溃疡　与面肌瘫痪、角膜反射减退或消失有关。

（2）肺部感染　与长期卧床有关。

（3）后组颅神经受损　与手术部位及术后脑水肿有关。

（4）脑脊液漏　与手术部位有关。

护理目标：防止或减少并发症的发生。

护理措施：

（1）轻度眼睑闭合不全患者应给予眼药水或眼膏应用预防角膜炎症，同时用无菌纱布或凡士林纱布覆盖保护患侧眼睛，或用胶布将上下眼睑黏合在一起。必要时可行“眼睑缝合术”，以保护眼角膜，防止发生角膜溃疡。

（2）术后卧床期间应鼓励患者咳嗽排痰，加强翻身叩背，鼓励患者尽早取坐位、尽早下床活动。不能有效排痰者，应给予吸痰，必要时可行气管切开或气管插管，以利于保持呼吸道通畅。

（3）患者进食时取坐位或半坐位，选择不易误吸的糊状食物，避免使用吸管，避免进食过硬或容易误咽的食物。出现呛咳时，患者应将腰、颈部前躬，身体前倾，下颌抵向前胸，以防止食物残渣再次侵入气管。加强口腔护理，及时清除因感觉障碍、咀嚼肌无力引起的口腔食物残留。

（4）术后脑脊液漏的主要表现为伤口敷料渗湿，外耳道或鼻腔有清亮液体流出。发生脑脊液漏时应嘱患者绝对卧床，枕上垫无菌垫巾并及时更换以保持清洁干燥；动态检测体温，遵医嘱合理使用抗生素；耳漏患者头偏向患侧，在外耳道处放置棉球，渗湿及时更换；鼻漏患者严禁经鼻插胃管或氧气导管。发生脑脊液漏时应嘱患者勿屏气、咳嗽、擤鼻、用力排便等，以免加重脑脊液漏。

7. 潜在并发症　导管相关性感染。

护理目标：避免发生导管相关性感染。

护理措施：

（1）留置尿管期间，每天给予尿管护理，一天2次，严密观察尿液颜色、性状、量。

（2）鼓励患者饮水，饮水量达到2000 mL/d。

(3)翻身时注意避免牵拉尿管造成损伤,尽早拔除尿管,减少感染。

8. 深静脉血栓形成的风险　与手术、卧床有关。

护理目标:未发生深静脉血栓。

护理措施:

(1)全麻清醒后平卧 6 h,协助 2 h 翻身一次。

(2)术后第 2 天遵医嘱抬高床头 15°～30°,指导患者在床上进行踝泵运动,每天给予气压治疗 2 次。术后第 3 天可床上坐起,逐步下地活动,以预防下肢静脉血栓的形成。

(三)护理评价

1. 患者术后未发生颅内出血。
2. 患者主诉疼痛缓解或减轻,舒适度较前提高。
3. 患者术后未发生呛咳、窒息、吞咽困难等情况。
4. 患者焦虑情绪减轻。
5. 患者术后自理能力逐步提升。
6. 患者未出现术后相关并发症。
7. 患者未发生导管相关性感染。
8. 患者未发生下肢深静脉血栓。

案例分析八

听神经瘤健康教育

该病例患者于 6 月 24 日治愈出院,出院后应有哪些注意要点,我们能为患者提供什么延续护理服务?

(1)避免过度劳累紧张,保持充足休息,6 个月内避免重体力劳动。

(2)加强营养,多食富含纤维素、高蛋白、高维生素饮食,提高身体素质,促进恢复,预防感冒,保持大便通畅。

(3)出院后 1 个月内保持头部伤口的清洁,避免碰撞、抓挠伤口。

(4)出院后准时、正确遵医嘱服药,嘱患者进行耐心、有效的锻炼,促进脑神经功能的恢复。

(5)定期复查,如遇头痛、呕吐、视力下降等应及时到医院进行就诊。

(6)有听力障碍的患者尽量不要单独外出,以免发生意外。

(7)步态不稳者继续进行平衡功能训练,外出需有人陪同,以免摔倒。

案例分析九

听神经瘤的知识拓展

该病例患者入院后完善术前检查,排除手术禁忌,于 2019 年 6 月 14 日 09:00 在全麻下行“左侧桥小脑角区占位切除术”,术后确诊为“左侧听神经瘤”。关于听神经瘤开颅手术最新进展有哪些?

听神经瘤的解剖位置

听神经瘤位于桥小脑角区，桥小脑角区是由桥脑、小脑半球外侧构成一个锥形立体三角，它在后颅窝的前外侧。该区域集中了听神经、面神经、三叉神经及岩静脉、小脑前下动脉以及后组颅神经等重要血管神经，若出现肿瘤，便会逐渐损害上述组织而产生桥小脑角区综合征。

听神经瘤多学科协作诊疗中国专家共识2016版

共识一：手术进展

1. 术中面神经监护　听神经瘤手术中应常规使用自由描记肌电图联合诱发性肌电图对面神经、三叉神经、后组颅神经等进行监测。术中记录采用多导联模式，包括额肌、咀嚼肌、眼轮匝肌、口轮匝肌、颏肌等导联。监测中可分为自由肌电反应和诱发肌电反应。诱发肌电图刺激量1～3 V提示神经保留完整；5～10 V提示可能有损伤；电刺激量>15V则提示面神经功能不可逆损伤。由于肌电图监测存在“假阳性”缺陷，即使面神经横断后刺激远端仍有反应，在条件允许情况下应采用经颅电刺激面神经运动诱发电位联合监测技术。刺激电极置于面运动体表投射区或者脑电图国际10/20系统M1/M2、M3/M4等位置，记录电极位置选择口轮匝肌和颏肌。术中观测经颅电刺激面神经运动诱发电位波幅和潜伏期。术中运动诱发电位波幅下降≤50%，术后可获得较好的面神经功能；波幅下降>50%可能预示术后不同程度面瘫。面神经监护的意义在于：定位面神经走行；提示术中操作对神经的刺激和损害；预测术后神经功能。监测过程中应注意避免肌肉松弛剂对监测结果的干扰。

2. 术中听神经监护　在保留听力的听神经瘤手术中可使用听觉监护技术，具体包括脑干听觉诱发电位（brain stem auditory evoked potential，BAEP）、耳蜗电图和听神经复合动作电位（compound action potential，CAP）监护技术，可根据具体情况选择。BAEP反映延迟性反馈信息，CAP则反映神经实时监测信息，有条件可联合使用多项监测手段。听神经动作电位为一种直接记录第Ⅷ神经的复合性动作电位，又称“CPA动作电位”。听神经CAP监护技术大大降低了因术中听神经损伤导致听力丧失的可能性，但也存在电极放置困难以及由于电极漂移造成的“假阳性”结果。听神经瘤术中对BAEP的Ⅰ、Ⅲ、Ⅴ波及潜伏期进行监测，其中Ⅴ波几乎在任何情况下均可引出，因此当术中Ⅴ波潜伏期延长或波幅下降时，需及时通知术者，以便进行调整，甚至停止操作，直至Ⅴ波恢复。

共识二：相关检查进展

术前脑干及面神经功能评估：为保证术中监测达到较为理想的效果，术前可通过ABR检查对脑干功能进行评估，通过瞬目反射、神经传导速度的测定、面神经F波监测以及面肌肌电图等多种技术手段对面神经功能进行全面评估，进一步指导术中监测，有效解读技术指标并合理指导预后。考虑到单一技术监测的局限性，术中应采用多种手段联合监护，最大限度发挥优势。

（马　捷　王　琳）

第五节 面肌痉挛

案例与思考

王某，女，46岁，主诉“右侧面肌不自主抽搐2年余”，于2019年12月20日10:00平诊入院，步入病房。

现病史：2年前无明显诱因反复出现右侧面肌不自主抽搐，以眼角明显，呈阵发性，无明显规律，每日发作次数不定，紧张时加重，休息睡眠时减轻，无闭眼不能，无口角歪斜，无耳鸣及听力下降等，就诊于当地医院，诊断“面肌痉挛”，给予“卡马西平、甲钴胺”“中药”“针灸”（具体用法不详）等治疗，抽搐症状未见明显好转，并波及整个右侧面部，抽搐次数及时间较前增加，伴口角向右侧偏斜。为求进一步诊治，遂来我院，门诊经检查后平诊以“面肌痉挛”为诊断收入院。自发病以来，神志清，精神可，饮食、睡眠可，大小便正常。体重未见明显变化。

既往史：无糖尿病、高血压、精神病等病史，10年前行宫外孕手术。否认家族性遗传病史。否认有药物、食物过敏史。

个人史：生于原籍，久居本地，中专学历，无疫区接触史，无吸毒史，不吸烟，不喝酒，无冶游史。

体格检查：体温36.5 ℃，脉搏70次/分，呼吸18次/分，血压120/75 mmHg，神志清楚，精神可，对答切题，头颅外形正常，颈软无抵抗，Kernig征阴性，布氏征阴性，嗅觉正常，视力正常、视野无缺损，双侧瞳孔等大等圆，直径约3 mm，对光反射灵敏，左侧面部正常，右侧面部可见不自主抽搐，Weber试验居中，Rine试验粗测正常，发音正常，软腭及悬雍垂居中，吞咽反射正常。伸舌居中，四肢肌力肌张力正常，腱反射正常，病理反射未引出。

辅助检查：头颅MRI示：右侧桥小脑角区未见明显占位及血管畸形，排除继发性面肌痉挛可能，原发性面肌痉挛诊断明确。

治疗与转归：入院后完善术前检查，排除手术禁忌，于2019年12月23日09:00在全麻下行“右侧面神经根微血管减压术+颅骨修补术”，于当日14:30返回病房，术后面肌痉挛症状已缓解，日常生活能力评定10分（重度依赖），EAT-10筛查0分，Caprini血栓风险评估6分（极高危），Braden压疮评分18分（轻度危险），营养风险筛查评分3分。给予消炎、止血、保护胃黏膜、营养神经、激素、补充电解质等药物应用。患者于2019年12月28日治愈出院。

案例思考与分析：

1. 患者诊断为面肌痉挛，何为面肌痉挛？面肌痉挛的临床表现是什么？

2. 此案例是面肌痉挛的典型案例，面肌痉挛的诊断要点是什么？可采取哪些主要检查？

3. 该患者为什么会发生面肌痉挛？面肌痉挛的发病机制是什么？

4. 患者主要治疗有哪些？

5. 患者的主要护理问题有哪些？应该采取怎样的护理措施？

6. 患者于 12 月 28 日治愈出院，出院时存在的护理要点及注意事项有哪些？

思维导图

运用思维导图的方法，对案例进行层层分析

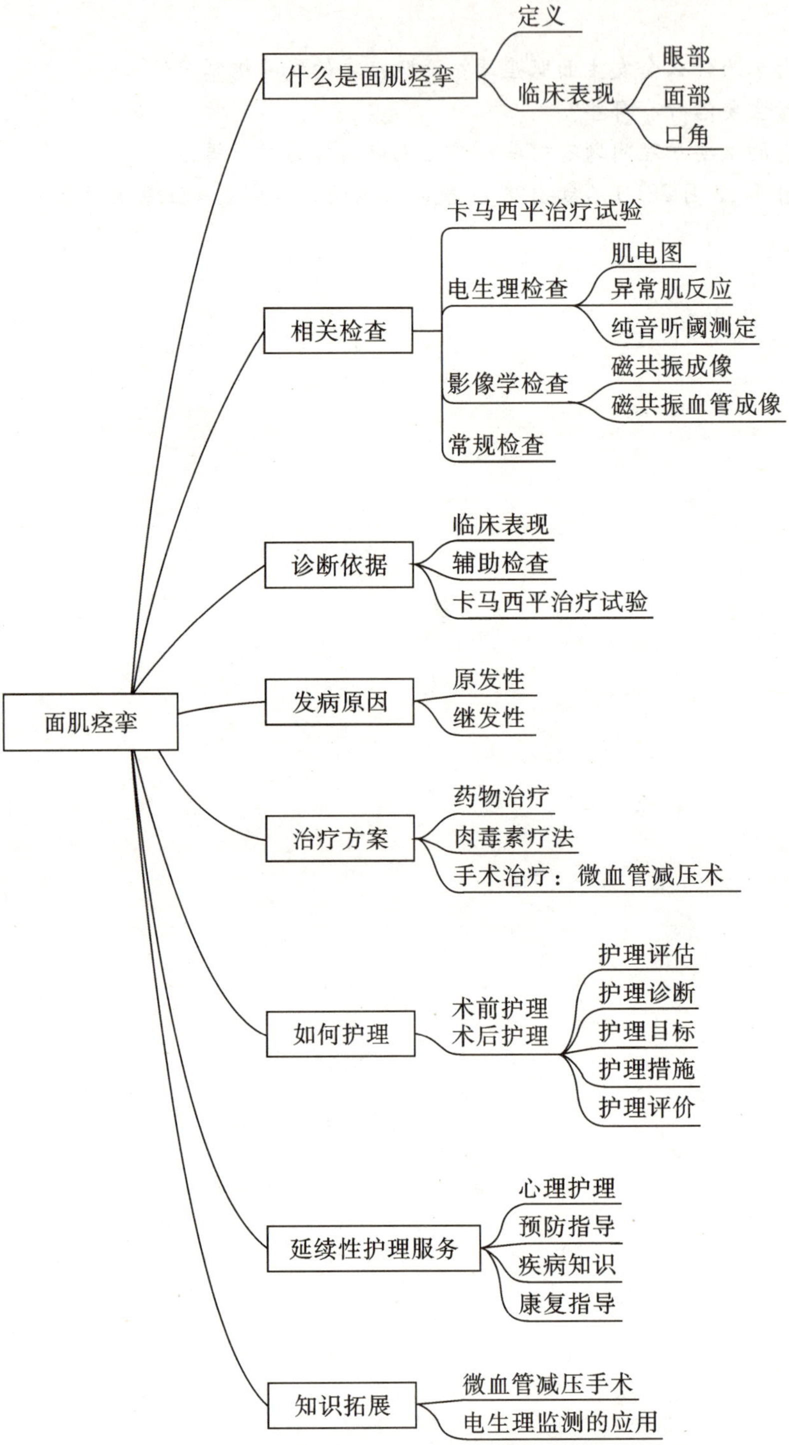

图 2-5　面肌痉挛的思维导图

案例分析一

面肌痉挛的定义及临床表现

该病例患者主要临床表现右侧面肌不自主抽搐,以眼角明显,呈阵发性,无明显规律,每日发作次数不定,紧张时加重,休息睡眠时减轻。什么是面肌痉挛?面肌痉挛的主要临床表现还包含哪些?

(一)定义

面肌痉挛(hemifacial spasm,HFS)是指一侧或双侧面部肌肉(眼轮匝肌、表情肌、口轮匝肌)反复发作的阵发性、不自主的抽搐,在劳累、情绪激动或紧张时加重,严重时可出现睁眼困难、口角歪斜及耳内抽动性杂音。

(二)临床表现

初发病者多为单侧发病,表现为一侧眼轮匝肌不自主、阵发性抽搐,一般开始发病时抽搐仅持续数秒,以后达数分钟或更长时间,间歇期变短、抽搐加重,随着病情变化进展,抽搐波及同侧面部其他肌肉,其中口角抽搐最为显著,严重者可累及同侧颈阔肌。部分患者伴有面部疼痛或诉头晕、耳鸣,有的患者由于长期面肌痉挛出现同侧面肌肌力减弱,晚期患者可伴有同侧面瘫。该病抽搐的程度轻重不等,患者常因紧张、过度劳累、面部过度运动使抽搐加剧,但不能自己控制抽搐发作,睡眠后症状消失。

按 Cohen 等制订的痉挛强度,面肌痉挛可分为 0 ~4 级,分级如下。

0 级:无痉挛。

1 级:外部刺激引起瞬目增多或面肌轻度颤动。

2 级:眼睑、面肌自发轻微颤动,无功能障碍。

3 级:痉挛明显,有轻微功能障碍。

4 级:严重痉挛和功能障碍,如患者因不能持续睁眼而无法看书,独自行走困难。神经系统检查除面部肌肉阵发性的抽搐外,无其他阳性体征。少数患者于病程晚期可伴有患侧面肌轻度瘫痪。

案例分析二

面肌痉挛的检查项目

该病例患者进行了头颅磁共振成像、磁共振血管成像、纯音听阈测定、血生化检查等多项检查。目前临床面肌痉挛的检查主要包括哪些?

(一)卡马西平治疗试验

面肌痉挛患者在疾病开始阶段,一般对卡马西平治疗有效,少部分患者出现无效,因此卡马西平试验有助于诊断。

(二)电生理检查

肌电图(electromyography,EMG):在面肌痉挛患者中 EMG 可记录到一种阵发性高频率的自发电位（最高每秒可达150次）。EMG一般采用同芯针电极插入额肌、眼轮匝肌、口轮匝肌等，记录其运动单位变化情况。

异常肌反应（abnormal muscle response，AMR）：或称为侧方扩散反应（lateral spread response，LSR），是面肌痉挛特有的电生理表现，潜伏期一般为10 ms左右，对面肌痉挛诊断有辅助价值。AMR检测方法：①刺激面神经颞支，在颏肌记录。②刺激面神经下颌缘支，在额肌记录。采用方波电刺激，波宽0.2 ms，频率0.5～1.0 Hz，强度5～20 mA。

纯音听阈测定：是受检耳对不同频率的纯音恰能听到的最轻声音，是判断听敏度的标准行为测听法。既能定性又能定量的听力测验法，可判断分析听力损失的程度和性质。

（三）头颅磁共振成像（MRI）

MRI检查的意义在于明确可能导致面肌痉挛的颅内病变，如肿瘤、脑血管畸形、颅底畸形等，MRI检查的重要意义还在于明确与面神经存在解剖接触的血管，甚至显示出血管的类别、粗细及对面神经的压迫程度。尤其是三维时间飞越法磁共振血管成像（3D-TOF-MRA）已经成为MVD手术前常规的检查，以此为基础的MRI成像技术不断发展，已经能够360°显示与面神经存在解剖关系的所有血管。

（四）常规检查

血、尿、大便常规及肝功能、肾功能、凝血功能、血糖、血脂、心电图等作为常规检查，有条件者可进行动态血压监测。胸片应作为常规排除癌栓，是否发生吸入性肺炎的诊断依据。ABO血型鉴定及术前配血，为术中用血做准备。

案例分析三

面肌痉挛的诊断依据

该病例患者面肌痉挛诊断依据是什么？

面肌痉挛的诊断主要依赖于特征性的临床表现。对于缺乏特征性临床表现的患者需要借助辅助检查予以明确，包括电生理检查、影像学检查、卡马西平治疗试验等。

案例分析四

面肌痉挛的发病机制

该病例患者为何会发生面肌痉挛？面肌痉挛的发病机制有哪些？

面肌痉挛的病因较为复杂，根据其发病原因可分为两类。

1.原发性　有99%以上的面肌痉挛为原发性，即血管性因素，以血管压迫学说为代表，主要是因为桥小脑角区面神经根部受责任血管压迫发生脱髓鞘病变，传入与传出神经纤维之间冲动发生短路导致面肌痉挛。

2.继发性　即非血管性因素。主要是因为桥小脑角区的占位性病变，如肿瘤、囊肿、动脉瘤、炎性占位、蛛网膜粘连等原因，使面神经受到机械性压迫所致。

绝大多数学者认为面肌痉挛的病理变化存在有面神经脱髓鞘改变，从而导致面神经核内产生异常电兴奋灶。

案例分析五

面肌痉挛的治疗方案

该病例患者入院后完善术前检查，排除手术禁忌，于2019年12月23日09:00在全麻下行“右侧面神经根微血管减压术+颅骨修补术”，术后给予消炎、止血、保护胃黏膜、营养神经、激素、补充电解质等药物应用。目前有关面肌痉挛的治疗方案有哪些？

对病因明确者应治疗原发疾病。对原发性面肌痉挛可采用以下方法治疗。

（一）药物治疗

1. 面肌痉挛治疗的常用药物包括卡马西平（得理多）、奥卡西平以及安定等。其中，卡马西平成人最高剂量每日不应超过1 200 mg。备选药物为苯妥英钠、氯硝安定、巴氯芬、托吡酯、加巴喷丁及氟哌啶醇等。

2. 药物治疗可减轻部分患者面肌抽搐症状。

3. 面肌痉挛药物治疗常用于发病初期、无法耐受手术或者拒绝手术者以及作为术后症状不能缓解者的辅助治疗。对于临床症状轻、药物疗效显著，并且无药物不良反应的患者可长期应用。

4. 药物治疗可有肝肾功能损害、头晕、嗜睡、白细胞减少、共济失调、震颤等不良反应，如发生药物不良反应时应即刻停药。特别指出的是，应用卡马西平治疗有发生剥脱性皮炎的风险，严重的剥脱性皮炎可危及生命。

（二）肉毒素疗法

近几年随着生物制剂在临床上的广泛使用，肉毒杆菌霉素A也被广泛应用于面肌痉挛的局部封闭，取得了一定的疗效。肉毒杆菌素A是肉毒杆菌霉素中应用最广的霉素，是神经肌肉接头的阻滞剂，它可以阻滞钙介导乙酰胆碱的释放，达到其兴奋性降低的目的，因此可以治疗面肌痉挛。90%以上的患者有不同程度的好转，药效能维持半年左右，肉毒素疗法对于面肌痉挛来说仍属对症治疗，需反复注射，可产生耐药。

（三）手术治疗

微血管减压术是治疗面肌痉挛的首选方法，并广泛应用于当前面肌痉挛的临床治疗。其手术方式是经耳后乙状窦旁枕下开颅，显微镜下显露面神经，经面神经根脑干区找到责任血管，将责任血管推离面神经，其间隔以垫棉垫开，达到减压的目的。该术是目前治疗原发性面肌痉挛效果可靠、疗效持久的方法。

案例分析六

面肌痉挛术前护理问题及护理措施

该病例患者入院护理评估：日常生活能力评定100分（完全自理），跌倒/坠床风险评估0分（低危），EAT-10筛查0分，营养风险筛查评分0分，Braden压疮评分23分。该病例患者术前主要护理问题及相应的护理措施有哪些？

（一）护理评估

1. 健康史：询问患者的一般资料，例如年龄、身高、体重、社会背景、睡眠情况等。

2. 患者的发病过程，既往的健康状态、是否存在精神疾病、过敏史等。

3. 生命体征：体温、脉搏、呼吸、血压、疼痛的评估。

4. 面肌痉挛发作史：对患者的面肌痉挛史、痉挛的临床表现、药物及治疗情况客观评估。

5. 精神状态：评估患者的焦虑，常用焦虑自评量表（见附件7）。

6. 评估对侧听力，必要时行纯音听阈测定。

（二）护理问题、目标及对应的护理措施

1. 自我形象紊乱　与面部不自主抽搐有关。

护理目标：患者能够主动应对自我形象的变化，积极改善或恢复自我形象。

护理措施：

（1）承认患者对已存在的或觉察到的身体功能改变的心理反应是正常的。

（2）鼓励表达对目前改变的感受，给予正面的引导。

（3）鼓励患者表达对疾病的治疗、进展和预后的真实想法。

（4）保护患者的隐私和自尊。

（5）鼓励患者养成修饰的习惯。

（6）帮助患者适应日常生活、社会活动、人际交往、职业活动的改变，如经常表扬和鼓励患者以促进患者适应。

2. 焦虑与恐惧　与担心手术、疾病的预后有关。

护理目标：患者的焦虑程度缓解或减轻，情绪稳定。

护理措施：

（1）认识到患者的焦虑与恐惧，承认患者的感受，对患者表示理解。

（2）主动向患者介绍环境，消除患者的陌生和紧张感。

（3）耐心向患者解释病情，消除心理紧张和顾虑，使之能积极配合治疗和得到充分休息。

（4）及时满足患者的合理需求，使患者感到安全，从而可以放心治疗，必要时陪伴患者。

（5）经常巡视病房，了解患者的需要，帮助患者解决问题，鼓励患者当产生焦虑与恐惧时告知工作人员。

(6)通过连续性护理与患者建立良好的护患关系。

(7)护士应耐心解答患者提出的问题,详细解释手术目的、方法及术后注意事项,消除患者的心理疑虑,增强信心,正确认识和接受手术。

(8)协助患者认知自己的焦虑与恐惧情绪,并给予自我心理疏导方法指导,以便主动采取调整行为。

(9)指导患者使用放松技术,如缓慢的深呼吸,全身肌肉放松,练气功,听音乐等。

(10)必要时遵医嘱使用抗焦虑药。

4. 知识缺乏　缺乏面肌痉挛及微血管减压术的相关知识。

护理目标:患者知晓与疾病和手术相关的知识。

护理措施:

(1)通过交谈确认患者对疾病和未来生活方式的顾虑,针对患者的顾虑给予解释或指导。

(2)针对患者最想了解的内容给予重点宣教及指导。

(3)根据患者的身体和心理状态选择合适的宣教计划。

(4)使用多种方法提供知识宣教,如解释、讨论、示教、图片、书面材料、录像等。

(5)鼓励患者提出问题,并给予耐心解答。

(三)健康教育

1. 术前 1 d 正常饮食,晚上 12 点以后禁食水,避免麻醉过程中胃内容物反流到呼吸道造成误吸或窒息。

2. 术前练习床上大小便。

3. 术前摘下首饰、义齿、眼镜等物品。

4. 同患者介绍和解释手术相关事宜,并给予心理护理。

(四)护理评价

1. 患者能正确认识疾病,减少不适感。

2. 患者能正确认识和接受手术。

3. 患者焦虑与恐惧有所缓解。

4. 患者知晓面肌痉挛和手术相关知识。

案例分析七

面肌痉挛术后护理问题及护理措施

该病例患者入院后完善术前检查,排除手术禁忌,于 2019 年 12 月 23 日 09:00 在全麻下行“右侧面神经根微血管减压术+颅骨修补术”,术后日常生活能力评定 10 分(重度依赖),Caprini 血栓风险评估 6 分(极高危),Braden 压疮评分 18 分(轻度危险),跌倒/坠床风险评估 2 分(低危风险),营养风险筛查评分 3 分,EAT-10 筛查 0 分。患者目前面临的主要护理问题及相应的护理措施有哪些?

（一）护理评估

1. 意识及生命体征的评估：意识、体温、脉搏、呼吸、血压尤其是疼痛的评估。

2. 评估微血管减压术后面部抽搐改善情况，是立即缓解还是延迟缓解。

3. 评估术后有无声音嘶哑、呛咳等吞咽功能障碍。

4. 评估患者的焦虑，常用焦虑自评量表（见附件7）。

5. 日常生活能力评定：评估患者的自理能力，根据患者的需求提供照护。

6. 术后并发症评估：周围性面神经炎，常用周围性面神经炎治疗评估表（Portmann 评分法）（见附件21）。低颅内压综合征、听力下降、切口漏及皮下积液、无菌性脑膜炎、脑脊液漏等症状。

（二）护理问题、目标及对应的护理措施

1. 潜在并发症　颅内出血。

护理目标：患者未发生并发症或并发症得到及时发现与处理。

护理措施：

（1）病情观察：密切观察生命体征及意识、瞳孔、肌力，加强观察呼吸、血压的变化，警惕颅内高压的发生。

（2）出现血压骤然升高同时脉搏减慢，清醒后又出现意识障碍，呼吸深慢甚至骤停，血氧饱和度明显下降，瞳孔散大、对光反射减弱或消失，均应考虑小脑或脑干梗死、肿胀及出血的可能，应及时行头颅 CT 扫描，根据 CT 结果提示采取对症处理措施，必要时实施扩大骨窗枕下减压术或脑室外引流术。

2. 舒适度的改变　与术后低颅压反应，伤口疼痛有关。

护理目标：患者能够正确对待舒适度改变，必要时给予药物处理。

护理措施：

（1）可适当延长患者的平卧时间，术后静脉补液量>2500 mL/d。

（2）对症处理：使用甲氧氯普胺针 10 mg 肌内注射等治疗。经上述处理后，低颅压反应多数在 24～48 h 后缓解。

（3）观察伤口有无渗血、渗液，及时通知医生更换敷料。

（4）伤口疼痛时，给予心理护理，疼痛评分大于等于 4 分时，给予止痛泵、止痛药物应用。

3. 有误吸的危险　与后组颅神经损伤引起的呕吐、面瘫、吞咽障碍有关。

护理目标：患者保持呼吸道通畅，能描述预防误吸的方法。

护理措施：

（1）床旁备好吸痰装置，保持患者呼吸道通畅，鼓励自主咳痰，必要时吸痰。

（2）咳嗽或吞咽反射降低，或者吞咽困难时立即通知医生。

（3）头偏向一侧，定时翻身叩背，利于痰液、口咽分泌物及时排出。

（4）术后 6 h 内患者遵医嘱严格禁食水，避免因恶心、呕吐引起误吸等意外事件。

（5）术后 6 h 后护士协助患者少量饮水，促进患者消化功能恢复。

（6）患者饮水后如出现轻度恶心症状，遵医嘱继续禁食水，2 h 后再次试饮水，饮水时护士应观察患者吞咽情况，如患者无吞咽障碍，消化道不适症状缓解，遵医嘱给予流质

饮食。

(7)术后第2天抬高床头，取坐位或半卧位，给予半流质饮食，进食后保持姿势30～45 min。术后3～4 d调整为普食，以促进自身机体功能恢复。

(8)鼓励患者进食时细嚼慢咽，告诉患者吃饭时不要谈笑、聊天等。

(9)评估患者吞咽功能，如有障碍，可根据障碍程度给予饮食、进食方式的调整，必要时给予留置胃管，鼻饲饮食。

4. 焦虑　与术后不适、担心预后有关。

护理目标：患者正确认识术后疾病恢复过程，焦虑缓解。

护理措施：

(1)正确认识患者的焦虑与恐惧，对患者表示理解。

(2)耐心向患者解释疾病恢复过程，消除心理紧张和顾虑，使之能积极配合治疗和得到充分休息。

(3)加强与患者的沟通交流，及时解释治疗及护理操作目的，缓解患者紧张焦虑情绪。

(4)经常巡视病房，了解患者的需求，帮助患者解决问题，鼓励患者当产生焦虑情绪时及时告知工作人员，以便得到及时的心理疏导。

(5)通过连续性护理与患者建立良好的护患关系。

(6)护士应耐心解答患者提出的问题，详细解释术后注意事项，解除患者的心理疑虑，增强战胜疾病的信心。

(7)指导患者使用放松技术，如：缓慢的深呼吸，全身肌肉放松，练气功，听音乐等。

(8)必要时遵医嘱使用抗焦虑药。

5. 自理能力下降　与头痛、头晕、呕吐及手术有关。

护理目标：患者卧床期间生活需要得到满足，自理能力逐渐恢复。

护理措施：

(1)帮助患者接受必要的辅助。

(2)评估患者日常生活自理能力，鼓励患者独立完成力所能及的活动。

(3)卧床期间协助患者完成洗漱、进食、大小便、个人卫生等生活护理。

(4)提供患者有关疾病、治疗以及预后的确切信息，强调正面效果，以增进患者自我照顾的能力和信心。

(5)在患者活动耐力范围内，鼓励患者从事部分生活自理活动和运动，以增加患者的自我价值感。

6. 相关并发症　周围性面瘫、低颅内压综合征、听力下降、切口漏及皮下积液、无菌性脑膜炎。

护理目标：减少并发症的发生。

护理措施：

(1)存在周围性面瘫的患者应避免吃过热或刺激性食物，同时做好眼部护理，观察患侧闭目情况，如有眼睑闭合不全，可给予眼药水点眼，或涂抹眼膏，以保护角膜。向患者做好充分的解释工作，告知面瘫是暂时的，可以逐渐恢复，同时遵医嘱应用甲钴胺、维生

素 B_1 等营养神经类药物,帮助患者树立信心。

(2)低颅压反应临床表现为头晕、头痛、恶心呕吐,当出现这些症状时,可适当延长患者的卧床时间,术后静脉补液量大于 2500 mL/d。根据症状对症处理,恶心呕吐者给予甲氧氯普胺针 10 mg 肌内注射治疗,同时遵医嘱给予保护胃粘膜药物应用;头痛患者应及时给予止痛药物应用,缓解疼痛症状;头晕患者床上翻身时宜动作轻柔,避免床头摇高引起颅压降低。经上述观察与处理后,低颅压反应多数在术后 24 ~48 h 后逐渐减轻。

(3)患者术后听力下降的发生原因多与术中损伤听神经或损伤听神经滋养血管有关,应使用扩血管药物、营养神经药物及激素等治疗。及时向患者解释原因,安慰患者,告知其听力下降症状常可恢复,以消除其紧张心理。

(4)发生切口漏及皮下积液的原因主要因为术中打开乳突气房骨腊封闭不完全,术中缝合硬脑膜不严密,或与术后切口感染有关。应嘱患者卧床休息,头部切口处无菌敷料加压包扎;同时加强生活护理,预防感冒,保持大便通畅,减少咳嗽、打喷嚏、用力排便等增加颅内压的行为。

(5)无菌性脑膜炎多在术后 3 ~4 d 出现症状,主要表现为头痛、发热、颈项强直等脑膜炎症状,发生原因主要是由于涤纶垫片及血性脑脊液的刺激导致,应给予对症处理:头痛不耐受患者可应用止痛药物;发热患者可采取物理及药物降温相结合的处理措施,并使用激素类药物进行抗炎治疗。

(6)脑脊液漏主要表现为鼻腔内流出清水样液体,此时应立即嘱咐患者去枕平卧,告知患者切勿抠、挖及堵塞鼻孔,保持鼻孔清洁,观察体温变化,合理使用抗生素预防感染;保持大便通畅,防止咳嗽、大便用力而导致颅内压升高进而加重脑脊液鼻漏;必要时可使用脱水剂或腰大池置管外引流术以降低颅内压。若漏孔经久不愈或多次复发需行漏孔修补术。

7. 导管相关性感染　与留置尿管有关。

护理目标:避免感染发生。

护理措施:

(1)留置尿管期间,每天给予尿管护理,一天 2 次。

(2)鼓励患者饮水,饮水量达到 2000 mL/d。

(3)指导患者认识泌尿系感染的症状和体征,如尿痛,局部肿胀,发红。

(4)定期更换尿管和尿袋。

(5)需要导尿者,严格执行无菌操作技术,避免交叉感染。

(6)保持尿管通畅,并观察引流液的性质、颜色、量。

(7)保持床单位清洁、干燥,减少尿管感染机会。

(8)保持尿袋低于膀胱,患者搬动时要夹闭尿管,以防止尿液反流造成感染。

(9)尽早拔除尿管,减少感染。

(10)如已发生泌尿系统感染,遵医嘱使用抗生素,必要时给予膀胱冲洗。

8. 深静脉血栓形成的风险　与手术、卧床有关。

护理目标:减少深静脉血栓发生率。

护理措施：

(1)全麻清醒后平卧6 h，健侧翻身。

(2)术后第2天遵医嘱抬高床头15°，指导患者在床上进行踝泵运动，每天给予气压治疗2次。

(3)术后第3天可床上坐起，逐步下地活动，以预防下肢静脉血栓的形成。

(三)护理评价

1. 患者能正确对待舒适度改变。
2. 患者未发生导管相关性感染。
3. 患者相关并发症得到正确的护理。
4. 应用心电监护监测生命体征。

案例分析八

面肌痉挛健康教育

该病例患者于12月28日治愈出院，出院后应有哪些注意要点，我们能为患者提供什么延续护理服务？

1. 饮食要有规律，宜选择质软、易嚼食物。不宜食用刺激性、过酸过甜食物以及寒性食物等，以免诱发面部再次抽搐。

2. 吃饭，漱口，说话，刷牙，洗脸动作宜轻柔。

3. 注意头、面部保暖，避免局部受冻、受潮；不用太冷、太热的水洗面；平时应保持情绪稳定，不宜激动，不宜疲劳熬夜、常听柔和音乐，心情平和，保证充足睡眠。

4. 保持精神愉快，避免精神刺激，起居规律，室内环境应安静、整洁，空气新鲜。适当参加体育运动，锻炼身体，增强体质，预防上呼吸道感染。

5. 手术后极少数人会出现并发症，比如术后1周到3个月，3%的患者可能出现迟发性面肌瘫痪，这属于恢复中的表现，1～3个月就会自然消失。个别患者术后短期内会出现耳鸣，大部分会自行恢复，无须特殊的处理。

案例分析九

面肌痉挛的知识拓展

该病例患者入院后完善术前检查，排除手术禁忌，于2019年12月23日09:00在全麻下行“右侧面神经根微血管减压术+颅骨修补术”，关于微血管减压术最近进展有哪些？

(一)微血管减压手术

1. 适应证　参考《面肌痉挛诊疗中国专家共识》，微血管减压术的适应证为：①原发性面肌痉挛诊断明确，经头颅CT或MRI排除继发性病变。②面肌痉挛症状严重，影响日常生活和工作，患者手术意愿强烈。③应用药物或肉毒素治疗的患者，如果出现疗效差、无效、药物过敏或毒副作用时应积极手术。④MVD 术后复发的患者可以再次手术。⑤MVD 术后无效的患者，如认为首次手术减压不够充分，而且术后 AMR 检测阳性者，可考虑早期再次手术。随访的患者如症状无缓解趋势甚至逐渐加重时也可考虑再次手术。

2. 手术禁忌证

(1)同一般全麻开颅手术禁忌证。

(2)严重血液系统疾病或重要器官功能障碍(心、肺、肾脏或肝脏)患者。

(3)高龄患者选择 MVD 手术应慎重。

3. 手术方式　可根据术者的习惯选择合适的手术体位，通常取侧卧位，头架固定。床头抬高 15°~20°，头前屈至下颏距胸骨柄约 2 横指，肩带向尾端牵拉同侧肩部维持头部过伸位，避免过度牵拉损伤臂丛神经，最终使得乳突根部位于最高点。切口与开颅：发际内斜切口或耳后横切口，切口以乳突根部下方 1 cm 为中心，用磨钻、咬骨钳或铣刀形成直径约 2.5 cm 的骨窗，外侧缘到乙状窦，骨窗形成过程中应严密封堵气房，防止冲洗液和血液流入。以乙状窦为底边切开硬脑膜并进行悬吊。显微操作要点：开放蛛网膜下腔释放脑脊液，待颅内压下降后，自后组脑神经尾端向头端锐性分离蛛网膜，使小脑与后组脑神经完全分离，全程探查面神经颅内段Ⅰ~Ⅳ区，暴露困难时可以借助内镜进行多角度探查，对所有与面神经接触的血管进行分离、移位，并选择合适的方法进行减压(Teflon 棉、胶水黏附或悬吊等)。术中须对蛛网膜进行充分松解，避免牵拉脑神经。有条件的医院术中应实时进行异常肌反应、肌电反应波形及脑干听觉诱发电位监测。

4. 结束手术的主要依据　①面神经 4 区探查完全。②所有与面神经接触的血管均已被隔离。对于进行电生理学监测的患者，还应争取让异常肌反应波形完全消失。对于异常肌反应波形持续存在的患者，建议再次仔细全程探查，避免血管遗漏，必要时可辅助面神经梳理术。

(二)电生理监测在微血管减压术中的应用

近年来，研究表明在微血管减压术中实施电生理监测有助于提高手术的有效率。同时在原发性面神经微血管减压术中运用术中电生理监测，术后当日听力受损、眩晕、面瘫等的发生率较未使用电生理监测时降低。

专家共识指出，在微血管减压术中，在电生理监测下准确寻找责任血管，并将面神经根脑干区与责任血管充分垫开是手术成功的关键。微血管减压术中，脑干听觉诱发电位在其他因素不变的情况下代表听觉通路的情况。如果在术中监测时，发现脑干听觉诱发电位出现Ⅰ、Ⅲ、Ⅴ波低平达 50% 或延迟 0.5 ms，应立即通知手术者，减少或停止可能损伤听觉通路的操作，甚至暂停手术。同时观察脑干听觉诱发电位变化，等到波形恢复后再行手术。通过电生理的监测来减少手术对听觉通路的影响，从而减少并发症的出现。由此可以看出术中电生理监测可以减少术者术中对面、听神经不必要的牵拉，对减少术后并发症的发生，提高手术效率有重要的意义。

(马　捷　王　琳)

第六节 颅咽管瘤

案例与思考

患者杨某，男，13 岁，主诉：突发视力下降 1 个月余。于 2019 年 10 月 10 日平诊入院，自行步入病房。

现病史：1 个月前无明显诱因出现突发视力下降，双侧视力由正常下降至右眼视力 0.1，左眼 0.4，不伴视物重影，无头晕、头痛，无恶心、呕吐，无多饮、多尿。

既往史：既往无药物过敏史，无肝炎、肺结核、糖尿病病史。

个人史：生于原籍，久居本地，学生，初中学历，无疫区、无化学性物质、无有毒物质接触史，无吸烟、饮酒史，无冶游史。

查体与评估：体温 36.9 ℃，脉搏 82 次/分，呼吸 18 次/分，血压 108/68 mmHg，神志清楚，精神好，发育迟缓，身高低于同龄儿水平，体重下降约 3 kg，四肢活动正常。双侧瞳孔等大等圆，直径约 3 mm，对光反射灵敏。入院护理评估：日常生活能力评定 90 分，跌倒/坠床风险评估 4 分（高危），BradenQ 压疮评分 28 分。

辅助检查：①头颅 MRI 示视交叉区及鞍上巨大囊实性占位。②B 超显示：双眼玻璃体轻度混浊。③视野检查示：右眼残留鼻侧及颞下视野缺损，左侧视野普遍轻度下降，颞侧偏盲。④胸部 X 射线片、心电图均正常。

治疗与转归：入院后遵医嘱完善术前各项检查。患者于 10 月 15 日在全麻下行“颅咽管瘤切除术”，术后护理评估：日常生活能力评定 50 分（中度依赖），跌倒/坠床风险评估 16 分（高危），BradenQ 压疮评分 23 分（轻度），Caprini 血栓风险评估 2 分（中危），患者于 11 月 20 日治愈出院。

案例思考分析：

1. 患者诊断为颅咽管瘤，何为颅咽管瘤？颅咽管瘤的临床表现是什么？

2. 此案例是颅咽管瘤的典型案例，颅咽管瘤的诊断要点是什么？可采取哪些主要检查？

3. 该病例患者为何会发生颅咽管瘤？颅咽管瘤的发病机制有哪些？

4. 此类患者主要治疗方法有哪些？

5. 如果你是责任护士，手术前患者的主要护理问题有哪些？应该如何护理该患者？

6. 术后患者应该如何护理？

7. 患者于 11 月 20 日治愈出院，出院时存在的护理要点及注意事项有哪些？

思维导图

运用思维导图的方法，对案例进行层层分析

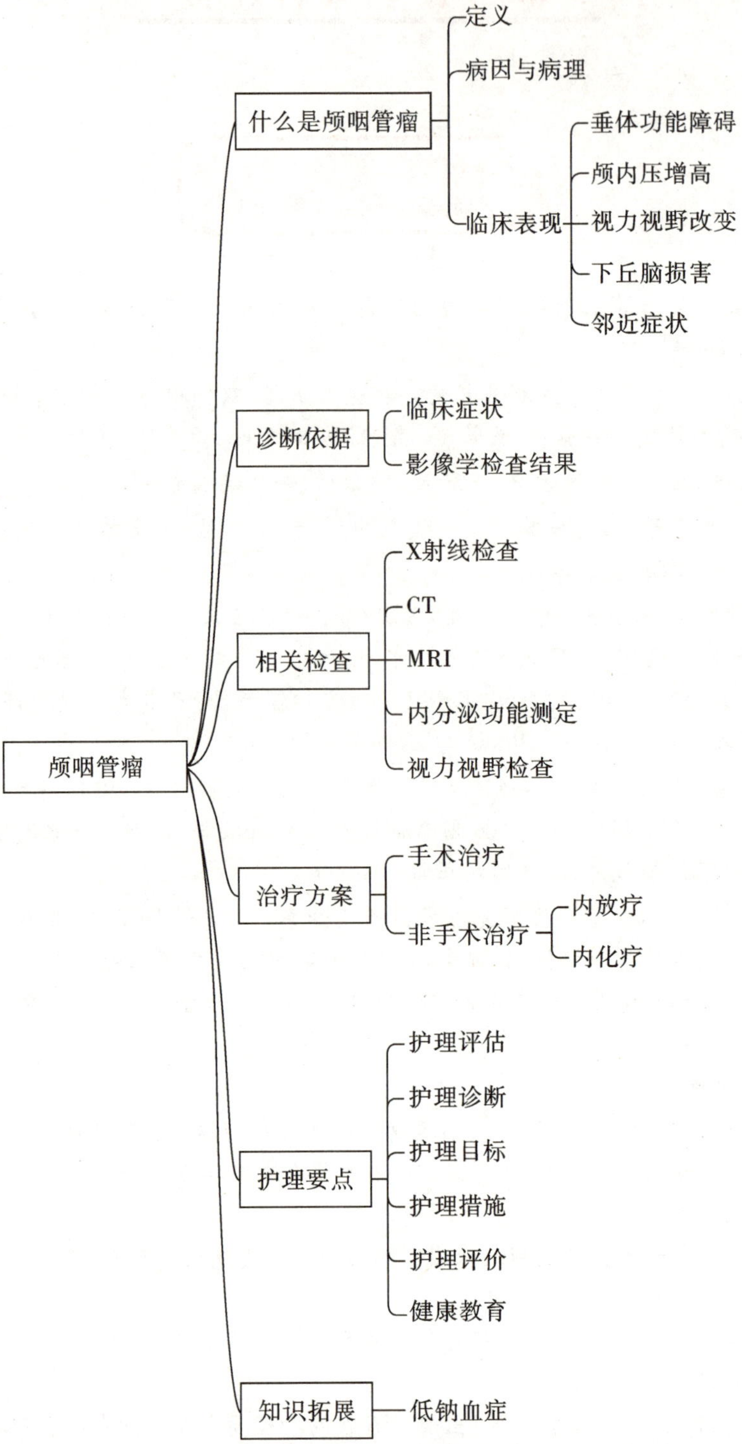

图2-6　颅咽管瘤的思维导图

案例分析一

颅咽管瘤的定义及临床表现

该病例患者主要临床表现:突发视力下降1个月余。患者诊断为颅咽管瘤,何为颅咽管瘤,颅咽管瘤的病因病理及临床表现是什么?

(一)定义

颅咽管瘤(craniopharyngioma,CD)是一种良性的先天性颅内肿瘤,起源于原始口腔外胚层所形成的颅咽管残余上皮细胞。好发部位主要在鞍上,第三脑室内,也可发生在鞍内。颅咽管瘤占颅内肿瘤的2% ~5%,是儿童常见的颅内肿瘤,位居儿童颅内肿瘤的第2位,占儿童颅内肿瘤的5.6% ~15%,占儿童鞍区肿瘤的54%。

(二)临床表现

根据肿瘤所在部位、生长快慢、发展方向及患者年龄的不同,其临床表现也不同。主要有以下5种临床表现。

1. 垂体功能障碍　儿童主要表现为生长发育迟缓,青春期患儿第二性征发育迟缓;成年人主要表现为男性性功能障碍和缺失,女性月经紊乱,闭经或不孕。少数女性患者可表现高泌乳素血症临床改变。

2. 颅内压增高　肿瘤占位可导致头痛、呕吐等高颅压表现,在儿童更为常见。当肿瘤阻塞脑脊液循环通路导致梗阻性脑积水时,可表现剧烈头痛、喷射性呕吐,甚至昏迷。

3. 视力视野改变　以视力视野障碍为首发症状者约占颅咽管瘤的18%。肿瘤位于鞍上常因直接压迫视神经,视交叉及视束,有70% ~80%的患者出现视力视野障碍。

4. 下丘脑损害　由于肿瘤向鞍上发展增大至第三脑室底部,下丘脑受压其结果可出现体温调节障碍。高热或体温低于正常,嗜睡,尿崩症。当肿瘤侵犯灰结节及漏斗,表现为向心性肥胖,少数可极度消瘦。

5. 有无邻近症状　向鞍旁生长可引起Ⅲ、Ⅳ、Ⅵ脑神经障碍,向颅前窝生长可产生精神症状,如记忆力减退、定向力差、大小便不能自理、癫痫。向颅中窝生长可产生颞叶癫痫和幻嗅,幻味等精神症状。

案例分析二

颅咽管瘤的检查项目

此案例是颅咽管瘤的典型案例,该病例患者进行了磁共振成像、内分泌功能的测定、视力视野检查、血生化等多项检查。目前临床颅咽管瘤的检查主要包括哪些?

(一)影像学检查

1. X射线检查　颅骨X射线平片:表现为鞍区有钙化灶,钙化的形态多种多样,斑点状或团块状,有时沿肿瘤囊壁钙化呈蛋壳状。钙化是鞍内颅咽管瘤与垂体瘤的鉴别要点之一。

2. CT　CT 扫描可以很好的反映骨质、肿瘤及其他组织的密度情况，显示蝶鞍、颅底及蝶骨的骨性解剖。有助于对实性肿瘤和囊性肿瘤进行分类。

3. MRI　MRI 扫描可更清晰地显示肿瘤解剖部位与周边结构间的关系，是目前最重要的影像检查手段。成釉细胞型颅咽管瘤：MRI 扫描肿瘤质地常常表现为囊实混合性，完全实性及完全囊性者少见。肿瘤质地和（或）钙化通常位于肿瘤前下部（第三脑室前部结节漏斗部），而囊腔向后上方扩展（而事实上是第三脑室壁的神经组织层内扩展）并占据第三脑室空间，因此典型肿瘤呈倒置的“梨形”。鳞状乳头型颅咽管瘤：生长方式较为单一，肿瘤通常呈实质性或实性为主的混杂性质，主要位于第三脑室前部漏斗结节部，钙化罕见。

（二）实验室检查

内分泌功能的测定：颅咽管瘤的血清生长激素、黄体生成激素、促甲状腺激素、肾上腺皮质激素等减低，有时泌乳素水平增高。

（三）视力视野检查

鞍区病变的占位压迫和手术所致的损伤，均可导致视神经功能暂时或永久受损。术前获得患者视力、视野情况，便于与术后视力、视野情况对比，有利于术中对视力、视野的保护。

案例分析三

颅咽管瘤的诊断依据

该病例患者为颅咽管瘤，诊断依据是什么？

1. 临床症状　颅咽管瘤是生长相对缓慢的颅内肿瘤，除内分泌症状外，通常在肿瘤较大的时候才开始出现临床表现。主要为：颅内压增高症状（头痛、恶心、呕吐）、视力下降、垂体-下丘脑功能障碍。当肿瘤发展到一定程度，这几种临床表现可以同时存在。儿童患者的生长发育和视力障碍发生率较高，成人内分泌功能障碍发生率较高。内分泌功能障碍包括生长激素、卵泡刺激素、黄体生成素、促肾上腺皮质激素、促甲状腺激素缺乏。部分颅咽管瘤患者具有下丘脑功能障碍，主要为肥胖，疲劳，行为变化，昼夜睡眠节律不规律，渴感消失，体温、心率和血压变化；甚至致死性下丘脑功能障碍。患者出现视力下降和视野缺损情况的发生率较高。

2. 影像学检查　颅咽管瘤位于鞍区，可向各个方向生长，个体差异较大。影像学上呈类圆形或分叶状。肿瘤为囊性、实性、混合性。

诊断依据：1 个月前无明显诱因出现突发视力下降，双侧视力由正常下降至右眼视力 0.1，左眼 0.4，不伴视物重影，无头晕、头痛，无恶心、呕吐，无多饮、多尿。头颅 MRI 示：视交叉区及鞍上巨大囊实性占位。B 超显示：双眼玻璃体轻度混浊。视野检查示：右眼残留鼻侧及颞下视野缺损，左侧视野普遍轻度下降，颞侧偏盲。

案例分析四

颅咽管瘤的发病机制

该病例患者为何会发生颅咽管瘤？颅咽管瘤的发病机制有哪些？

目前，就颅咽管瘤的细胞学发生机制主要有以下三种学说较为可取。

1. 起源于颅咽管残留细胞。
2. 起源于颅颊囊的残余细胞。
3. 细胞化生学说。

颅咽管瘤病理学上主要被分为两类：成釉细胞型颅咽管瘤和鳞状乳头型颅咽管瘤。

案例分析五

颅咽管瘤的治疗方案

此类患者主要治疗方案有哪些？

1. 手术治疗　颅咽管瘤治疗专家共识(2017 年)指出：手术是颅咽管瘤最主要的治疗手段，应在充分保护垂体–下丘脑功能及视路结构的前提下积极追求全切除，这是保证患者无瘤长期生存的基础。

2. 非手术治疗　由于颅咽管瘤常常累及三脑室前部，周边下丘脑等结构功能重要，部分肿瘤与周边重要结构关系密切，为保护重要结构，可能导致部分肿瘤残存，这部分患者近期复发率高达 50%，远期复发难免。因此，放射治疗(三维适形分割放疗、立体定向放疗和放射外科治疗)、囊内近距离放、化疗($^{32}P/^{131}I$ 以及博来霉素等)、干扰素治疗等可作为延缓复发的治疗手段。

案例分析六

颅咽管瘤术前护理问题及护理措施

该病例患者入院护理评估：神志清楚，日常生活能力评估 90 分(轻度依赖)，跌倒/坠床风险评估 4 分(高危)，BradenQ 压疮评分 28 分，手术前患者面临的主要护理问题及护理措施有哪些？

(一)护理评估

1. 病因和危险因素评估　患病经过，起病形式，主要症状和体征，检查及治疗经过，既往有无其他相关疾病或手术史；个人生长发育及主要生活经历，生活与睡眠是否具有规律，平时饮食习惯及有无特殊嗜好，有无家族史。

2. 发病情况和临床表现　该患者 1 个月前无明显诱因出现突发视力下降，双侧视力由正常下降至右眼视力 0.1，左眼 0.4，不伴视物重影，无头晕、头痛，无恶心、呕吐，无多饮、多尿。

3. 一般情况　包括患者的年龄、职业、民族、文化程度、宗教信仰、住址、家庭成员、患者在家庭中的地位和作用等。

4. 精神情感状况评估　患者对疾病和健康的认识，精神及情绪状态，人格类型，感知和辨认能力，患者对压力的反应，对自己目前状况的看法和自我形象概念等。评定量表：疾病不确定感（见附件20）。

5. 内分泌系统评估　儿童生长发育情况，测定其日常生活能力水平（见附件4），男性性功能的状况及有无改变，女性要询问月经史、分娩史、计划生育情况。

6. 环境评估　环境是否安全，患者是否存在跌倒/坠床风险，若存在，应加强对患者的安全教育及防护措施，住院患者跌倒/坠床风险评估表（见附件5）。

7. 感觉状况评估　视觉、嗅觉、触觉、味觉。

8. 视力状况评估　有无视力减退及视野缺损。

9. 营养状况评估　患者肥胖还是消瘦，有无体重增加或减轻，有无多饮，多尿。营养评定指标 BMI＝体重(kg)/身高$(cm)^2$。

10. 颅高压评估　患者有无头痛、呕吐、视盘水肿等颅高压症状。

11. 生命体征评估　意识、体温、脉搏、呼吸、血压等。

（四）护理诊断、目标及对应的护理措施

1. 视力障碍　与肿瘤压迫视神经、视交叉及视神经束有关。

护理目标：患者不发生外伤，日常生活能自理。

护理措施：

（1）对伴有视力视野障碍患者应嘱专人守护，护理人员与家属共同协助患者日常生活，减少障碍物，预防摔倒，保证安全。

（2）不可将患者日常常用之物放在视野障碍患者盲侧，避免找寻物品带来的意外伤害。

（3）不可让患者单独外出，外出时必须有人陪同。

（4）呼叫铃响时，第一时间赶到患者床旁，及时协助解决问题。

2. 组织灌注不足　与疾病引起的局部压迫有关。

护理目标：患者生命体征稳定，平稳度过危险期。

护理措施：

（1）术前存在垂体功能减退者，应进行激素替代治疗，如同时存在糖皮质激素和甲状腺功能减退，优先补充糖皮质激素，然后再补充甲状腺激素。

（2）常规监测 24 h 尿量、24 h 尿游离皮质醇、尿比重、尿渗透压、血浆渗透压及随机尿电解质情况，评估是否存在中枢性尿崩症，必要时行垂体加压素试验。

（3）术前应根据医嘱进行治疗及补液，以维持体液电解质平衡。

3. 体温异常　与下丘脑损伤有关。

护理目标：使患者 24 h 体温降至 38 ℃以下，不发生高热导致的并发症。

护理措施：

（1）若体温过高，应遵照医嘱及时处理，采取相应的降温措施。

（2）体温 38.5 ℃以下，给予物理降温，超过 38.5 ℃，遵医嘱给予药物降温。

4. 有受伤的风险　与视力障碍、视野缺损有关。

护理目标:患者安全得到保证,意外伤害得到预防。

护理措施:

(1)提供足够的灯光,清除病房,床旁及通道障碍,在夜间使用夜灯。

(2)保持公共区域地面无水渍,湿滑地板要有醒目标志。

(3)教会患者使用床头灯及呼叫器,提醒患者下床时若有必要寻求帮助。

(4)悬挂高危跌倒/坠床标识,必要时班班交接,加强巡视,满足患者需求。

(5)对伴有视力视野障碍患者应嘱专人守护,以防止跌倒/坠床等意外伤害事件的发生,保证患者安全。

5. 知识缺乏 缺乏疾病及手术相关知识。

护理目标:患者了解疾病相关知识。

护理措施:

(1)鼓励患者手术前向医务人员详细了解自身疾病的相关知识。

(2)嘱患者多与身边同病种手术效果好的病友进行交流,能正确认识由于疾病所带来的外形变化,不断为自己鼓劲加油。

(3)同时充分信任自己的主管医师和责任护士,增强手术的安全感,保持乐观的情绪,积极配合治疗、护理。

(三)健康教育

1. 及时准确地用激素治疗,并注意观察用药后反应。
2. 视力视野障碍者加强生活护理,专人陪护,防止意外受伤。
3. 对于垂体功能减退者,做好心理护理,树立战胜疾病的信心。

(四)护理评价

1. 患者未发生外伤。
2. 患者生命体征平稳。
3. 患者未发生高热导致的并发症。
4. 患者未发生意外伤害。
5. 患者及家属了解疾病相关知识。

案例分析七

颅咽管瘤术后护理问题及护理措施

患者于10月15日在全麻下行“颅咽管瘤切除术”,术后护理评估:日常生活能力评定50分(中度依赖),跌倒/坠床风险评估16分(高危),BradenQ压疮评分23分(轻度危险),Caprini血栓风险评估2分(中危),患者术后的主要护理问题及相应的护理措施有哪些?

(一)护理评估

同术前护理评估。

（二）护理诊断、目标及对应的护理措施

1. 有体液不足的危险　与疾病造成的尿崩症有关。

护理目标:患者水电解质紊乱能够有效控制。

护理措施:

(1)严密观察意识、瞳孔、生命体征。

(2)术后进行内环境监测:术后 3 d 内,每 12～24 h 检查血电解质,血糖、血气,血生化,监测点尿钠和 24 h 尿钠水平;术后 4～7 d,每 24 h 检查血电解质,血糖、血气(必要时增加监测频率),应重视血钠水平的监测。

(3)当血钠大于 145 mmol/L,神志清楚的患者可口服白开水进行补液,以促进血钠的排出及防止水分丢失。不能进食的患者经留置胃管注入白开水。

(4)血钠小于 135 mmol/L,给予口服补液盐或生理盐水。

2. 尿崩　与疾病本身或手术造成的垂体功能损伤有关。

护理目标:患者未发生尿崩或尿崩得到有效控制。

护理措施:

(1)术后 1 周内需记录尿液颜色、性质、量(每小时尿量)、患者渴感程度,记录每12 h 或 24 h 出入量,其中尿量监测尤为重要。

(2)测量尿量时应遵循严格的容量管理,使用精确可计量容器。

(3)严密观察有无脱水指征,并遵医嘱补液。

(4)禁忌摄入含糖高的食物、药物,以免使血糖升高,产生渗透性利尿,使尿量增加。

(5)遵医嘱进行抗利尿剂的使用,并观察用药效果。

3. 体温异常　与体温调节中枢受损有关。

护理目标:患者体温正常。

护理措施:

(1)高热以物理降温为主,必要时遵医嘱给予退热药。

(2)术后应每 4 h 监测体温,如果体温超过 38.5 ℃,应及时告知医师,并遵医嘱给予相应处理。

(3)使用温水擦浴,电子冰毯,冰帽,冰袋等物理降温,必要时使用冬眠疗法,注意防止冻伤,降温 30 min 后复测体温并记录。

(4)由于长期高热导致唾液分泌减少,口腔内易于细菌繁殖,易并发口腔溃疡及口腔炎,应加强口腔护理,并嘱患者多饮水,口唇干裂者给予涂抹润唇膏保护。

4. 有皮肤完整性受损的风险　与术后长期卧床有关。

护理目标:保持患者皮肤完整。

护理措施:

(1)建立翻身表,至少 2 h 翻身一次。避免局部长期受压,翻身避免拖、拉、拽等动作,防止皮肤擦伤。

(2)避免局部刺激,保持床铺平整、清洁,干燥、无皱褶、无渣屑。

(3)使用压力缓解工具:质量好的泡沫褥垫,水褥垫,气垫床等。病情允许,鼓励下床活动。

(4)鼓励患者多饮水,进食清淡、易消化、高热量、低胆固醇、高蛋白饮食,以补充机体消耗的热量和水分,维持水电解质平衡。

5. 潜在并发症　低钠性休克。

护理目标:预防患者低钠性休克发生。

护理措施:

(1)遵医嘱严密观察病情变化,及时发现患者是否因电解质紊乱而引起烦躁、低钠血症、低渗性脱水等症状,一旦出现需立即通知医生,并及时进行治疗纠正,以免恶化形成低钠性休克。

(2)维持体液平衡:每日测量体重,记录 24 h 出入水量、生命体征、尿比重,并记录水肿程度;检测血钠值,了解缺钠程度;能口服者尽量鼓励其口服含电解质的液体;静脉输液注意输入的速度及量,避免增加心肺负担。

(3)避免受伤:监测患者的意识、血压,注意定向感丧失、昏迷、抽搐等患者的安全状态,去除环境中的危险因素。

(三)护理评价

1. 患者电解质紊乱得到有效控制。
2. 患者尿崩得到有效控制。
3. 患者住院期间未出现持续高热。
4. 患者皮肤完整。
5. 患者未发生低钠性休克。

案例分析八

颅咽管瘤健康教育

该病例患者于 11 月 20 日治愈出院,出院后应有哪些注意要点,我们能为患者提供什么延续护理服务?

(一)药物知识指导

1. 出院后继续予以激素替代治疗:口服泼尼松片,需要逐渐减量,如果减量或停药后出现乏力、精神萎靡、嗜睡、纳差等症状,需要加量或重新服用,少数患者需要终身服药。需定期复查血皮质醇水平,以帮助调整泼尼松的剂量。

2. 对于有甲状腺功能减退的患者,需适量补充甲状腺素,并定期复查甲状腺功能。

3. 对于获全切除,复查无复发迹象且 GH 缺乏的患者,需进行目标性的替代治疗,具体方案可参考《颅咽管瘤患者长期内分泌治疗专家共识》。

4. 对于出院后尿量较多的尿崩患者,可以适量服用弥凝片,一般是在连续 2 h 尿量>250～300 mL,服用弥凝 0.5 片或 1 片,同时需定期化验血电解质水平。

5. 开颅患者出院后仍需预防性抗癫痫治疗 3 个月以上,如果出现癫痫发作,应按癫痫进行规范治疗。

(二)复查知识指导

定期复查头颅 MRI 增强扫描,以了解肿瘤是否复发,并需定期行内分泌功能检查。一旦出现肿瘤复发或内分泌检查异常,应立即就医。

案例分析九

颅咽管瘤的知识拓展

颅咽管瘤患者术后极易出现电解质紊乱,尤以低钠血症最为常见。

低钠血症:血清钠的正常参考值为 135 ~ 145 mmol/L,当血清钠低于 135 mmol/L 时,细胞外液呈低渗状态。临床表现以细胞外液减少导致血容量下降为主的特点。一般无口渴症状。

1. 轻度缺钠　血清钠低于 135 mmol/L,患者感疲乏、头晕、手足麻木;尿量增多,尿中 Na^+减少。

2. 中度缺钠　血清钠低于 130 mmol/L,患者除上述临床表现外,还伴恶心、呕吐、脉搏细速、视物模糊、血压不稳定或下降、脉压变小、浅静脉瘪陷、站立性晕倒、尿量减少。

3. 重度缺钠　血清钠低于 120 mmol/L,常发生休克。患者神志不清,木僵,昏迷或四肢痉挛性抽搐,腱反射减弱或消失。

颅咽管瘤围手术期管理中国专家共识(2017 版)

共识一:术前管理:完善各项检查,明确肿瘤分型、钙化、与周围重要结构尤其是与垂体柄、第三脑室底、丘脑下部和周围动脉的关系;完善内分泌检查、评估及治疗,术前进行全面的垂体前叶激素水平测定;评估各脏器功能及手术耐受性,以减少术后并发症。

共识二:术中应针对不同分型的肿瘤,采用相应的术中管理策略,力争全切肿瘤,并对重要结构进行解剖分离和保护。

共识三:颅咽管瘤患者术后早期管理是围术期管理的最重要过程,需结合术前评估、术中变化进行术后个体化管理。

(张　驰　许　健)

第七节 颅骨骨折

案例与思考

郭某,男,30 岁,以“饮酒后骑电动车摔伤后意识不清 7 h,伴头面部出血 7 h”为代主诉,于 2020 年 11 月 15 日 05:30 由平车推入病房。

现病史:患者于 7 小时前骑电动车摔伤,出现意识不清,面部多处创伤,无肢体畸形、抽搐,后送至郑州市某医院急诊科,急查头颅 CT(2020-11-14,郑州市某医院)提示:①右侧颞部颅板下硬膜外/下血肿;②颅内积气;③右侧颞骨、蝶骨、颧骨、眼眶周壁、左侧眼眶内侧壁、双侧鼻骨、上颌骨、翼突、蝶窦、筛骨、垂直板多发骨折,周围软组织损伤,双侧鼻旁窦积血;④右侧眼睑异物可能,给予破伤风人免疫球蛋白肌内注射,止血剂、清创等治疗,为求进一步治疗,以“颅骨多发骨折”收入我科,摔伤后 7 h 内意识模糊,而后意识清楚,未进食水,未排大便,小便量少。

既往史:既往胃炎 2 年余,具体用药不详;否认高血压、心脏病史,否认糖尿病、脑血管疾病病史,否认肝炎、结核、疟疾病史,预防接种史随当地进行,否认手术、外伤、输血、献血史,否认食物、药物过敏史。

个人史:有吸烟史 10 年,35 支/d,有饮酒史 10 年,50 mL/d,无冶游史。

查体与评估:体温 37.0 ℃,脉搏 79 次/分,呼吸 21 次/分,血压 140/82 mmHg。神志清楚,查体配合,言语流利,右侧鼻旁及右侧眉弓上均有一约 3 cm 缝合伤口,左下颌部两处 1~2 cm 缝合伤口,缝线均在位,双眼周围淤青,眼眶周呈“熊猫眼征”。右眼视力光感不确定,眼睑肿胀,球结膜下出血,角膜尚透明,瞳孔约 5 mm,对光反射消失,视物模糊,左侧眼睑肿胀,视物清楚,角膜透明,瞳孔约 3 mm,对光反应灵敏。鼻腔有淡红色液体流出,颜面部及躯干多处擦伤,口唇肿胀,四肢肌张力正常,双上肢肌力 5 级,双下肢肌力 5 级,双下肢膝腱反射(++),双侧病理征阴性。入院护理评估:日常生活能力评定 30 分(重度依赖),跌倒/坠床风险评估 4 分(高危),Caprini 血栓风险评估 5 分(极高危),营养风险筛查 3 分,Braden 压疮风险评估 16 分(轻度危险)。

辅助检查:

CT 检查提示:①右侧颞部颅板下硬膜外/下血肿。②颅内积气。③右侧颞骨、蝶骨、颧骨、眼眶周壁、左侧眼眶内侧壁、双侧鼻骨、上颌骨、翼突、蝶窦、筛骨、垂直板多发骨折,周围软组织损伤,双侧鼻旁窦积血。④右眼异物可能。实验室检查无明显异常。

治疗与转归:入院后给予心电监护、氧气吸入,并于 2020 年 11 月 20 日在全麻下行“视神经管减压术+脑脊液漏修补术”。患者于同年 11 月 26 日治愈出院。

案例思考分析：

1. 患者诊断为颅骨骨折，何为颅骨骨折？颅骨骨折的临床表现是什么？

2. 此案例是颅骨骨折的典型案例，颅骨骨折的诊断要点是什么？可采取哪些主要检查？

3. 该患者受伤后为什么会发生脑脊液鼻漏和视神经损伤？

4. 患者主要治疗有哪些？

5. 患者的主要护理问题有哪些？应该采取怎样的护理措施？

6. 患者于11月26日治愈出院，出院时注意事项有哪些？

思维导图

运用思维导图的方法，对案例进行层层分析

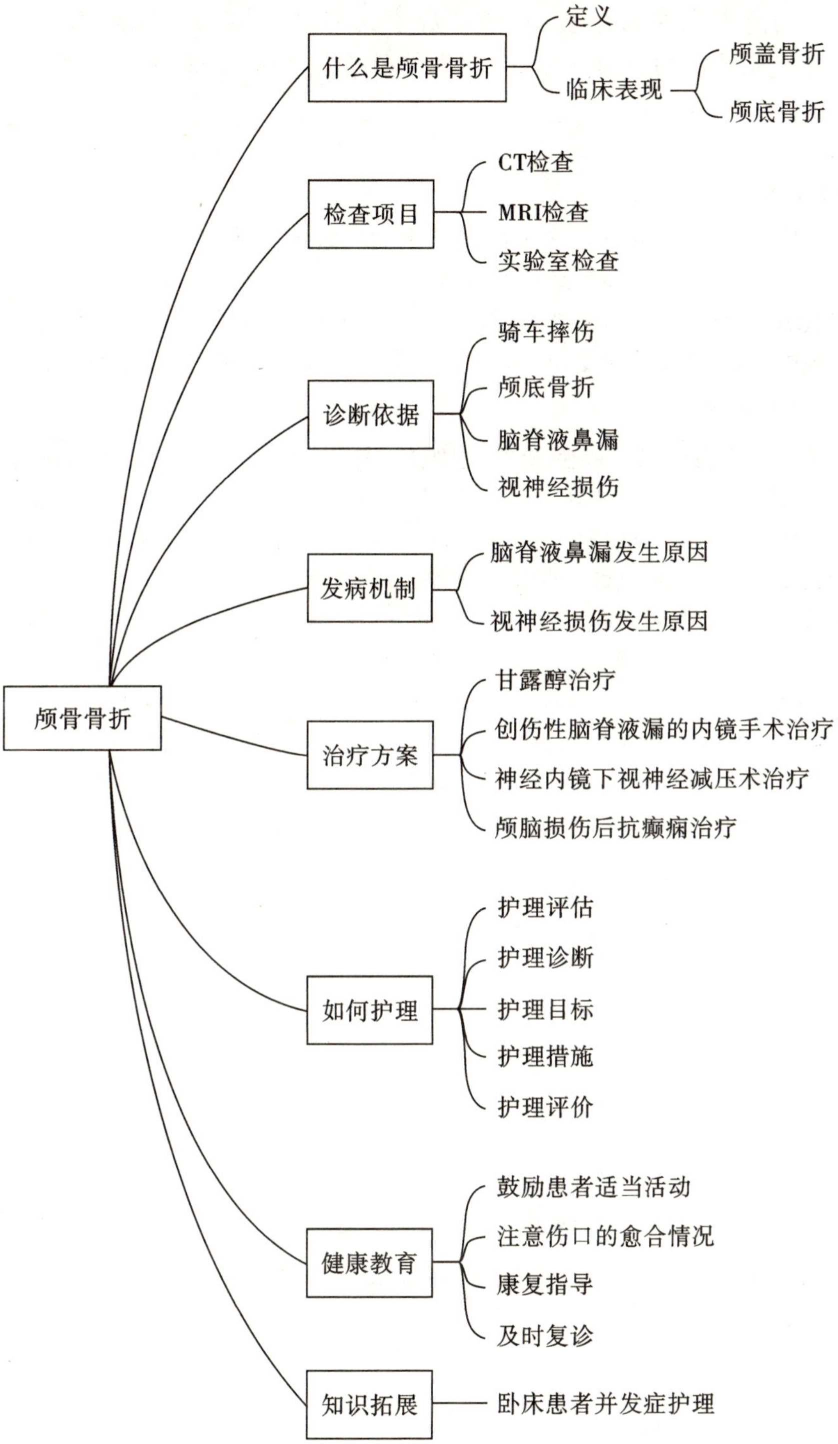

图 2-7 颅骨骨折的思维导图

案例分析一

颅骨骨折的定义及临床表现

该病例患者主要临床表现：摔伤后意识不清，眼睑肿胀，右眼视物模糊，鼻腔有淡红色清亮液体流出。什么是颅骨骨折？颅骨骨折的主要临床表现还包含哪些？

（一）定义

颅骨骨折（skull fracture）是指头部骨骼中的一块或多块发生部分或完全断裂的疾病，多由于钝性冲击引起。颅骨结构改变大多无须特殊处理，但如果伴有受力点附近的颅骨内的组织结构损伤，如血管破裂、脑或颅神经损伤，脑膜撕裂等，则需要及时处理，否则可引起颅内血肿、神经功能受损、颅内感染及脑脊液漏等严重并发症，影响预后。

（二）临床表现

该病例患者摔伤后双眼周围淤青，眼眶周呈“熊猫眼征”。右眼视物模糊，瞳孔约5 mm，对光反射消失。左侧眼睑肿胀，视物清楚，角膜透明，瞳孔约3 mm，对光反应灵敏，鼻腔有淡红色液体流出。该患者为典型的多发颅骨骨折，其临床表现与颅底骨折中的前颅窝骨折表现相一致。根据颅骨骨折类型的不同，临床表现如下：

1. 颅盖骨折　颅盖骨折包括线性骨折和凹陷性骨折。线性骨折：发生率高，局部压痛，肿胀，患者常伴局部骨膜下血肿，可引起硬膜外血肿、颅内积气。凹陷性骨折好发于额、顶部。多为全层凹陷，局部可扪及局限性下陷区，部分患者仅有内板凹陷。

2. 颅底骨折　因强烈间接暴力作用于颅底所致，常为线性骨折，易引起脑脊液漏，常因脑脊液漏而确诊，可分颅前窝、颅中窝、颅后窝骨折。具体临床表现如下（表2–1）。

表2–1　颅底骨折临床表现

部位	脑脊液漏	瘀斑部位	可能累及的脑神经
颅前窝骨折	鼻漏（多呈血性）	球结膜、眶周“熊猫眼征”	嗅神经、视神经
颅中窝骨折	鼻漏、耳漏	乳突区（Battle 征）	面神经、听神经
颅后窝骨折	无	乳突部，咽后壁	少见

案例分析二

颅骨骨折的检查项目

该病例患者进行了CT检查，提示患者为多发颅骨骨折。目前临床颅骨骨折的检查主要包括哪些？

（一）CT检查

CT检查对急性颅脑损伤敏感度为70%，是临床中常见的急性颅脑损伤诊断手段之一。CT 检查对骨质敏感,检测颅骨骨折中优势明显。CT 作为临床应用最广泛的影像学检查方式,对于快速判断损伤程度、病情的变化、治疗方式的制定和预后判断具有重要意义。

(二)MRI

MRI 检查对急性颅脑损伤敏感度为 80%,MRI 对急性颅脑损伤敏感度明显高于 CT 检查,但 MRI 检查对于颅骨骨折的检出率低于 CT 检查。MRI 检查对于颅内硬膜下血肿和蛛网膜下腔出血的检出率明显高于 CT 检查。

(三)实验室检查

血、尿、大便常规及肝功能、肾功能、凝血功能、血糖、血脂、心电图等作为常规检查。若患者鼻腔有淡红色清亮液体或无色透明液体流出,常提示脑脊液鼻漏,可使用血糖仪对漏出液进行葡萄糖定量分析,其含量均大于 1.7 mmol/L,则漏出液体为脑脊液。

案例分析三

颅骨骨折的诊断依据

该病例患者为颅骨骨折合并脑脊液鼻漏和右眼视神经损伤,诊断依据是什么?

诊断依据:中青年患者,饮酒后骑车致头部外伤,患者双眼周围淤青,眼眶周呈“熊猫眼征”。右眼视物模糊,眼睑肿胀,球结膜下出血,角膜尚透明,瞳孔约 5 mm。鼻腔有淡红色液体流出,颜面部及躯干多处擦伤。CT 检查提示:①右侧颞部颅板下硬膜外/下血肿。②颅内积气。③右侧颞骨、蝶骨、颧骨、眼眶周壁、左侧眼眶内侧壁、双侧鼻骨、上颌骨、翼突、蝶窦、筛骨、垂直板多发骨折,周围软组织损伤,双侧鼻旁窦积血。④右眼异物可能。因此,结合患者的受伤过程、临床表现以及影像结果可诊断为颅骨骨折并发脑脊液鼻漏和右眼视神经损伤。

案例分析四

颅骨骨折的发病机制

该病例患者为何会发生脑脊液鼻漏和右眼视神经损伤?

(一)脑脊液鼻漏发生原因

因颅底与硬脑膜粘连紧密,骨折易使硬脑膜破裂,脑脊液经破裂处进入鼻腔或耳道,形成脑脊液鼻漏或耳漏。颅底骨折并发脑脊液漏者可高达 50%。

(二)视神经损伤发生原因

外伤后颅内血肿、水肿或视神经管骨折片均会压迫视神经,导致视神经急性缺血、缺氧,从而产生视力障碍,严重者可导致视力永久丧失。视神经减压术可有效去除血肿、水肿、骨折片等对视神经的压迫,为保存残存视力创造条件。

案例分析五

颅骨骨折的治疗方案

该病例患者入院后给予脱水药、神经营养剂，并给予手术治疗。目前有关颅骨骨折的主要治疗方案有哪些？

（一）甘露醇治疗颅内压增高

甘露醇是治疗颅内压(intracranial pressure, ICP)增高最常使用的一线药物，临床应用广泛。甘露醇可使血浆渗透压迅速提高，形成血-脑脊液间的渗透压差，这种渗度梯度促进了水分从脑组织和脑脊液转移入血液循环，由肾脏排出，进而导致细胞内外液减少，从而减轻了脑水肿。甘露醇可以加速脑脊液的吸收，从而促进颅内蛛网膜下腔脑脊液的清除。甘露醇还可以通过短暂的充血和降低血液黏度来提高脑血流量，引起脑动脉补偿性反射的血管收缩，从而减少脑血容量。由于甘露醇的高反射系数，因此其跨血-脑屏障时具有强大的渗透作用。输注甘露醇后，很快脑组织水分开始减少并逐渐达到峰值效应，患者的高渗状态通常可维持数小时，但其颅内压减少作用时间一般较为短暂。

（二）创伤性脑脊液鼻漏的内镜手术治疗

患者术前行鼻腔漏出液糖定量实验证实为脑脊液，行颅底薄层 CT 平扫及冠状位、矢状位重建，定位瘘口；行头颅 MRI 平扫+增强观察额窦、筛窦、蝶窦积液情况；行腰椎穿刺术测压，送检脑脊液常规、生化。若白细胞细胞计数正常，可行常规术前准备。如白细胞计数高，伴有脑脊液葡萄糖低、蛋白高，证实有颅内感染，则行腰大池置管外引流术，并静脉应用抗生素控制感染，待感染治愈后可行术前准备。

手术时，患者仰卧，上半身抬高 15°，头顶下垂 30°。用复方利多卡因棉片覆盖下、中鼻甲，将鼻甲推向外侧，扩大中鼻甲与鼻中隔之间的空隙，依次探查嗅裂区及中鼻道，额筛隐窝。然后依法探查对侧鼻腔。根据瘘口大小，选择切除中鼻甲范围，形成带蒂修补骨瓣，切开鼻中隔黏膜瓣翻向后鼻孔，取鼻中隔骨片备用。然后依次用带蒂中鼻甲骨瓣，鼻中隔黏膜瓣覆盖颅底缺损。外覆双层人工硬膜，生物蛋白胶固定。按压双侧颈内静脉观察有无脑脊液漏出，如仍有脑脊液漏出，则继续探查。

（三）神经内镜下经鼻视神经管减压术治疗

麻醉成功后，取仰卧位，头胸部抬高 15°，头向伤侧相反方向偏 15°，依次切开皮肤、肌肉 、骨膜等组织，骨膜下剥离皮瓣，暴露角突及眶上缘，角突上方钻骨孔 1 个，游离骨瓣。移入显微镜，额底硬膜外牵开额叶，完整暴露视神经鞘和总腱环。根据视神经张力情况决定是否切开神经鞘和总腱环，以达到视神经管全程减压的目的。

（四）颅脑损伤后抗癫痫治疗

颅脑创后癫痫(post traumaticepilepsy, PTE) 是颅脑创伤的严重并发症，会加重继发性脑损害，严重影响患者的生存质量。颅脑创伤后早期癫痫样发作(early post traumatic seizure, EPTs)使用药物预防可能有效，而颅脑创伤后晚期癫痫(late post traumatic epilepsy, LPTE)药物预防则无效。即使颅脑创伤患者经过早期癫痫预防，仍有 4% ~53%

的患者发生晚期癫痫。癫痫持续状态(status epilepticus)是PTE发作的最严重状态,病死率高达3%～33%。临床常用的药物主要包括苯妥英钠、丙戊酸钠、苯巴比妥、拉莫三嗪、左乙拉西坦、奥卡西平、托吡酯、卡马西平等。根据癫痫发作的次数和性质,选择单一药物治疗,或2种或多种药物联合治疗。应该通过定期监测患者血清抗癫痫药物的浓度调整抗癫痫药物的使用种类和剂量。同时,应该重视抗癫痫药物的不良反应。

案例分析六

颅骨骨折术前护理问题及护理措施

该病例患者入院护理评估:日常生活能力评定30分(重度依赖),跌倒/坠床风险评估4分(高危),Caprini血栓风险因素评估5分(极高危),营养风险筛查3分,Braden压疮风险评估16分(轻度风险)。患者目前面临的主要护理问题及相应的护理措施有哪些?

(一)术前护理评估

1. 意识状态评估　运用格拉斯哥昏迷评分法(glasgow coma Scale,GCS)(见附件12)快速判断患者的意识状态,并评估患者受伤的严重程度。

2. 疼痛评估　头痛是最常见的症状,是颅内压增高使脑膜血管和神经受刺激与牵拉所致。以清晨和晚间多见,多位于前额及颞部,程度随颅内压增高而进行性加重,咳嗽、打喷嚏、用力、弯腰、低头时可加重。疼痛常用评估量表有疼痛数字评分(numerical rating scale,NRS)(见附件15),或者面部疼痛表情量表(见附件16)。

3. 视力评估　简易评估患者视力的方法:评价患者单侧眼睛有无光感、眼前手动能否可见、眼前手指指数是否可辨。此外,可使用手电筒检查患者瞳孔直径的大小以及对光反应。

4. 脑脊液漏评估　根据临床表现确定是否为脑脊液鼻漏,依据葡萄糖定量分析,其含量需在1.7 mmol/L以上。如流出的脑脊液少而血液较多时,常和单纯出血难以鉴别,这时可将流出的液体滴在吸水纸上或纱布上,如果很快看到血迹周围有一圈被水湿润的环形红晕,即可确定混有脑脊液。

5. 皮肤完整性评估　评估患者的全身皮肤,尤其是颜面部皮肤,有无擦伤、裂伤或撕脱伤,评估伤口是否缝合或结痂,以及局部伤口有无红、肿、热、痛或者感染。责任护士需准确描述患者的伤口大小,并详细记录在护理记录单上。

6. 四肢、脊柱评估　有无肢体运动和感觉障碍;有无步态不稳或不自主运动;四肢肌力(见附件3)、肌张力;有无骨折或者关节脱臼。

7. 日常生活能力评定　主要包括穿脱衣物、进食、行走、上下楼梯、个人卫生等方面。这些都是患者最基本的生活能力评估,如果这些能力出现问题,将严重影响患者的生活质量。使用的量表主要是日常生活能力评定量表(activity of daily living scale,ADL)(见附件4)。

8. Braden压疮风险评估(见附件6)　评估皮肤情况,注意皮肤有无发红、皮疹、破损、水肿；评估有无压疮的风险。

（二）术前护理诊断、目标及应对的护理措施

1. 疼痛　与颅骨多发骨折有关。

护理目标：患者疼痛得到及时缓解。

护理措施：

（1）遵医嘱抬高床头30°，保持患者头部舒适，避免用力咳嗽、打喷嚏。

（2）准确评估患者疼痛的部位、性质、程度以及持续时间，根据评估的结果，给予患者药物或非药物处理。

（3）常见止痛药有去痛片、扑热息痛、保泰松、罗非昔布等。服用止痛药时应有节制，如果盲目服用止痛片，虽然可以暂时缓解疼痛，但由于服用止痛药后掩盖了疼痛的部位和性质，不利于观察病情。

（4）放松疗法可给人轻快感，可叫患者闭上双目，作叹气、打哈欠等动作，放松腹肌、背肌、脚肌，缓慢作腹式呼吸。可以通过刺激疼痛周围皮肤达到止痛目的，刺激方法可采用按摩，涂清凉止痛药等，也可以采用各种温度的温敷，如用水袋或冷湿毛巾作冷湿敷。

2. 视觉障碍　与右眼视神经损伤有关。

护理目标：患者未发生跌倒坠床等其他意外伤害。

护理措施：

（1）给予患者生活照顾，将患者经常使用的物品放置在可触及的地方。

（2）评估患者视力，观察患者的视力有无下降。若患者视物光感消失，或视物模糊加重，则立即通知医生。

（3）告知患者卧床及翻身活动注意事项，避免坠床。

（4）给予患者心理疏导，避免患者出现心理应激反应。

3. 有颅内感染的风险　与脑脊液鼻漏有关。

护理目标：准确记录患者脑脊液漏的颜色、性质及量，患者术前未发生颅内感染。

护理措施：

（1）责任护士掌握脑脊液鼻漏的鉴别方法。

（2）准确估计脑脊液外漏量，可在鼻前庭或外耳道口松松地放置干棉球。记录24 h浸润的棉球数，以估计脑脊液外漏量。

（3）患者要绝对卧床休息，前颅窝骨折且神志清醒者给予半卧位，患侧卧位。

（4）严禁从鼻腔吸痰或放置鼻胃管，禁止耳、鼻滴药、冲洗和堵塞。禁止患者抠鼻、挖耳。

（5）注意患者有无发热，头痛、呕吐、颈强直等脑膜刺激征。

4. 自理能力缺陷　与创伤后视神经损伤、脑脊液鼻漏有关。

护理目标：患者的需求得到满足，照顾与需求达到平衡。

护理措施：

（1）加强巡视，指导及鼓励患者行自我护理，做力所能及的事情，必要时协助患者洗漱、进食等。

（2）出汗多时，指导其穿柔软、宽松的棉质衣服，保持皮肤清洁。

(3)指导患者床上排便,避免发生尿潴留以及便秘。

5. 预感性悲哀 与担忧预后效果有关。

护理目标:患者能积极面对患病事实,并积极配合治疗。

护理措施:

(1)给予患者讲解疾病相关知识,鼓励患者参与医疗决策。

(2)指导患者按时用药,并注意观察药物不良反应,使患者产生安全感,信赖感,以达到最佳心理状态。

(三)护理评价

1. 患者疼痛得到缓解,能够正常休息,睡眠不受疼痛影响。

2. 患者或家属掌握脑脊液鼻漏时卧床体位要求。

3. 患者未出现颅内感染。

4. 患者情绪平稳,未发生激越行为,能够配合医生的诊疗工作,能够依从护士的健康指导。

案例分析七

颅骨骨折术后护理问题及护理措施

该病例患者于2020年11月20日在全麻下行"视神经管减压术+脑脊液漏修补术",术后护理评估:日常生活能力评定20分(重度依赖),跌倒/坠床风险评估4分(高危),Caprini血栓风险评估7分(极高危),营养风险筛查3分,Braden压疮风险评估16分(轻度危险),术后应有哪些注意要点?

(一)术后护理评估

术后护理评估同术前。

(二)术后护理诊断、目标及对应的护理措施

1. 有颅内出血的风险 与手术创伤有关。

护理目标:术后准确观察患者病情变化,发现异常及时通知医生。

护理措施:

(1)严密观察患者意识、生命体征、瞳孔、肢体活动,及时发现颅内压增高及脑疝的早期迹象。

(2)根据颅内压增高的三主征,观察患者有无头痛、呕吐、视物模糊,遵医嘱使用甘露醇等脱水降颅压的药物,并观察用药后的疗效。

2. 有误吸的风险 与手术麻醉药物应用有关。

护理目标:避免患者术后发生误吸,家属掌握预防误吸的方法,并积极配合。

护理措施:

(1)保持呼吸道通畅,头偏向一侧,定时翻身叩背,有利于痰液及口咽分泌物及时排出。

(2)遵医嘱应用止吐药、保护胃黏膜的药物,避免患者出现恶心、呕吐。

(3)准备吸痰装置,备吸痰瓶、吸痰连接管、生理盐水、塑杯以及吸痰管,必要时备压舌板开口器。

3. 潜在并发症　脑脊液鼻漏。

护理目标:术后患者未发生脑脊液鼻漏,患者依从术后健康指导内容。

护理措施:

(1)保持大便通畅,避免用力排便,指导患者床上排便,必要时可使用开塞露小剂量灌肠。

(2)告知患者避免填塞鼻孔,或者挖鼻,抠耳等动作,以免引起脑脊液漏。

(3)患者需卧床休息,避免过早下床活动,避免弯腰低头等动作。

(4)保持病房环境清洁,减少人员进出,避免患者感冒出现鼻塞、流涕。

4. 有发生下肢静脉血栓的风险　与卧床时间延长有关。

护理目标:术后患者未发生下肢静脉血栓,患者掌握床上活动的方法。

护理措施:

(1)在病情允许的情况下,鼓励患者多饮水,避免血液浓缩,建议患者改善生活方式,如戒烟、戒酒、控制血糖及血脂等。

(2)正确指导和协助患者床上活动,如踝泵运动、股四头肌功能锻炼等。

(3)不宜在下肢行静脉穿刺。

(4)避免在膝下垫硬枕和过度屈髋,病情允许时可抬高患肢,促进静脉回流。

(5)定时评估患者双下肢情况,发现肿胀、疼痛、皮肤温度和色泽变化及感觉异常等,及时通知医生并处理。

(三)护理评价

1. 患者病情变化记录清晰,通知医生及时准确。

2. 患者未出现脑脊液鼻漏,能够掌握脑脊液鼻漏的注意事项。

3. 患者未出现颅内感染,未发生脑膜刺激征。

4. 患者及家属能掌握术后卧床并发症的预防措施,尤其是下肢静脉血栓的预防。

案例分析八

颅骨骨折健康教育

该病例患者于11月26日治愈出院,出院后应有哪些注意要点?

1. 鼓励患者适当运动　鼓励患者适当锻炼,每日进行可耐受的活动,例如慢走或散步,以不出现心悸、气短、乏力等症状为宜。每天建议运动30 min,如能适应可增加频次。

2. 注意伤口的愈合情况　头部伤口拆线后,如愈合良好,1周后可洗头,但应注意动作轻柔,避免抓破,避免用力拧鼻涕、咳嗽或打喷嚏,减少去人群聚集的场所,避免感冒。

3. 康复指导　对于视力恢复不理想的患者,指导患者防范跌倒坠床或者其他意外伤害,尽量不骑车,禁止开车或进行高空作业,强化安全意识。

4. 及时复诊　定期门诊随访,可做CT等检查,了解病情变化。如有剧烈头痛、频繁呕吐、视物模糊、高热或智力进行性下降,大小便失禁,意识不清等情况时应及时来院就诊。

案例分析九

颅骨骨折的知识拓展

该病例患者由于脑脊液鼻漏，卧床时间长，对于卧床患者护理，有哪些新进展？

卧床患者常见并发症护理专家共识(2018)

共识一：压疮预防：及时变换体位。根据患者病情、皮肤情况、床垫材质等调整体位变换的频率和减压部位。患者病情允许时，使用普通床垫应至少每 2 h 变换一次体位；使用高规格泡沫床垫可延长至每 3 ~4 h 变换一次体位。应掌握正确移动患者的技巧，操作过程中避免拖、拉、推、拽等动作。

共识二：下肢静脉血栓预防知识宣教：在病情允许的情况下，鼓励患者多饮水，避免血液浓缩；建议患者改善生活方式，如戒烟、戒酒、控制血糖及血脂等；鼓励患者卧床期间进行踝泵运动。

共识三：物理预防是预防下肢静脉血栓发生的重要措施之一，主要包括使用间歇充气加压装置(intermittent pneumatic compression，IPC)和静脉足底泵(venous foot pump，VFP)。

共识四：下肢静脉血栓预防中，应用物理预防前应常规筛查禁忌证，如患者存在下列情况，禁用或慎用物理预防措施：充血性心力衰竭、肺水肿或下肢严重水肿；下肢静脉血栓形成、肺栓塞发生或血栓(性)静脉炎；下肢局部异常(如皮炎、坏疽、近期接受皮肤移植手术)；下肢血管严重动脉硬化或狭窄、其他缺血性血管病及下肢严重畸形等。

(丁艮晓　梅　洁)

第三章 脑血管病专科疾病护理

第一节 颅内动脉瘤

案例与思考

王某，男，68岁，主诉“言语不清伴左侧肢体无力3 d”。

现病史：患者入院3 d前从事重体力劳动后，突发言语不利，左侧肢体无力。无意识丧失、恶心、呕吐、吞咽困难等。当地医院颅脑CT提示为：右侧颞叶占位？给予对症输液治疗（具体用药不详），疗效欠佳。为进一步治疗，于2019年6月8日15:00平诊收治我院。

既往史：患者既往有“高血压”病史20余年，未规律服用降压药物。无食物、药物过敏史，无肝炎、肺结核、糖尿病病史。

个人史：吸烟史48年，20支/日。

查体与评估：体温36.8 ℃，脉搏88次/分，呼吸22次/分，血压148/88 mmHg。神志清楚，精神可，言语欠流利，左侧肢体肌力4级，右侧肢体肌力5级。大小便，睡眠均可。入院护理评估：日常生活能力评估85分（轻度依赖），跌倒/坠床风险评估5分（高危），Caprini血栓风险评估7分（极高危），EAT-10筛查0分（没有），营养风险筛查评分2分，Braden压疮评分23分，疼痛评分2分（轻度）。

辅助检查：①影像检查，头颅MRI检查提示右侧颞叶囊性占位并与增粗右侧大脑中动脉瘤相连；头颅CTA检查提示：考虑右侧大脑中动脉M2段动脉瘤；DSA检查提示右侧大脑中动脉段蛇形动脉瘤，远端血管增粗，迂曲，分支减少。②实验室检查，甘油三酯高，为3.01 mmol/L；同型半胱氨酸高，为33.08 μmol/L。

治疗与转归：入院后遵医嘱给予营养神经、保护胃黏膜、降压、降脂稳定斑块等药物应用。患者于6月10日全麻下行“颅内外血管搭桥+右侧大脑中动脉巨大动脉瘤切除术”，于同年6月19日治愈出院。

案例思考与分析：

1. 患者诊断为颅内动脉瘤，何为颅内动脉瘤？颅内动脉瘤的临床表现是什么？

2. 此案例是颅内动脉瘤的典型案例，其主要诊断要点是什么？可采取哪些主要检查？

3. 该患者为什么会发生颅内动脉瘤？颅内动脉瘤的发病机制及危险因素有哪些？

4. 患者的主要治疗方式是什么？

5. 患者围手术期的主要护理问题有哪些？应该采取怎样的护理措施？

6. 患者于6月19日治愈出院，出院后仍存的护理问题及注意事项有哪些？

思维导图

运用思维导图的方法，对案例进行层层分析

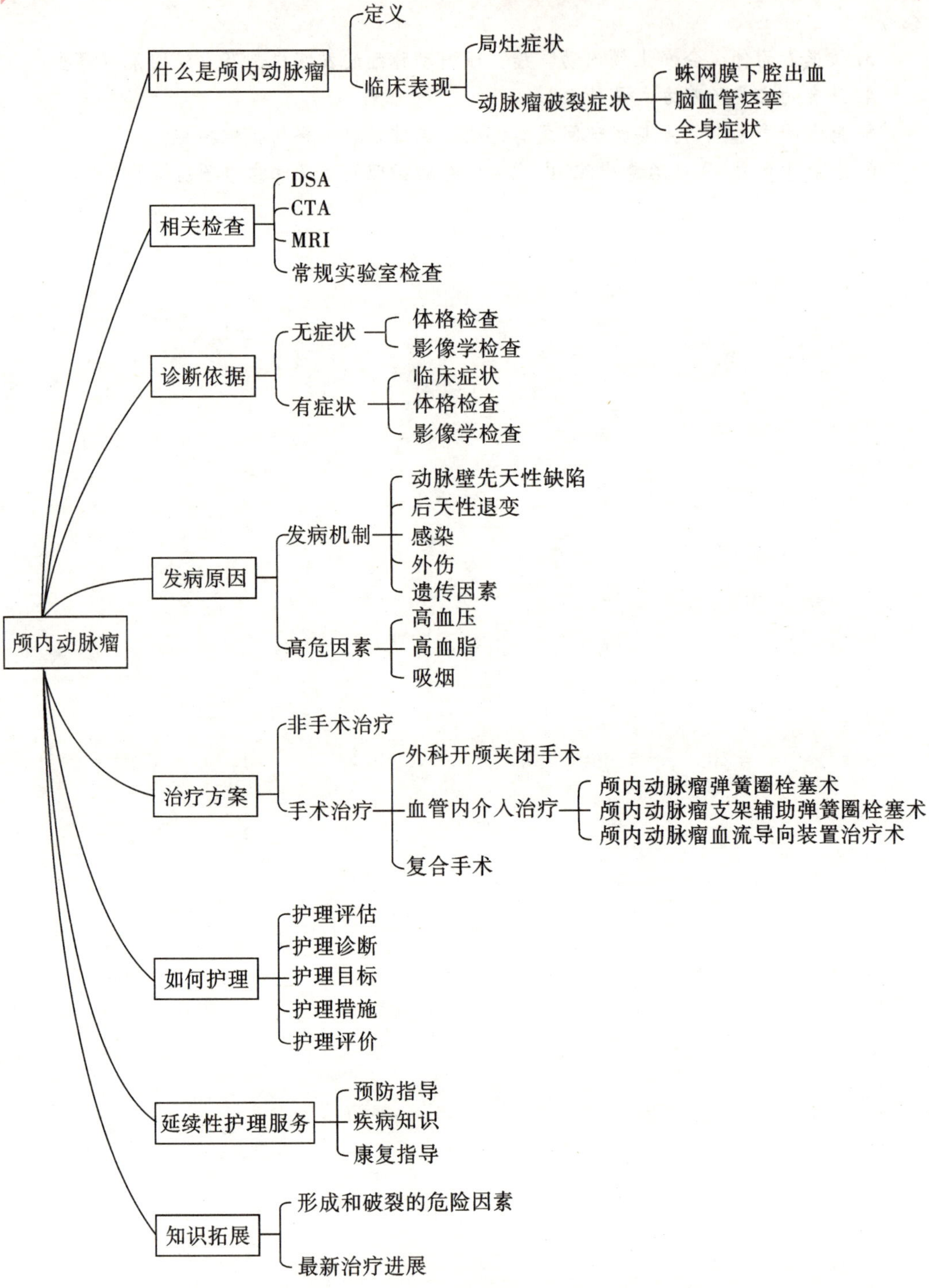

图 3-1 颅内动脉瘤的思维导图

案例分析一

颅内动脉瘤的定义及临床表现

该病例患者主要临床表现：言语不利，左侧肢体无力。什么是颅内动脉瘤？颅内动脉瘤的临床表现还包含哪些？

（一）定义

颅内动脉瘤(intracranial aneurysm,IA)是颅内动脉由于先天性肌层缺陷或后天获得性内弹力层变性等因素在血流动力学负荷和其他因素作用下，动脉壁逐渐形成的异常突起，是蛛网膜下腔出血(subarachnoid hemorrhage,SAH)最常见的原因，致残、致死率极高。

（二）临床表现

1. 局灶症状　颅内动脉瘤患者的局灶症状取决于动脉瘤的部位、毗邻解剖结构及动脉瘤大小。小的未破裂动脉瘤可无症状，多数是在体检时被发现。较大的动脉瘤可压迫邻近脑组织或神经出现相应的局灶症状，如头晕头痛、锥体束功能障碍和面痛、动眼神经麻痹，可表现为一侧眼睑下垂、瞳孔散大、眼球内收和上、下视不能、直接和(或)间接对光反射消失等。

2. 动脉瘤破裂症状

(1)颅内动脉瘤破裂是造成蛛网膜下腔出血的首位原因，临床表现为突发剧烈头痛，呈炸裂样，难以忍受；多伴有恶心、呕吐；可有意识障碍或烦躁、谵妄、幻觉等精神症状；少数出现癫痫样发作；也可引起头晕、眩晕等症状。发病数小时后可见脑膜刺激征(颈强直、Kernig 征、Brudzinski 征)阳性。多数患者在运动、情绪激动、用力排便、咳嗽等情况下发生动脉瘤破裂出血，少数患者可能在无明显诱因、休息或睡眠时自然破裂，严重者可因急性颅内压增高而引发枕骨大孔疝，导致呼吸骤停。

(2)脑血管痉挛：20% ~30%的蛛网膜下腔出血患者出现脑血管痉挛，引发缺血性脑损伤可继发脑梗死，临床表现为意识改变、不同程度的神经功能障碍(如偏瘫、失语、深或浅感觉减退等)。

(3)全身症状：破裂出血后可出现一系列的全身症状，如血压升高、体温升高、脑心综合征、胃肠出血等。

该患者因巨大蛇形动脉瘤压迫邻近脑组织及神经，出现言语不利及左侧肢体肌力减弱等局灶症状。

案例分析二

颅内动脉瘤的检查项目

该病例患者进行了核磁共振、CT 血管造影、全脑血管造影术、血生化检验等多项检查。目前临床诊断颅内动脉瘤的检查主要包括哪些？

颅内动脉瘤血管内介入治疗中国专家共识(2013)指出：

（一）脑血管影像学检查有助于发现动脉瘤和发育异常的血管。

1. 数字减影脑血管造影（DSA） 是诊断颅内动脉瘤的金标准。DSA是确诊颅内动脉瘤最有价值的检查方法，可清楚显示动脉瘤的位置、数目、形态、内径、与载瘤动脉的关系、有无血管痉挛等；DSA的敏感性较高，尤其是对直径<3mm的动脉瘤；此外，DSA对小血管（例如穿支动脉）的分辨率也较高；但经导管血管造影术的确存在一定的风险。

2. CT血管成像（CTA）和MR血管成像（MRA） 是无创性的脑血管显影方法，但敏感性和准确性不如DSA；主要用于有动脉瘤家族史或有动脉瘤破裂先兆者的筛查，动脉瘤患者的随访以及急性期不能耐受DSA检查的患者。

（二）辅助影像检查

1. 头颅CT 是诊断蛛网膜下腔出血的首选方法，CT平扫最常表现为基底池弥散性高密度影；血液的分布情况可提示破裂动脉瘤的位置、出血量大小、血肿形态、脑水肿情况等；动态CT检查还有助于了解出血的吸收情况；CT对蛛网膜下腔出血诊断的敏感度会在2周后逐渐降低。

2. 核磁共振（MRI） MRI具有多方位、多参数成像的特点，能够更好地显示脑内血肿的直接征象、间接征象以及出血所累及的范围；当动脉瘤破裂出血1～2周后，CT的敏感度逐渐降低，MRI可作为诊断蛛网膜下腔出血和了解动脉瘤破裂部位的一种重要方法；虽优于CT平扫，但一般不作为首选的影像检查。

（三）实验室及其他辅助检查

常规实验室检查包括：①血脂、肝肾功能和电解质；②心电图和心肌缺血标志物；③全血计数，包括血小板计数；④凝血酶原时间（PT）/国际标准化比率（INR）和活化部分凝血活酶时间（APTT）；⑤血糖监测。该患者实验室检查阳性结果有：甘油三酯高，为3.01 mmol/L，同型半胱氨酸高，为32.26 umol/L。

案例分析三

颅内动脉瘤的诊断依据

该病例患者为右侧大脑中动脉段蛇形动脉瘤，诊断依据是什么？

50岁以上的中老年患者；有高血压、高脂血症等脑血管疾病的相关危险因素；有动脉瘤压迫脑组织产生的局灶症状；结合头颅CTA、DSA等检查结果可明确诊断。

案例分析四

颅内动脉瘤的发病机制

该病例患者为何会患颅内动脉瘤？其发病机制是什么？

（一）发病机制

动脉瘤可能由动脉壁先天性肌层缺陷或后天获得性内弹力变性或二者的联合作用所致。

1. 先天性缺陷　动脉瘤的发生存在一定程度的遗传倾向和家族聚集性，如再有动脉粥样硬化、动脉瘤家族史及多囊肾患者中，动脉瘤患病率较高。

2. 后天性退变　随着年龄增长，动脉壁弹性逐渐减弱，薄弱的血管壁在血流冲击等因素影响下，向外突出，形成囊状动脉瘤，其好发于脑底 Willis 环的分支部位。

（二）动脉瘤发生的危险因素

不可干预因素：年龄、性别、家族史和遗传性；可干预危险因素：吸烟、酗酒、高血压、高脂血症、口服避孕药等。

该患者有高血压病史，吸烟史，高同型半胱氨酸血症。动脉粥样硬化和高血压破坏动脉内弹力板，导致动脉壁逐渐膨出形成囊性动脉瘤，随着动脉瘤的进行性增大，逐渐发展为巨大动脉瘤，并产生局灶效应。患者的临床症状正是因为巨大动脉瘤压迫邻近脑组织所产生的占位效应。

案例分析五

颅内动脉瘤的治疗方式

该病例患者于 6 月 10 日全麻下行“颅内外血管搭桥+右侧大脑中动脉巨大动脉瘤切除术”，目前颅内动脉瘤的治疗方式有哪些？

（一）非手术治疗

非手术治疗主要是预防出血或再出血。对于小的（直径<5 mm）和（或）未破裂颅内动脉瘤，应嘱患者卧床休息、避免用力和情绪激动、保持大便通畅，监测和控制血压，定期进行影像学检查。对于未破裂但达到手术指征（直径≥5 mm）或动脉瘤已经破裂出血的患者，应在此基础上适当镇静、镇痛，绝对卧床休息，维持血压稳定，密切监测血压下使用降压药物。对于已经破裂出血的患者使用抗纤溶药物，以预防动脉瘤破口处凝血块溶解引起再次出血。

（二）手术治疗

对于未破裂但已达到手术指征或已经破裂出血的动脉瘤患者，动脉瘤消除是防止出血或再出血的最好方法，因此应积极采取手术治疗。治疗方式可分为外科开颅夹闭手术、血管内介入治疗及复合手术。随着医疗技术的发展，血管内介入治疗因其创伤小、恢复快、术后并发症少等优点，已成为治疗颅内动脉瘤的首选。术后均应定期复查脑血管造影，证实动脉瘤是否消失。

1. 外科开颅夹闭手术　显微神经外科动脉瘤夹闭术是将患者颅骨打开后，通过脑间隙找到动脉瘤，并用动脉瘤夹从动脉瘤的根部夹住，使血管内血液不再流入动脉瘤中，从而彻底消除动脉瘤，并保持动脉瘤的载瘤动脉通畅（图 3-2）。开颅手术复发率及治疗费用相对较低，但术后并发症的发生率相对较高。

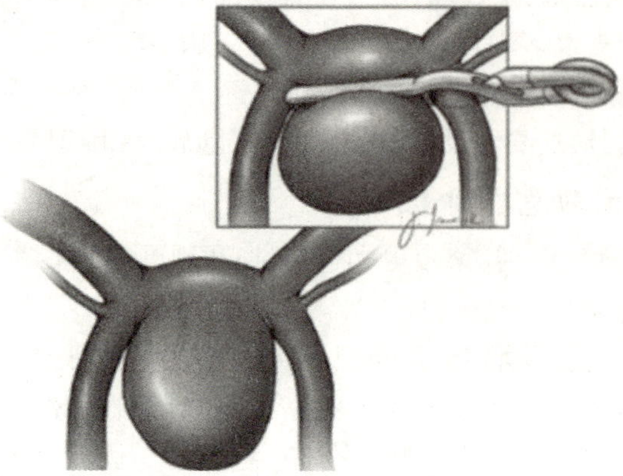

图 3-2 外科开颅夹闭手术示意

2. 血管内介入治疗　介入治疗的术式主要有颅内动脉瘤弹簧圈栓塞术(图 3-3)、颅内动脉瘤支架辅助弹簧圈栓塞术、颅内动脉瘤血流导向装置治疗术(图 3-4)。介入治疗的目的是防止动脉瘤破裂,保持载瘤动脉通畅,目前最常用的是血流导向装置治疗术,术式的选择与动脉瘤的位置、大小、形状、瘤颈、是否破裂以及患者的临床状况等有关。

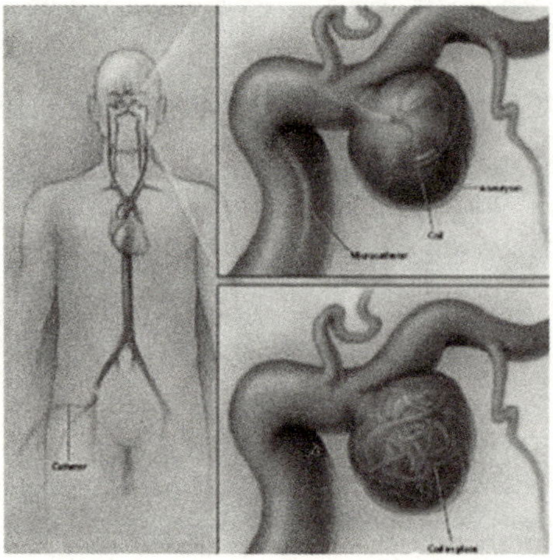

图 3-3 血管内介入弹簧圈栓塞术示意

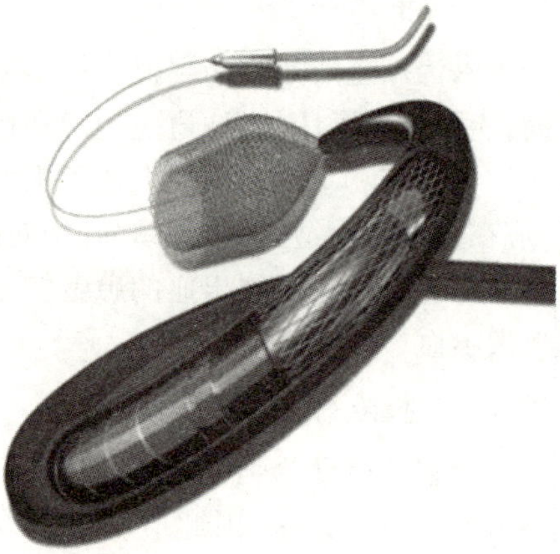

图 3-4 血流导向装置支架

3. 复合手术　针对复杂的颅内动脉瘤,可先开颅行载瘤动脉远端搭桥,然后通过血管内介入治疗的方式闭塞动脉瘤及载瘤动脉,避免长时间的牵拉脑组织,减少对脑组织的损伤。对于高级别动脉瘤性蛛网膜下腔出血患者需要行侧脑室外引流术和（或）脑内血肿清除术,对于没有发生脑疝的破裂动脉瘤患者,如果脑血管造影显示动脉瘤适合栓塞,可采用复合手术先完成动脉瘤的栓塞,早期避免了动脉瘤再次破裂的风险,紧接着进行开颅手术,清除血肿,脑室外引流降低颅内压,既避免了对患者反复搬运、再次麻醉等操作,也为抢救生命赢得了时间。对于一些宽颈动脉瘤,可以先行开颅手术夹闭部分瘤颈,将宽颈变为窄颈,紧接着再行介入栓塞治疗。将两种技术的优势相结合,解决了一些单一外科手术或介入治疗均无法满意解决的问题，但由于该技术也存在硬件设备成本较高、操作流程规范性不足、介入治疗的抗凝药物使用与开颅手术相矛盾等原因，导致其临床推广困难。

案例分析六

颅内动脉瘤患者术前护理问题及护理措施

该病例患者入院护理评估：疼痛评估 2 分（轻度），日常生活能力评定 85 分（轻度依赖），跌倒/坠床风险 5 分（高危），Caprini 血栓风险评估 7 分（极高危），EAT-10 筛查评分 0 分，营养风险筛查评分 2 分，Braden 压疮评分 23 分。患者目前面临的主要护理问题及相应的护理措施有哪些？

（一）护理评估

1. 病因和危险因素评估　患者有吸烟史，高血压、高脂血症病史，未规律服用降压药物。

2. 起病情况和临床表现　患者入院 3 d 前因从事重体力劳动，突发言语不利，左侧肢体无力。无意识丧失、恶心、呕吐、吞咽困难等，视力无减退，无视力障碍及眼睑下垂等。发病时神志清楚。

3. 意识状态　评估患者入院时神志清楚，入院后严密观察患者的意识变化，动态评估意识状态（见附件 1）。

4. 疼痛的评估　评估患者疼痛的部位、程度及性质，患者入院时疼痛评估为 2 分，轻度疼痛（见附件 15）。

5. 头颈部评估　该患者未出现饮水呛咳，EAT-10 筛查评估为 0 分（见附件 2）；伴有言语不利；双侧瞳孔大小等大等圆，对光反射灵敏；视野无缺损；无眼球震颤、运动受限及眼睑下垂；无面部表情异常、口角歪斜和鼻唇沟变浅；无听力下降或耳鸣。

6. 四肢、脊柱评估　该患者右上肢肌力 5 级，右下肢肌力 5 级，左上肢肌力 4 级，左下肢肌力 4 级，步态不稳。肌力分级（见附件 5）。

7. 日常生活能力评估（见附件4）　主要包括穿脱衣物、进食、行走、上下楼梯、个人卫生等方面。该患者上下楼梯时需要极大帮助，如厕时需要部分帮助。

8. 跌倒、坠床风险评估（见附件 5）　该患者跌倒、坠床的高危因素有服用特殊药物、步态不稳健等。

9. Braden 压疮评估（见附件 6）　该患者压力性损伤风险评估为 23 分，没有压疮风险。

10. 心理-社会状况评估　了解患者和家属对疾病发生的相关因素、治疗和护理方法、预后、如何预防复发等知识的认知程度；了解患者的家庭情况、经济状态、家庭及社会支持情况、患者家属的心理感受等；观察患者是否存在因疾病所致焦虑及抑郁等心理问题（见附件 7、附件 8）。

（二）护理诊断、目标及对应的护理措施

1. 疼痛　与颅内压增高或动脉瘤压迫邻近脑组织有关。

护理目标：减轻患者疼痛，做好疼痛管理。

护理措施：

（1）密切关注患者疼痛的部位、性质、程度、持续时间，观察有无伴随症状，以及出血的征象。

（2）耐心向患者及家属讲解头痛的原因，说明卧床休息及避免剧烈活动的重要性，保持患者情绪稳定，大便通畅。

（3）当疼痛突然加剧时，需警惕颅内高压与脑疝的发生。

（4）当患者疼痛难忍，且排除出血等原因时，可遵医嘱正确给予止痛类药物应用。

（5）为患者提供安静的环境，减少探视，并指导患者采取缓慢深呼吸、听轻音乐等有效缓解疼痛的方法。

2. 潜在并发症　动脉瘤破裂出血。

护理目标：住院期间能够积极预防并处理动脉瘤破裂出血。

护理措施：

（1）严密观察患者意识、瞳孔及生命体征的变化，如有变化，告知医生，并及时采取必要的措施。

（2）绝对卧床休息，减少活动，避免剧烈运动，预防出血的发生。

（3）安抚患者，减少探视，避免情绪激动，必要时遵医嘱给予镇静、脱水、止痛类药物应用。

（4）保持大便通畅，避免用力排便，必要时给予通便类药物。

（5）严密监测血压变化，合理控制血压，必要时遵医嘱给予降压药物应用，通常推荐降压幅度在基础血压的 10% ~20% 即可。

3. 有跌倒、坠床的风险　与一侧肢体活动无力有关。

护理目标：住院期间未发生跌倒坠床等意外。

护理措施：

（1）提供足够的灯光，清除病房、床旁及通道障碍，在夜间使用夜灯。

（2）保持公共区域地面无水渍，湿滑地板要有醒目标志。

（3）教会患者使用床头灯及呼叫器，提醒患者下床时若有必要寻求帮助。

（4）悬挂高危跌倒（坠床）标识，必要时班班交接，加强巡视及时发现，满足患者需求。

（5）指导患者渐进坐起、渐进下床的方法（“三步”起床法），即：平躺 30 s，坐起 30 s，站立 30 s 再行走，对于偏瘫患者指导应由健侧肢体边床缘上下床。

（6）告知家属无论患者在卧床或下床活动时，都应随时陪伴在患者身旁，尽量穿防滑鞋，禁止穿一次性拖鞋。

4. 焦虑　与担心手术效果及预后有关。

护理目标：患者在住院期间情绪稳定，能采取有效的方法应对或缓解焦虑。

护理措施：

（1）向患者及家属讲解颅内动脉瘤的相关知识，以及手术前后的注意事项，并与患者

及家属共同讨论病情及手术方案。

(2)鼓励患者树立战胜疾病的信心,掌握自我护理的方法,积极配合治疗。

(3)经常巡视病房,了解患者的需要,帮助患者解决问题,鼓励患者产生焦虑时主动向工作人员倾诉。

(4)指导患者使用放松技术,如:缓慢的深呼吸,全身肌肉放松,听音乐等。

5. 知识缺乏　与缺乏疾病治疗、护理、康复和预防复发的相关知识有关。

护理目标:患者能描述动脉瘤疾病相关知识。

护理措施:

(1)通过交谈确认患者对疾病和未来生活方式的顾虑,针对患者的顾虑给予解释或指导。

(2)运用通俗易懂的语言向患者介绍病程及治疗。

(3)定时发放健康教育处方,提供适合患者所需的学习材料。

(4)鼓励患者提出问题,耐心给予解答。

(三)护理评价

1. 患者疼痛评分≤1 分。

2. 患者术前未发生动脉瘤破裂出血等严重并发症。

3. 患者未发生跌倒、坠床等不良事件。

4. 患者入院后情绪稳定,能够积极面对手术。

6. 患者了解并描述疾病相关知识及手术前注意事项,积极配合治疗和护理。

案例分析七

颅内动脉瘤术后患者的护理问题及护理措施

该病例患者于 6 月 10 日全麻下行“颅内外血管搭桥+右侧大脑中动脉巨大动脉瘤切除术”,患者术后的主要护理问题及相应的护理措施有哪些?

(一)护理评估

1. 意识状态评估　观察患者的意识、瞳孔及生命体征变化,每 2 h 监测 1 次,动态评估其意识状态(见附件 1),患者术后神志清楚,意识状态正常,生命体征平稳。

2. 高颅压征象评估　观察患者术后有无剧烈头痛、恶心、呕吐、烦躁不安、瞳孔大小不等或忽大忽小等高颅压征象,同时预防动脉瘤出血或脑疝的发生。

3. 手术伤口及引流管评估　评估患者手术伤口敷料包扎情况,观察有无渗血、渗液;评估皮下引流管固定情况,同时观察引流液的量、颜色、性质以及引流管是否通畅。

4. 疼痛的评估　评估患者术后疼痛的部位、程度及性质,患者术后疼痛评估为 1 分(轻度疼痛)(见附件 15)。

5. 头颈部评估　患者饮水无呛咳,EAT-10 筛查评估为 0 分(见附件 2);言语流利;双侧瞳孔等大等圆,对光反射灵敏;视野无缺损;无眼球震颤、运动受限及眼睑下垂;无面部表情异常、口角歪斜和鼻唇沟变浅;无听力下降或耳鸣。

6. 四肢、脊柱评估　患者术后肢体活动正常，肌力、肌张力正常，肌力分级（见附件3）。

7. 日常生活能力评估（附件4）　主要包括穿脱衣物、进食、行走、大小便控制等方面。患者术后绝对卧床休息，进食、如厕等完全依赖家属照顾。

8. Braden 压疮评估（附件6）　患者术后压力性损伤风险评估为 17 分（轻度风险）。

9. 心理-社会状况评估　了解患者和家属对疾病发生的相关因素、治疗和护理方法、预后、如何预防复发等知识的认知程度；了解患者的家庭情况、经济状态、家庭及社会支持情况、患者家属的心理感受等；观察患者是否存在因疾病所致焦虑及抑郁等心理问题（见附件7，附件8）。

（二）护理诊断、目标及对应的护理措施

1. 疼痛　与颅内压增高、手术创伤有关。

护理目标：减轻患者疼痛，做好疼痛管理。

护理措施：

（1）密切关注患者疼痛的部位、性质、程度、持续时间，根据病情确定疼痛评估的间隔时间，观察有无伴随症状，以及再出血的征象。

（2）耐心向患者及家属讲解头痛的原因，说明卧床休息及避免剧烈活动的重要性，保持患者情绪稳定，大便通畅。

（3）当疼痛突然加剧并伴有恶心呕吐、意识障碍时，需警惕颅内高压与脑疝的发生。

（4）当患者疼痛难忍，且排除出血等原因时，可遵医嘱给予止痛类药物应用。

（5）为患者提供安静的环境，减少探视，并指导患者深呼吸等有效缓解疼痛的方法。

2. 组织灌注量的改变　与脑出血、脑梗死的发生有关。

护理目标：住院期间血压控制在合理范围内并保持稳定，未发生脑出血、脑梗死等并发症。

护理措施：

（1）严密观察患者意识、瞳孔及生命体征的变化。密切观察患者有无脑缺血的体征和症状，如有意识障碍、语言障碍、吞咽障碍、肢体无力等应警惕；密切观察患者是否出现头痛、呕吐或进行性意识障碍等高颅压征象，如有变化，告知医生，并及时采取必要的措施。

（2）术后过高或过低的血压对患者都是不利的。尤其是对于接受间接血管重建手术的患者，术中失血过多及术后血压过低都有诱发脑缺血或脑梗死的风险；过高的血压则有引起脑组织过度灌注，颅内出血的风险；将患者血压控制在合理范围内并维持稳定，如有异常及时报告医生处理。血压过低时，遵医嘱使用静脉升压药物；血压持续增高时，遵医嘱使用静脉降压药物。

（3）保持大便通畅，避免因用力排便诱发血压升高，必要时给予通便类药物应用。

（4）安抚患者，减少探视，避免情绪激动，避免血压波动。

3. 潜在并发症　脑水肿、脑血管痉挛。

护理目标：住院期间能预防和处理脑水肿、脑血管痉挛的发生。

护理措施:

(1)预防和处理脑水肿

1)严密观察患者意识、瞳孔及生命体征的变化,警惕高颅压征象。

2)术后患者应绝对卧床休息,头部抬高 15°~30°,减少搬动,避免剧烈活动。

3)遵医嘱给予镇静、脱水类药物应用。

(2)预防和处理脑血管痉挛

1)维持血容量和血压,避免过度脱水;使用钙通道阻滞剂:尼莫地平口服或静脉注射,同时注意观察患者是否有血压过低、头痛、头晕、胃肠道刺激等不良反应。

2)密切观察患者的意识、肢体活动及语言功能,若出现意识改变、局灶性神经功能损害体征(如偏瘫)或二者均有时,可考虑患者出现脑血管痉挛,同时可能继发脑梗死,应及时遵医嘱给予药物治疗。

4. 体温过高　与术后吸收热、术后感染有关。

护理目标:体温能够有效控制到正常范围。

护理措施:

(1)严密监测患者的生命体征,重点观察体温的变化。注意发热的过程、热型、持续时间、伴随症状,根据病情确定体温测量的间隔时间。

(2)通常应用物理降温方法,如用 32~35 ℃温水擦浴,应用冰毯、冰袋等。降温时应注意避免持续长时间冰敷在同一部位,以防局部冻伤,注重周围循环情况。

(3)应用药物降温时,注意不可在短时间内将体温降的过低,以免大汗导致虚脱。保持病室适宜的温湿度,定期通风换气,保持空气清新和流通。

(4)保证足够的热量和液体的摄入。可给予高热量、高蛋白、高维生素、易消化的流质或半流质食物,保证每天 2 000 mL 液体的摄入,以维持水电解质的平衡,必要时遵医嘱静脉输液,以补充水分。

(5)指导并协助患者每天给予口腔护理预防口腔感染。患者大量出汗后应及时更换床单、被褥和衣裤,保持皮肤的清洁、干燥,使患者舒适,防止皮肤继发感染。病情严重或昏迷的患者,应协助改变体位,预防压疮。

5. 营养失调　与术后频繁呕吐、低于机体需要量有关。

护理目标:患者术后生命体征平稳,呕吐减轻或停止,饮食逐渐恢复正常,保证机体需要量,无水、电解质失衡,未发生营养失调。

护理措施:

(1)指导患者进食高热量、高蛋白、高维生素、易消化的饮食,补充机体所需能量。

(2)观察患者呕吐的特点,记录呕吐的次数,呕吐物的性质和量、颜色、气味;遵医嘱给予保护胃黏膜、止吐药物应用;积极补充水、电解质,剧烈呕吐不能进食者可给予静脉补液。

6. 皮肤完整性受损的危险　与术后体位、长期卧床有关。

护理目标:患者住院期间皮肤完整,无压疮发生。

护理措施:

(1)定时翻身,叩背,翻身时避免托、拉、拽,按摩骨隆突处。

(2)保持局部皮肤清洁干燥,每天全身温水擦拭1~2次,促进肢体血液循环。

(3)提供隐蔽的排便环境,养成定时排便的习惯,便秘者适当按摩下腹部,促进肠蠕动,使用便盆时避免擦伤。

(4)保持床单位的平整、清洁、干燥,及时更换衣物,减少对患者皮肤机械性刺激,给予应用气垫床及皮肤保护剂。

7. 潜在并发症　下肢深静脉血栓形成(DVT)、泌尿系感染、肺部感染。

护理目标:住院期间未发生下肢深静脉血栓形成(DVT)、泌尿系统感染、肺部感染等并发症。

护理措施:

(1)预防下肢深静脉血栓(DVT)的发生

1)检查患者下肢皮肤温度、颜色及末梢循环情况。

2)指导患者进行踝泵运动,促进静脉血液回流。

3)指导患者进行早期康复,加强日常锻炼,预防静脉血栓形成。

4)若出现下肢剧烈胀痛、浅静脉曲张伴有发热等,应警惕下肢深静脉血栓形成的可能。

(2)预防泌尿系统感染的发生

1)妥善固定尿管,密切观察引流尿液的颜色、量、性质,如有异常,及时告知医生。

2)嘱患者多饮水。

3)遵医嘱按时给予患者会阴护理。

(3)预防肺部感染的发生

1)病情稳定者,嘱尽早抬高床头,加强翻身扣背,鼓励患者多咳嗽。

2)密切关注患者的体温及咳痰情况,必要时遵医嘱给予压缩雾化吸入。

案例分析八

颅内动脉瘤患者出院后的护理方法及注意事项

患者于6月19日治愈出院,出院后仍存护理问题的护理方法及注意事项,能为患者提供什么延续护理服务?

(一)疾病预防指导

1. 危险因素管控　重点控制脑血管疾病的危险因素,如高血压、糖尿病、高脂血症、心脏疾病等,告知患者出院后如不注意控制诱发因素可能会再次发病。

2. 生活方式告知　出院后生活应规律,避免重体力劳动,改变不良生活方式,避免不良嗜好,如吸烟、酗酒。

3. 饮食指导　指导患者正确的饮食方式,避免暴饮暴食,进食高蛋白、高维生素、低盐低脂、低热量易消化食物,如新鲜蔬菜、水果、谷类、鱼类和豆类等,保持能量供需平衡。

4. 心理指导　重视患者心理状态,保持情绪稳定,避免激动、生气。发生焦虑、抑郁等情绪障碍时应及时就诊,教会患者自我调节情绪的方法。

5. 用药指导　定期监测血压,遵医嘱规律服用降压药物;若采取介入治疗的患者,出院后需要遵医嘱长期服用阿司匹林和氯吡格雷等抗血小板药物，不能随意停服或漏服，定期复查肝肾功能，凝血功能，观察有无出血情况等。

6. 复诊指导　告知患者出院后联系方式，对家庭护理中遇到的问题可随时通过电话、微信等方式咨询，定期到医院复查，一般为出院后3～6个月。

（二）康复指导

鼓励患者从事力所能及的家务劳动，日常生活不过度依赖他人；告知患者和家属功能恢复需经历的过程，使患者和家属克服急于求成的心理，做到坚持锻炼，循序渐进。嘱家属在物质和精神上对患者提供帮助和支持，使患者体会到来自多方面的温暖，树立战胜疾病的信心。同时，也要避免患者产生依赖心理，增强自我照顾能力。

（三）家庭护理指导

教会家属掌握口服降压药物可能出现的用药反应以及服用方法、用量和注意事项，告知患者颅内动脉瘤破裂出血时可能出现的症状及家庭急救措施；告知患者发生脑卒中时如何快速就诊。

案例分析九

颅内动脉瘤的知识拓展

促进颅内动脉瘤形成和破裂的危险因素有哪些？治疗颅内动脉瘤的最新进展有哪些？

中国动脉瘤性蛛网膜下腔出血诊疗指导规范中指出：

（一）促进其形成和破裂的危险因素

1. 年龄　各项对于未破裂动脉瘤的大规模随访研究发现，年龄增长会增加未破裂动脉瘤的出血风险。

2. 性别　经研究发现，女性发生颅内动脉瘤的比例高于男性患者，以及破裂风险更高，其原因并不明确。

3. 吸烟　许多病例对照研究已经证实吸烟是蛛网膜下腔出血的独立危险因素，戒烟可以降低蛛网膜下腔出血的风险，

4. 酗酒　许多研究表明，酗酒可以增加蛛网膜下腔出血的风险。

5. 高血压病　高血压病是否可以作为蛛网膜下腔出血的独立危险因素尚存在争议。但可能与动脉瘤的形成和破裂有关，故对高血压病患者要进行血压监测并控制血压。

6. 家族史　遗传因素被认为是蛛网膜下腔出血的独立危险因素。但应当排除家族性生活习惯，如吸烟、酗酒和家族遗传性高血压等因素的影响。某些疾病可能会使颅内动脉瘤的发生率显著增高，如多囊肾、马方综合征等。

（二）治疗颅内动脉瘤的最新进展

血管内治疗具有安全、微创和有效等优点，已逐渐成为治疗颅内动脉瘤的首选。但在治疗颅内复杂动脉瘤（如巨大型动脉瘤、宽颈动脉瘤、梭形和夹层动脉瘤等），仍面临巨大挑战。近年来，颅内支架辅助栓塞技术的出现，极大拓宽了血管内治疗颅内动脉瘤的

适应证，并降低了复发率和再治疗率。而血流导向装置（flow diverter，FD）的出现，让临床医生和患者有了更多的治疗选择。血流导向装置是在颅内动脉瘤血流动力学研究基础上发展起来的一种新型密网支架，2014 年开始在国内上市，目前国内常用的有 pipeline 血流导向栓塞装置和 Tubridge 血管重建装置两种。其原理是通过增加支架密网密度，提高瘤颈处金属覆盖率，改变载瘤动脉的血流动力学，重建载瘤动脉，减少瘤腔内血流，以促进瘤腔内血栓形成，并促进瘤颈内膜修复，以达到治愈动脉瘤并保持侧支或穿支动脉通畅的效果。血流导向装置的出现，更大限度地降低动脉瘤的破裂风险和复发风险，为颅内复杂动脉瘤的治疗提供一种更合理的新方式。

（行　君　许悦悦）

第二节 颅内动脉狭窄

案例与思考

王先生,男,71 岁。以"言语不清伴右侧肢体无力 3 d"为主诉,于 2019 年 11 月 2 日入院。

现病史:患者入院 3 d 前突发言语不利,右侧肢体无力。MRI 提示为:小脑及脑干梗死,DSA 检查示:左侧颈内动脉狭窄,左侧椎动脉狭窄。外院诊断为脑梗死,为进一步治疗急诊以"左侧颈内动脉狭窄,左侧椎动脉狭窄,高血压病 3 级"为诊断,由轮椅推入病房。

既往史:患者既往有高血压史。既往无药物过敏史,无肝炎、肺结核、糖尿病病史。既往有颈椎病、腰椎间盘突出、慢性胃炎,具体治疗经过不详。

个人史:生于原籍,久居本地,自由职业,无疫区、疫情、疫水接触史,无吸烟、饮酒史。

查体与评估:体温 36.8 ℃,脉搏 88 次/分,呼吸 22 次/分,血压 168/98 mmHg,神志清楚,精神可,言语欠流利,右侧肢体肌力 4 级,左侧肢体肌力 5 级。大小便正常,睡眠可。入院护理评估:日常生活能力评定 80 分(轻度依赖),跌倒/坠床风险评估 4 分(高危),Caprini 血栓风险评估 7 分(极高危),EAT-10 筛查 2 分,营养风险筛查评估 2 分,Braden 压疮风险评估 23 分(低危)。

辅助检查:MRI 显示小脑及脑干梗死,DSA 检查示:左侧颈内动脉狭窄,左侧椎动脉狭窄。

治疗与转归:入院后遵医嘱给予抗血小板、稳定斑块,改善循环、抗凝、保护胃黏膜等治疗。患者于 2019 年 11 月 8 日全麻下行颅内动脉支架置入术,患者于 2019 年 11 月 17 日好转出院。

案例思考分析:

1. 患者诊断为颅内动脉狭窄,何为颅内动脉狭窄?颅内动脉狭窄的临床表现是什么?
2. 颅内动脉狭窄的诊断要点是什么?可采取哪些主要检查?
3. 该患者为什么会发生颅内动脉狭窄?颅内动脉狭窄的发病机制及危险因素有哪些?
4. 患者主要治疗措施有哪些?
5. 患者的主要护理问题有哪些?应该采取怎样的护理措施?
6. 患者于 2019 年 11 月 17 日好转出院,出院后应有哪些注意要点,我们能为患者提供哪些延续护理服务?

思维导图

运用思维导图的方法，对案例进行层层分析

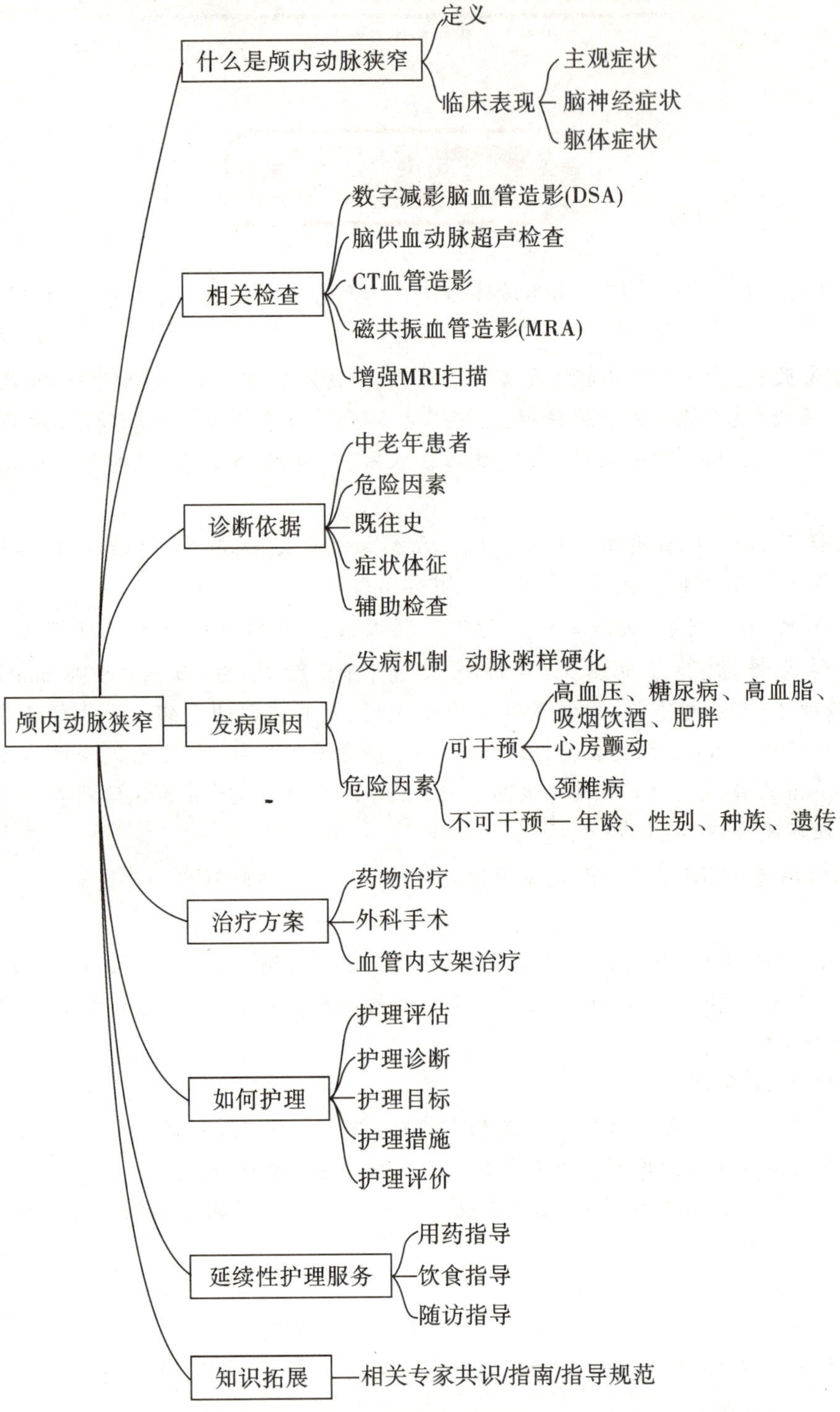

图3-5 颅内动脉狭窄的思维导图

案例分析一

颅内动脉狭窄的定义及临床表现

该病例患者主要临床表现:突发言语不利,右侧肢体无力。什么是颅内动脉狭窄?颅内动脉狭窄的主要临床表现还包含哪些?

(一)定义

颅内动脉血管由于动脉粥样硬化、大动脉炎及纤维肌肉结构不良,或其他外伤、动脉先天性闭锁、肿瘤等原因可造成颅内动脉狭窄(intracranial artery stenosis,ICAS)。我国脑动脉狭窄存在显著的分布特点,即颅内动脉狭窄的比例显著高于颅外动脉狭窄。据统计,在缺血性卒中和短暂性脑缺血发作(transient ischemic attack,TIA)患者中,颅内动脉狭窄的比例占到46.6%。

(二)临床表现

1. 部分轻中度脑动脉狭窄患者可无临床症状。

2. 对于出现与狭窄相关的症状者,称为“症状性颅内动脉狭窄”。症状性颅内动脉狭窄的临床表现主要与血管狭窄导致的脑缺血相关。根据患者的发病时间特点可分为短暂性脑缺血发作及脑卒中,而这两者的主要区别在于患者的缺血症状是否可以在24 h内完全缓解。可完全缓解的为TIA,不能完全缓解的为脑卒中。

3. 颅内动脉狭窄导致的缺血症状主要包括头晕、记忆力及定向力减退、意识障碍、黑矇、偏侧面部、肢体麻木(或)无力、伸舌偏向、言语不利、失语等。

案例分析二

颅内动脉狭窄的检查项目

该病例患者进行了数字减影脑血管造影、增强MRI扫描。目前临床颅内动脉狭窄的检查主要包括哪些?

1. 数字减影脑血管造影 是确诊脑血管病的“金标准”,可判断颅内动脉狭窄的位置、数目、形态、内径。可以动态、全面地观察脑血管的血流情况、变异情况、侧支代偿情况和Willis环的完整情况。

2. 脑供血动脉超声检查 联合B型超声成像与经颅多普勒检查检测脑供血动脉狭窄,B型超声扫描可实时的显示动脉的纵向剖面,多普勒检查有助于评价颈动脉的血流状况,给予预先设定的参数,评价颈动脉狭窄的程度。

3. CT血管造影(computed tomography angiography,CTA) 主要了解颈内系统颅外段有无狭窄、钙化斑块及其程度、范围。

4. 磁共振血管成像(magnetic resonance angiography,MRA) MRA可从主动脉弓至颅内脑血管,依靠血液的流动性进行血管成像。

5. 增强MRI扫描 明显优于MRA,成像质量与血管造影非常接近。

6. 实验室检查 主要包括:①血糖、肝肾功能和电解质;②心电图和心肌缺血标志物;③糖化血红蛋白;④凝血酶原时间(PT)/国际标准化比率(INR)和活化部分凝血活酶时间(APTT);⑤甲功三项等。

案例分析三

颅内动脉狭窄的诊断依据

该病例患者颅内动脉狭窄,诊断依据是什么?

中老年患者,有高血压、高脂血症、糖尿病等病史,发病前有 TIA 史,在安静休息时发病为主;症状逐渐加重;发病时意识清醒,而偏瘫、失语等神经系统局灶体征明显等特点。诊断一般不难,结合头部 CT 及 MRI 检查,可明确诊断。该患者为老年患者,既往有高血压病史,患者入院 3 d 前突发言语不利,右侧肢体无力。DSA 检查示:左侧颈内动脉狭窄,左侧椎动脉狭窄。因此诊断为颅内动脉狭窄。

案例分析四

颅内动脉狭窄的发病机制与危险因素

该病例患者为何会发生颅内动脉狭窄?颅内动脉狭窄的发病机制及危险因素有哪些?

动脉粥样硬化是导致颅内动脉狭窄最常见的原因。动脉粥样硬化是由于脂质物质在血管壁上堆积,而血管壁内的巨噬细胞吞噬脂质物质形成脂质池,同时伴有脂质池表面纤维帽形成,脂质核心与纤维帽构成动脉壁粥样硬化斑块的主要组成成分。斑块逐渐增大使管腔逐渐狭窄,或斑块不稳定,发生破溃,斑块内脂质成分裸露在血管腔内,导致血小板聚集形成血栓,血栓脱落,均可导致脑缺血事件的发生。

造成颅内血管狭窄的原因很多,而且与年龄有关,如结节性动脉炎引起的血管狭窄发病年龄多在 10~30 岁,而由于动脉硬化狭窄者往往为 40~80 岁的中老年人,甚至更高龄者。儿童发病,多由于先天性的血管发育异常造成,颈椎病也是颅内血管狭窄的诱发因素。

该患者不可干预的危险因素有年龄;可干预的危险因素有高血压、颈椎病、腰椎间盘突出症。患者 DSA 检查示:左侧颈内动脉狭窄,左侧椎动脉狭窄。

案例分析五

颅内动脉狭窄的最新诊疗方案

该病例患者入院后遵医嘱给予抗血小板、稳定斑块、改善循环、抗凝、保护胃黏膜等治疗。目前有关颅内动脉狭窄的最新治疗方案有哪些?

(一)药物治疗

管腔狭窄<50%时,使用阿司匹林、他汀类药物,以稳定斑块。《症状性颅内动脉粥样硬化性狭窄血管内治疗中国专家共识 2018》指出:①对于症状性颅内动脉粥样硬化性狭窄患者,应在发病后尽早启动抗血小板治疗,并长期应用。可供选择的抗血小板药物有

阿司匹林、氯吡格雷等。②颅内动脉粥样硬化性狭窄患者发病早期，推荐阿司匹林联合氯吡格雷以降低血栓栓塞导致的早期卒中复发风险，1 周后重新评估风险，决定是否继续联合治疗，联合用药时间不宜超过发病后 3 个月。二级预防不推荐常规使用抗凝治疗。③ICAS 合并高血压的患者应积极控制血压，降压启动时机及血压目标值应个体化，原则为逐步平稳降压；选择降压药物应充分考虑患者全身靶器官损害及对药物耐受性等情况，可优先考虑长效降压药物。④颅内动脉粥样硬化性狭窄患者推荐早期启动他汀类药物治疗，将 LDL-C 降至<1.8 mmol/L(70 mg/dL)或至少降低 50%。

（二）外科手术治疗

血管狭窄超过管径的 50%，需做颈内动脉内膜剥脱手术。对于无症状的颈动脉严重狭窄患者，可选择颈动脉内膜剥脱术作为药物治疗的辅助手段。对于近期发生 T IA 或 6 个月内发生缺血性卒中合并同侧颈动脉颅外段严重狭窄（70% ~99%）的患者，可选择颈动脉内膜剥脱术作为药物治疗的辅助手段。

（三）血管内支架治疗

《症状性颅内外动脉粥样硬化性大动脉狭窄管理规范——中国卒中学会科学声明(2)》指出：①对于症状性颅内动脉粥样硬化性狭窄（狭窄程度 70% ~99%，病灶长度≤15 mm，目标血管直径≥2.0 mm）的患者，在内科标准治疗无效或侧支循环代偿不完全[美国介入和治疗神经放射学学会/介入放射学学会（American Society of Interventional and Therapeutic Neuroradiology/Society of Interventional Radiology，ASITN/SIR）侧支循环分级<3 级]的情况下，血管内治疗可以作为内科药物治疗辅助治疗手段。②对于无症状的颈动脉严重狭窄患者，可选择支架治疗作为药物治疗的辅助手段。③对于近期发生 T IA 或 6 个月内发生缺血性卒中合并同侧颈动脉颅外段严重狭窄（70% ~99%）的患者，可选择支架治疗作为药物治疗的辅助手段。

在狭窄的血管内放置血管支架使管腔扩大，从而达到治疗目的。

案例分析六

颅内动脉狭窄患者目前护理问题及护理措施

该病例患者入院护理评估：日常生活能力评定 80 分（轻度依赖），跌倒/坠床风险评估 4 分（高危），Caprini 血栓风险评估 7 分（极高危），EAT-10 筛查 2 分，营养风险筛查评估 2 分，Braden 压疮风险评估 23 分。患者目前面临的主要护理问题及相应的护理措施有哪些？

【术前】

（一）护理评估

1. 病史

(1)起病情况和临床表现：详细了解患者发病方式及过程，是否存在肢体瘫痪、失语、吞咽障碍等。有无剧烈头痛、喷射性呕吐、意识障碍等全脑症状和体征。

(2)病因和危险因素:了解患者既往健康状况,如有无脑血管疾病史(治疗经过、用药等)、高血压、心脏病、糖尿病、高脂血症等,有无家族史,有无高盐、高脂饮食、烟酒嗜好等。

2. 身体评估

(1)生命体征:监测血压、脉搏、呼吸、体温。该患者生命体征平稳。

(2)意识状态:有无意识障碍及其类型和严重程度(见附件1)。该患者发病来神志清楚。

(3)头颈部检查:该患者双侧瞳孔大小、对光反射正常;无面部表情异常、口角歪斜和鼻唇沟变浅;无饮水呛咳、吞咽困难或咀嚼无力(见附件2);出现言语不清;颈动脉搏动强度正常、无杂音。

(4)四肢脊柱检查:该患者步态不稳,左侧肢体肌力5级,右侧肢体肌力4级(肌力评估见附件3);皮肤无水肿、多汗、破损;括约肌功能无障碍。

(5)评估该患者术前足背动脉搏动正常。

(6)了解患者日常生活能力(见附件4)、跌倒/坠床风险(见附件5)、Braden压疮风险(见附件6)、营养风险(见附件13)。该患者日常生活能力80分(轻度依赖),跌倒/坠床风险4分(高危),Caprini血栓风险评估7分(极高危),EAT-10筛查2分,营养风险筛查2分,Braden压疮风险23分。

(7)该患者情绪稳定、入院时配偶及子女陪伴。

(二)护理诊断、目标及对应的护理措施

1. 脑组织灌注异常　与脑出血/脑梗死/脑水肿/颅内高压等因素有关。

2. 有脑疝的危险　与脑水肿/继发性颅内出血/脑缺氧有关。

护理目标:患者住院期间,保持血压稳定,不发生脑疝。

护理措施:

(1)血压监测　术前监测血压情况,2次/d;病情严重者遵医嘱给予持续心电监护。

(2)住院期间保持情绪稳定、排便顺畅,嘱患者食用易消化的食物,多饮水,避免出现大汗及腹泻,引起血容量不足等情况。

(3)高血压者遵医嘱给予降压药物应用,存在脑出血、脑水肿、颅内高压者遵医嘱给予降颅压药物应用。

3. 语言沟通障碍　与大脑语言中枢病变或发音器官的神经肌肉受损有关。

护理目标:患者能有效表达需要,主动配合语言训练,语言表达能力逐渐增强。

护理措施:

(1)构音障碍的训练　可考虑使用帮助促进社交参与和提高社会心理健康的活动。干预应个体化,包括呼吸、发声、发音和共鸣;言语生成的全局方面,如音量、语速和韵律均应考虑在内。可考虑环境调整,包括听众教育,以改善交流效果。

(2)失语症的训练　鼓励患者采用不同方式如语言、手势、写字等方式练习表达,评估其语言、交流认知、阅读、写作的优势和缺点,以确定有用的代偿策略。音乐用于治疗失语症可能是有益的。

4. 躯体活动障碍　与脑血管病变及神经肌肉受损、肢体瘫痪等异常有关。

护理目标：患者能积极配合运动训练，不发生跌倒、压疮、深静脉血栓等并发症。

护理措施：

(1)良肢位的摆放：患者卧床期应将患者摆放于良肢位，保持正确的坐姿、站姿。推荐患者良肢位摆放，能有效降低肢体痉挛，提高患侧肢体功能康复疗效。

(2)体位转移及关节活动训练：患者卧床期应尽早在护士或者康复师帮助下渐进性进行。尽早进行此锻炼可预防坠积性肺炎、DVT 和压疮等并发症的发生。对于活动能力受限的无禁忌证患者，推荐间歇充气加压联合常规治疗以减少深静脉血栓形成风险。

(3)站立及步行训练：尽早离床接受常规运动康复，可提高患者心血管能力。下肢肌群具备足够力量的患者，建议进行如活动平板训练等增强心血管适应性方面的训练。偏瘫患者早期应积极进行站立及步行训练(包括抗重力肌训练、患侧下肢负重支撑训练、患侧下肢迈步训练及站立重心转移训练等)，以尽早获得基本步行能力。

5. 吞咽障碍　与意识障碍或延髓麻痹有关。

护理目标：患者能掌握恰当的进食方法，并配合吞咽功能训练，营养需要得到满足

护理措施：

(1)指导患者进食时采用合适的体位，选择合适的餐具和食物，低盐低脂，优质蛋白饮食。进食时保持病房环境安静，减少引起患者注意力分散的因素。观察患者进食情况，饮水时有无呛咳，防止误吸、窒息。

(2)吞咽障碍训练：建议吞咽功能筛查由言语治疗师或其他经过培训的健康护理人员进行。伴吞咽障碍的患者，入院后予鼻饲喂养并进行吞咽功能训练，避免气管误吸；指导喂养时患者体位、食物的营养和性状等；做好营养支持，提高患者机体免疫力。

6. 有跌倒的危险　与突发晕厥、平衡失调等有关。

护理目标：住院期间不发生跌倒坠床。

护理措施：

(1)保持病房足够的光线，清除病房，床旁及通道障碍，在夜间使用夜灯。

(2)保持公共区域地面无水渍，湿滑地板要有醒目标志。

(3)教会患者使用床头灯及呼叫器，提醒患者下床时若有必要寻求帮助。

(4)悬挂高危跌倒(坠床)标识，必要时班班交接，加强巡视及时发现，满足患者需求。

(5)指导患者渐进坐起、渐进下床的方法(“三步”起床法)，即平躺 30 s，坐起 30 s，站立 30 s 再行走，对于偏瘫患者指导应由健侧边床缘上下床。

(6)告知家属无论患者在卧床或下床活动时，都应随时陪伴在患者身旁，尽量穿防滑鞋，禁止穿一次性拖鞋。

7. 焦虑　与相关知识缺乏，担心预后有关。

护理目标：患者焦虑症状缓解，情绪稳定。

护理措施：

(1)此类患者及家属对所患疾病认知程度及治疗效果不确定，往往有焦虑、烦躁或恐惧的心理。在没有禁忌证的情况下，抑郁的患者应接受抗抑郁药治疗，并密切监测治疗效果，定期评估抑郁、焦虑和其他精神症状，患者教育、咨询服务和社会支持可考虑作为抑郁治疗的组成部分。

(2)术前心理护理:①向患者讲解手术过程。教会床上训练使用便器的方法技巧,教会患者踝泵运动的方法。②全麻术前需禁食水,但降压和抗凝药物仍需按时服用。降糖药物要根据医嘱是否停用。进入手术室前,要取下义齿、手表、手机、戒指、耳环等,排空大小便。③推荐对患者进行激励性访谈、个性化教育,以确定个人危险因素,可能有利于卒中危险因素的长期控制。

(三)护理评价

1. 患者治疗依从性好,术前未发生脑灌注异常及脑疝。

2. 患者能正确使用文字、表情或手势等方式有效表达基本需要和情感,口语表达、理解及书写能力逐渐增强。

3. 患者情绪稳定,积极配合肢体功能训练;未发生跌倒、压疮、深静脉血栓等并发症。

4. 患者能掌握正确的进食方法,吞咽功能逐渐恢复,未发生营养不良、误吸等并发症。

【术后护理】

(一)护理评估

1. 身体评估

(1)生命体征:监测血压、脉搏、呼吸、体温。

(2)意识状态:有无意识障碍及其类型和严重程度(见附件1)。

(3)头颈部检查:双侧瞳孔大小、对光反射是否正常;有无面部表情异常、口角歪斜和鼻唇沟变浅;有无饮水呛咳、吞咽困难或咀嚼无力(见附件2);有无言语障碍;颈动脉搏动强度、有无杂音。

(4)四肢脊柱检查:有无肢体运动和感觉障碍;有无步态不稳或不自主运动。四肢肌力(见附件3)、肌张力;皮肤有无水肿、多汗、破损;括约肌功能有无障碍。

(5)评估患者术后足背动脉搏动情况,手术部位皮肤情况。

(6)了解患者日常生活能力(见附件4)、跌倒/坠床风险(见附件5)、压疮风险(见附件6)。

(7)了解患者情绪、心理感受。

2. 实验室及其他检查

(1)实验室检查:血常规、凝血功能、肝肾功能。

(2)心电图(Electrocardiogram,ECG)、脑电图(electroencephalography,EEG)、超声心动图、其他电生理检查等。

(3)影像学检查:CT、头颈部CTA、MRI、DSA等。

(二)护理诊断、目标及对应的护理措施

1. 脑组织灌注异常　与脑出血/脑梗死/脑水肿/颅内高压等因素有关。

2. 有脑疝的危险　与脑水肿/继发性颅内出血/脑缺氧有关。

护理目标:配合药物治疗,维持脑灌注正常,不发生脑疝。

护理措施:

(1)病情监测:术后患者至少24 h心电监护。密切观察患者意识、瞳孔、生命体征、

语言及肢体活动等变化。保持呼吸道通畅,及时清除呼吸道分泌物,给予氧气吸入,以改善脑缺氧。

(2)血压管理:介入术后,应遵医嘱将患者血压维持在规定范围内。术后存在高灌注风险的患者应在充分评估血管再通情况及全身情况的基础下维持血压至较低水平,对于大部分患者收缩压降低至120～140 mmHg可能是比较合适的降压范围。《症状性颅内外动脉粥样硬化性大动脉狭窄管理规范——中国卒中学会科学声明(2)》指出,对于症状性颅内外动脉粥样硬化性狭窄患者进行降压治疗可能降低脑缺血风险,但对于发病机制为低血流动力学的病例需制订个体化的降压方案。

(3)颅内压增高的管理:①抬高床头15°～30°,保持头正中位。②保持呼吸道通畅,及时清除口鼻腔分泌物,翻身叩背吸痰时避免过度刺激。③遵医嘱给予脱水降颅压,应用20%甘露醇后需观察颅内压变化,记录脱水剂使用后半小时尿量,记录24 h出入量。对于有甘露醇抵抗的颅内高压患者可选择10%～15%的高渗盐水。

(4)颅内动脉狭窄患者术后存在再灌注损伤的可能,其中高灌注综合征较为常见,是指当狭窄的脑动脉再通后,缺血脑组织重新获得血液灌注,同侧脑血流量显著增加,从而导致脑水肿甚至颅内出血发生。《急性缺血性卒中血管内治疗中国指南2018》指出,高灌注综合征患者需要收住神经重症监护病房进行密切监护,给予适当镇静、有效控制血压、适当脱水治疗及其他相关并发症的预防,对合并有颅内血肿伴有占位征象者,必要时需要神经外科实施去骨瓣减压等处理。建议根据患者情况酌情处理。

3. 潜在并发症　脑出血、系统性出血。

护理目标:患者未发生脑出血、系统性出血等并发症。

护理措施:

(1)观察患者是否出现头痛、呕吐或进行性意识障碍,原有症状加重或出现新的肢体瘫痪。

(2)观察患者有无牙龈、口腔和鼻腔出血、便血等。

(3)如果患者出现以上情况,配合医生积极处理。停用抗血小板、抗凝治疗等致出血药物。

4. 潜在并发症　下肢静脉血栓。

护理目标:患者不发生下肢静脉血栓。

护理措施:

(1)观察下肢皮肤温度、皮肤颜色、有无水肿、有无疼痛、有无麻木和感觉障碍及足背动脉搏动情况。

(2)卧床期可行踝泵运动。

(3)无禁忌证情况下可进行间歇充气加压治疗以促进血液循环。

5. 潜在并发症　再梗死的可能。

护理目标:患者不发生脑梗死。

护理措施:

(1)病情监测:监测患者肌力、言语情况,观察患者是否出现偏瘫、失语、偏身感觉障碍和共济失调等局灶定位症状,或者出现头痛、呕吐、意识障碍等全脑症状。

（2）术后用药：术后持续给予阿司匹林 100～300 mg/d 及氯吡格雷 75 mg/d 1～3 个月。也可术中使用糖蛋白Ⅱb/Ⅲa 受体拮抗剂（替罗非班或依替巴肽），如使用替罗非班时，可首先通过静脉给药或联合导管内给药给予负荷剂量［0.4 μg/（kg·min）］持续 30 min（总剂量不超过 1 mg），后静脉泵入［0.1 μg/（kg·min］维持 24 h。发病前已服用他汀类药物的患者，可继续使用他汀类药物。

6. 体温过高　与中枢体温调节失常或继发肺部、泌尿系统感染有关。

护理目标：患者不发生高热，或患者积极配合治疗，体温逐渐降至正常范围。

护理措施：

（1）体温监测　《中国脑卒中护理指导规范》指出，体温监测包括体表温度和核心温度，体表温度测量时，首选腋温进行测量，患侧与健侧腋温无明显差异。应关注到腋下冰袋降温后，对腋温的影响可达 50 min，药物降温 1 h 后体温降幅比较明显，因此建议高热患者腋温测量最好在降温 1 h 后进行复测。

（2）患者术后出现发热，应常规进行降钙素原的监测以鉴别发热原因，无论何种情况，当体温>38 ℃时均应积极处理发热。

7. 便秘　与绝对卧床、不习惯床上排便有关。

护理目标：患者住院期间未发生便秘。

护理措施：

（1）饮食控制：增加水和膳食纤维的摄入，促进胃肠蠕动，改善便秘。吞咽困难者尽早给予鼻饲喂养；进食有润肠作用及富含 B 族维生素的食物，新鲜蔬菜、水果等高纤维素食物。

（2）为患者制定和执行膀胱、肠道训练计划，即按时排便、提供充足的排便时间、为患者创建舒适的排便体位、改善排便环境等。

（3）辅助用药：可使用大便软化剂、肠蠕动刺激剂或缓泻剂，如：开塞露纳肛深部给药。

（4）适当运动：运动训练、腹部按摩有利于排便排气。

8. 焦虑　与相关知识缺乏，担心预后有关。

护理目标：患者焦虑症状缓解，情绪稳定

护理措施：

（1）采用通俗易懂的语言向患者介绍相关疾病知识及治疗护理经过。定时给予健康教育。鼓励患者提出问题，耐心给予解答。

（2）不良的情绪易引起血压波动及脑血管痉挛。因此要与患者及家属及时沟通，认真倾听患者的主诉和要求，解释保持良好情绪的重要性，取得患者配合。

（3）抑郁的患者应继续接受抗抑郁药治疗，并密切监测治疗效果，定期评估。

9. 皮肤完整性受损的危险　与长期卧床有关。

护理目标：患者皮肤完整性好，不发生压力性损伤。

护理措施：

（1）压疮风险评估：采用 Braden 评估量表对患者进行压疮风险评估。主要从感觉、潮湿、活动、移动、营养、摩擦力和剪切力 6 个方面进行评估。

(2)压疮的预防:①患者卧床期间,在病情允许情况下至少每2 h翻身一次,使用楔形垫协助翻身,保持床单位干净整洁。必要时可采用减压贴或气垫床。②增加患者营养的补充,早期让患者进行康复训练等措施。

(3)压疮的处理:使用有效的压疮评估工具进行评估,正确判断压疮分期,合理选择伤口敷料,做好压疮伤口愈合的监测;同时做好压疮伤口的记录。

(三)护理评价

1. 患者生命体征平稳,未发生脑组织灌注异常及脑疝。
2. 患者未发生脑出血、系统性出血、下肢静脉血栓、脑梗死等并发症。
3. 患者住院期间未发生压疮。
4. 患者住院期间体温维持在正常范围。
5. 患者住院期间,大便通畅,未发生便秘。
6. 患者焦虑症状缓解,情绪稳定。

案例分析七

颅内动脉狭窄出院后的注意要点

该病例患者于11月17日好转出院,出院后应有哪些注意要点,我们能为患者提供哪些延续护理服务?

1. 支架术后,为防止支架内壁血栓形成,需服用抗血小板药物如氯吡格雷和阿司匹林至少8周。在服药期间如出现皮肤黏膜、眼睛、大小便以及身体的其他部位有出血现象,应立即停药并及时就诊。

2. 低盐低脂饮食,每日食盐量不超过5 g,多食新鲜的蔬菜、水果;少食含脂肪高的食物如蛋黄、动物内脏、肥肉等。

3. 坚持服药,不能随意停药、减药。定期监测血压变化,定期复诊。如出现头痛、眩晕、偏瘫等情况时及时就诊。

4. 戒烟酒,保持情绪稳定,保证充足的睡眠,参加适当的体育锻炼。

5. 支架塌陷常发生在手术后1年内,发生率为5% ~6%,但我们要告知患者不要用力按摩颈部和头部,在术后3个月,复查B超,手术后半年要复查DSA。

案例分析八

颅内/外动脉狭窄的知识拓展

《症状性颅内外动脉粥样硬化性大动脉狭窄管理规范——中国卒中学会科学声明》指出,为规范颅内/外动脉狭窄的定义,首先需界定颅内、外动脉的范围。在脑的供血动脉中,颈内动脉、椎动脉同时跨越颅内、颅外两个区域,根据Bouthillier分段法,颈内动脉分为7段,其中颈内动脉从C_5段(即床突段)进入蛛网膜下隙,因此作为颅内外段分界点;椎动脉颅内、外段则以枕骨大孔为界。因此,颅内动脉包括:颅内动脉C_6 ~ C_7段、大脑中动脉、大脑前动脉、大脑后动脉、椎动脉V_4段、基底动脉;颅外动脉包括:颈内动脉C_1

~C_5段、颈外动脉、椎动脉V_1~V_3段、颈总动脉、锁骨下动脉起始段、主动脉弓。颅内/外动脉狭窄是指以上动脉出现一处或多处狭窄率50%~99%的病变。

《中国脑卒中防治指导规范》指出，脑血管狭窄的主要临床分型如下：非症状性狭窄（ICA、CA狭窄>70%，MCA、BA狭窄>50%）。Ⅰ型狭窄：狭窄血管供血区域缺血，出现相关区域缺血的临床表现。Ⅱ型狭窄：狭窄引起的侧支血管供血区域缺血（盗血），狭窄血管供血区得到代偿，出现盗血综合征。Ⅲ型狭窄：混合型。各型又细分A、B、C三个亚型，即A型：相应区域无梗死，或有腔隙性梗死但无神经缺损后遗症，乙酰唑胺（Diamox）激发试验异常，预计血管重建术后患者能获益。B型：相应区域小面积梗死或合并远端血管串联性狭窄，或远端主干闭塞，但该支动脉尚参与其他狭窄血管的侧支血供，预计血管重建术后患者能部分获益。C型：相应区域大面积梗死，有大卒中后遗症，或远端主干慢性闭塞，而且该支动脉未参与其他狭窄血管的侧支血供，预计血管重建术后患者不能获益。

（刘真亚　张桂芳）

第三节　颈动脉狭窄

案例与思考

王某，男，55 岁，主诉“右侧肢体乏力 1 年，再发加重 1 d”。

现病史：1 年前于活动时突然出现右侧肢体乏力，就诊神经内科，给予改善循环、营养神经等药物治疗后缓解。1 d 前突发言语不利，伴右侧肢体无力，当地医院行头颅 CT 示：脑梗死，行“全脑血管造影”提示：左侧颈动脉狭窄，给予药物对症治疗，疗效欠佳，为求进一步治疗，于 2019 年 6 月 15 日 15:30 由轮椅推入病房。

既往史：高血压病史 12 余年，平素未正规诊治；吸烟史 12 年，10 支/d，少量饮酒史 12 余年。

体格检查：体温 36.8 ℃，脉搏 88 次/分，血压 176/93 mmHg，神志清楚，精神差，言语流利，高级智能配合，瞳孔等大等圆对光反射灵敏。右侧肢体肌力 3 级，肌张力正常，左侧肌力 5 级，肌张力正常。日常生活能力评定总分 80 分（轻度依赖）。疼痛评分 0 分。Braden 压疮风险评分总分 23 分。跌倒/坠床风险评分 5 分（高风险）。营养风险评分 0 分（正常）。EAT-10 筛查 0 分。Caprini 血栓风险评估 0 分。

辅助检查：①影像检查，头颅 DWI 检查提示：右侧半卵圆中心新发梗死；CTA 检查提示：左颈外动脉起始处重度狭窄。②全脑血管造影检查提示：左颈外动脉狭窄，管腔狭窄>90%。③实验室检查：甘油三酯 2.93 mmol/L，总胆固醇 6.18 mmol/L。

治疗与转归：入院后遵医嘱给予抗血小板、调节血脂，稳定斑块，营养神经、改善循环等药物治疗。患者于 2019 年 6 月 19 日在全身麻醉下行“经导管颈动脉球囊扩张术+支架成形术”术后恢复良好，于 2019 年 6 月 23 日出院，转往当地继续康复治疗。

案例思考分析：

1. 患者诊断为左侧颈动脉狭窄，何为颈动脉狭窄？颈动脉狭窄的临床表现是什么？
2. 此案例是颈动脉狭窄的典型案例，颈动脉狭窄的诊断要点是什么？可采取哪些主要检查？
3. 该患者为什么会发生颈动脉狭窄？颈动脉狭窄的发病机制及危险因素有哪些？
4. 颈动脉狭窄主要治疗有哪些？
5. 患者的主要护理问题有哪些？应该采取怎样的护理措施？
6. 患者出院后注意事项及健康宣教内容有哪些？

思维导图

运用思维导图的方法，对案例进行层层分析

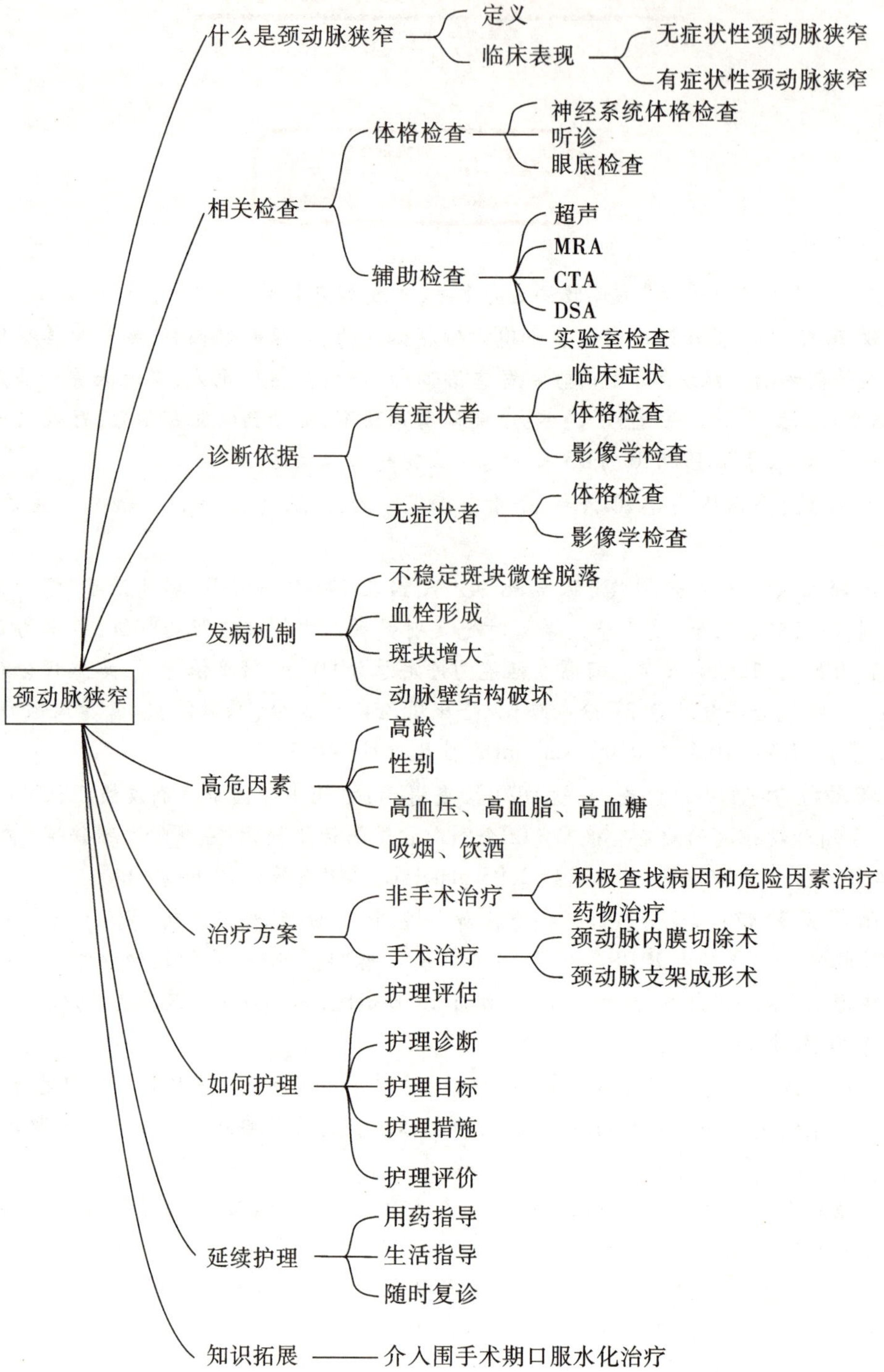

图 3-6　颈动脉狭窄的思维导图

案例分析一

颈动脉狭窄的定义及临床表现

该病例患者的临床表现为：入院前 1 年有活动时突然出现右侧肢体乏力，再发加重 1 d。后经检查，诊断为左侧颈动脉狭窄，什么是颈动脉狭窄？颈动脉狭窄的主要临床表现有哪些？

（一）定义

颈动脉是将血液由主动脉输送到头部的大血管，左右各一根，是脑的主要供血血管之一（主要供应脑前循环的血流）。当颈动脉血管管腔发生狭窄时，即称之为颈动脉狭窄。可分为：

1. 无症状性颈动脉狭窄　即往 6 个月内无颈动脉狭窄所导致的一过性黑蒙、短暂性脑缺血发作（transient ischemic atlack，TIA）、卒中或其他相关神经症状，只有头晕或轻度头痛的临床表现。

2. 有症状性颈动脉狭窄　既往 6 个月内有 TIA、一过性黑蒙、患侧颅内血管导致的轻度或非致残性卒中等临床症状中一项或多项的颈动脉狭窄。

（二）临床表现

1. 无症状性颈动脉狭窄　临床上无任何神经系统的症状和体征，有时仅在体格检查时发现颈动脉搏动减弱或消失，听诊区域在双侧颈三角及锁骨上方区，部分患者可闻及血管杂音。

2. 有症状性颈动脉狭窄

（1）TIA：是指由于脑或者视网膜局灶性缺血所致的、不伴急性梗死的短暂性神经功能缺损发作。TIA 的临床症状一般多在 1 ~ 2 h 内恢复、不遗留神经功能缺损症状和体征，且影像学上没有急性脑梗死的证据。临床表现有：患侧颈动脉狭窄导致的短暂性单眼黑朦或视野缺失、构音障碍、中枢性言语障碍、失语、肢体笨拙或偏瘫，肢体麻木或麻痹，大多数在数分钟内就可恢复。单纯的头痛、头晕、局部感觉障碍不伴有上述症状时不认为是 TIA。

（2）缺血性脑卒中：缺血性脑卒中又称脑梗死，是指因脑部血液循环障碍，缺血、缺氧所致的局限性脑组织的缺血性坏死或软化。临床上出现一侧肢体感觉障碍、偏瘫、失语、脑神经损伤，昏迷等相应的神经功能缺失症状、体征和影像学特征。

（3）其他脑缺血症状：患者有颈动脉重度狭窄或闭塞时可以表现为思维模糊、体位性眩晕、双眼失明、共济失调、头晕、眩晕等症状。脑动脉灌注不足往往在突然从卧位改成坐位或坐位改成立位时发生。

案例分析二

颈动脉狭窄的检查项目

该病例患者进行了CT血管造影(CTA)、磁共振扩散加权成像(DWI)、数字减影血管造影术(DSA)、颈部血管超声检查、血生化检查等多项检查。目前临床颈动脉狭窄的检查主要包括哪些?

(一)体格检查

所有颈动脉狭窄患者都要进行神经系统体格检查,包括表情状态,面部是否对称、语言、意识、运动功能、肢体张力、共济失调试验、感觉功能等,部分患者可有脑卒中体征伴发精神和智力异常;部分颈动脉狭窄患者颈动脉搏动减弱,提示近心端病变,常易被多普勒检查遗漏;听诊区域在双侧颈三角及锁骨上方区,部分患者可闻及血管杂音。眼底检查可在眼底动脉交叉处看到微栓,多为胆固醇结晶。

(二)辅助检查

1. 颈部血管超声检查　颈动脉超声是目前在临床上作为筛查首选的检查,为动脉粥样硬化的诊断提供一种无创、简便、重复性好的方法,有助于确定颈动脉粥样斑块的性质和稳定性,颈动脉狭窄的部位和程度,尤其在显示动脉壁结构的变化上有优势,为动脉粥样硬化的早期预防和治疗提供客观的依据,但不建议对低危险人群进行无症状的动脉狭窄的筛查。

2. 经颅多普勒超声(transcranial doppler,TCD)　可以帮助评估颈动脉狭窄患者的颅内Wills环(也称韦氏环)、颈外动脉、眼动脉等血管的交通情况,是颅内活动性栓塞的主要诊断方法。

3. MRA　可显示颈动脉狭窄的狭窄部位和狭窄程度,但显示的狭窄程度常会比实际狭窄重,不能将接近闭塞的狭窄和完全闭塞区分开来。

4. CTA　借助计算机软件对颈动脉血管进行三维重建和成像,提供主动脉弓、病变的解剖和形态学信息,可辅助判断斑块稳定性,亦可了解颅内血管和脑实质病变。

5. DSA　是目前诊断颈动脉狭窄的“金标准”,有助于观察主动脉弓的类型,颈动脉狭窄病变的性质(如狭窄部位、狭窄程度、斑块的整体形态、斑块有无溃疡)、对侧颈动脉、椎动脉和颅内Wills环的完整性等。

6. 实验室检查　血常规、C反应蛋白、血糖、血脂、血液流变学和凝血功能检查是否正常。

案例分析三

颈动脉狭窄的诊断依据

该病例患者颈动脉狭窄,诊断依据是什么?

诊断依据:根据患者的病史采集、体格检查和相关特殊检查的结合来确定。目前主要应用于临床的影像学检查方法主要包括对血管的形态学检查以及对脑组织的检查两个方面。DSA 检查是目前颈动脉狭窄诊断的“金标准”。

案例分析四

颈动脉狭窄的发病机制及危险因素

该病例患者为何会发生颈动脉狭窄？颈动脉狭窄的发病机制及危险因素有哪些？

颈动脉狭窄最主要的病因为动脉粥样硬化，约占 90% 以上。此外，还有大动脉炎、外伤、纤维肌性发育不良、颈动脉迂曲、放射性损伤等少见原因。颈动脉粥样硬化斑块会逐渐由稳定斑块转化为易损斑块，进而形成血栓或者远端血管栓塞，是导致缺血性脑卒中的常见原因。其病理生理学机制包括：①不稳定斑块微栓脱落，导致远端脑血管堵塞。②碎屑脱落后，斑块内胶原等促使血栓形成；物质暴露，血栓形成后不断脱落导致远端血管反复栓塞。③斑块增大，引起管腔内绝对狭窄，导致远端缺血。④动脉壁结构破坏致颈动脉夹层或内膜下血肿形成等造成血管狭窄甚至闭塞。颈动脉动脉粥样硬化病变特点是主要累及颈动脉分叉及颈内动脉起始。

颈动脉狭窄的高危人群主要包括：动脉粥样硬化者、年龄>60 岁、男性、长期吸烟、肥胖、高血压、糖尿病和高脂血症等有多种心脑血管疾病危险因素的患者。高危人群还包括 TIA 和缺血性卒中患者，下肢动脉硬化闭塞症患者，冠心病（尤其是需要做冠状动脉搭桥或介入治疗）患者以及体检中发现颈动脉血管杂音者。

案例分析五

颈动脉狭窄的治疗方案

该病例患者入院后给予抗血小板、营养神经、调节血脂、稳定斑块、改善循环等药物应用。目前有关颈动脉狭窄的治疗方案有哪些？

（一）非手术治疗

1. 积极查找病因和危险因素治疗

（1）应积极查找病因，针对可能存在的危险因素进行治疗，如控制血压，血糖及降血脂，改善心功能，治疗心律失常，避免剧烈活动，情绪波动。

（2）提倡健康生活方式，合理饮食，戒酒，适当体育锻炼改善肥胖、体重指数及血脂水平等。

（3）戒烟：吸烟是颈动脉硬化的主要危险因素之一，可引起脑血管痉挛，颈动脉内膜损害，加重和促进病变的发生发展。戒烟是预防和治疗颈动脉狭窄的重要措施之一，对于吸烟者应严格要求并督促其戒烟，并避免被动吸烟。

2. 药物治疗

（1）降压药物治疗：从小剂量开始，优先选择长效制剂，联合应用及个体化。常用降压药物包括 β 受体阻滞剂、钙通道阻滞剂、血管紧张素转化酶抑制剂、血管紧张素受体阻滞剂、利尿剂五类，以及由上述药物组成的同定配比复方制剂。

(2)糖尿病药物治疗:糖尿病是动脉狭窄发生发展的重要危险因素。对于合并糖尿病的颈动脉狭窄患者,必须加强饮食管理。控制血糖目标值:非空腹血糖 11.1 mmol/L 以下,治疗期间糖化血红蛋白应<7%。

(3)降脂药物治疗:建议颈动脉狭窄患者使用他汀类药物降脂治疗。他汀类药物主要适用于血中总胆固醇及低密度脂蛋白胆固醇增高为主的患者。对于具有卒中高风险的颈动脉狭窄患者,建议控制低密度脂蛋白水平在 100 mg/dL 以下。当患者为甘油三脂血症时,可考虑给予烟酸类或者贝特类降脂药。

(4)抗血小板和抗凝治疗:抗血小板药物包括阿司匹林、氯吡格雷等,阿司匹林联合氯吡格雷可降低心脑血管事件的发生率,应警惕出血风险;抗凝药物如肝素、华法林。

(二)手术和介入治疗

1. 颈动脉内膜剥脱术(carotid endarterectomy,CEA) 是目前唯一可以达到去除动脉粥样硬化斑块、重建正常管腔和血流的方法。对于症状性颈动脉狭窄的患者首选 CEA 治疗,是预防卒中的有效方法,同时也是治疗颈动脉狭窄的最经典术式。

2. 颈动脉支架成形术(carotid artery stenting,CAS) 主要是以血管内介入技术为基础,采用球囊或支架扩张颈动脉的狭窄部位,从而达到重建颈动脉血流的目的。当斑块在手术达不到的区域或手术风险高时,可选用 CAS。介入治疗具有创伤小、恢复快、可重复操作、住院时间短等特点,特别是伴有心肺血管疾病的高龄患者可以优先考虑该治疗措施。

案例分析六

颈动脉狭窄患者术前的护理问题及护理措施

该病例患者入院护理评估:右侧肢体肌力 3 级,日常生活能力评定 80 分(轻度依赖),跌倒/坠床风险评估 5 分(高危),EAT-10 筛查 0 分,患者目前面临的主要护理问题及相应的护理措施有哪些?进行颈动脉支成形术后的护理问题及相应护理措施有哪些?

【术前护理】

(一)护理评估

1. 病史

(1)了解患者的一般人口学资料,既往史,过敏史、家族史及本病的危险因素,如高血压、糖尿病、高脂血症、冠心病、吸烟饮酒、久坐不动、饮食是否合理等。

(2)了解患者发病的时间及详细过程,目前伴随的临床表现。查阅各项检查报告,如血常规、C 反应蛋白、肝功能、血脂、同型半胱氨酸、肾功能、头颅 CTA、MRA、DSA、心电图、胸片、颈动脉彩超、肺功能等检查结果。

2. 身体状况

(1)目前各项生命体征、身高、体重、瞳孔、言语情况、口腔黏膜等。

(2)有无意识障碍及其类型和严重程度(见附件 1)。

(3)四肢肌力及日常生活能力情况(见附件3,附件4)。

(4)拟手术穿刺部位(腕部/腹股沟处)皮肤状况、双侧桡动脉/足背动脉搏动情况。

(5)目前营养状况,大小便及睡眠情况(见附件13)。

(6)评估患者是否有跌倒/坠床风险(见附件5)。

3. 心理-社会状况

(1)观察患者是否因疾病所致焦虑等心理问题,了解患者的需求(见附件7,附件8)。

(2)了解患者及家属对疾病发生的相关因素、治疗和护理等知识的认知程度。

(3)患者家庭条件与经济状况及家属对患者的关心和支持度。

(二)护理诊断、目标及对应的护理措施

1. 焦虑　与环境改变、疾病相关知识缺乏、担心疾病预后有关。

护理目标:患者能描述疾病相关知识,术前情绪稳定,有效方法应对和缓解焦虑。

护理措施:

(1)向患者及家属介绍病区概况,使患者尽快适应周围环境;为患者创造舒适安静的休养环境,保证患者充足的睡眠,对于入睡困难的患者遵医嘱给予药物辅助睡眠。告知患者心理因素与疾病的关系,注意保持情绪稳定、心态平衡,避免情绪波动;鼓励培养自己的兴趣爱好,比如听音乐、阅读、绘画等转移注意力。

(2)讲解手术的目的、意义、方法、优点、操作过程、术中配合方法及可能出现的意外或并发症,针对具体心理状况进行耐心讲解,给予他们最急需、科学合理的答案,消除心理压力,避免对手术过度紧张,以取得患者的信任及配合。

(3)做好术前准备,协助做好各项常规化验检查,包括血常规、凝血功能、肝肾功能、病毒、心电图和胸片等;遵医嘱清洁皮肤、沐浴及更衣,遵医嘱控制血压及血糖,动态监测心率;术前应用扩张血管药物及双抗药物时,注意观察药物疗效及副作用。术前遵医嘱禁食水,注意拟穿刺部位远端动脉搏动情况,便于术后对照,建立可靠的静脉通路,准备心电监护、注射泵、术前用药等。

2. 躯体活动障碍　与运动中枢损害致肢体瘫痪有关。

护理目标:患者能适应卧床状态,配合进行肢体功能康复锻炼,日常生活活动能力逐渐加强。

护理措施:

(1)应重视患者的心理干预,全面评估其心理状态,了解其内心真实想法、需求,表示尊重与理解,给予针对性的疏导和安慰。

(2)做好患者基础护理,及时协助患者正确摆放肢体,每2 h协助更换体位1次,卧床休养期间尽可能使患侧上肢处于最大伸展位;在排除患肢静脉血栓后,定期由远及近进行向心性按摩,改善血液循环情况,当肢体肿胀、疼痛等情况得到缓解,改为由近及远的离心性按摩。

(3)指导与协助患者进行被动训练,如:关节屈伸、旋转等,患肢抬高、屈曲等,以及肌肉紧张、放松交替训练等,逐步变被动训练为主动训练,让患者自主进行关节、肌肉活动训练;根据实际恢复情况为其制定主动训练计划,从坐卧训练逐步向坐位移动、站立、行走等过渡;循序渐进增加精细度,使患者逐步完成日常自理。

(4)指导患者进食富含蛋白质、维生素、纤维素等食物,劝戒烟酒。

3. 语言沟通障碍　与语言中枢损害有关。

护理目标:患者能最大限度保持沟通能力,配合进行语言康复训练,语言表达能力逐步恢复正常。

护理措施:

(1)了解患者身心需求,尽可能满足患者的需求,提供心理疏导,讲解康复训练的重要性。提供舒适训练环境,可鼓励家属、朋友多与患者交流,为患者提供支持与配合,进行尝试和获得成功时给予患者肯定和表扬,注意沟通时保持耐心。

(2)和患者建立非语言的沟通信息,最大限度地促进患者的语言再建和恢复及发挥残存的交流能力,如书面语、手势语、图画等方式传递信息;以达到综合能力地提高,有效地与他人进行交流。

(3)制定个体化的语言康复计划,协助患者进行语言康复训练,掌握正确的发音方式;可从患者日常熟练物品、动作和语言开始,在患者理解基础上指导其复述词、短句,同时纠正语言清晰度,循序渐进,避免患者学习情绪受到影响。

4. 有跌倒的危险　与突发平衡失调、眩晕及一过性失明有关。

护理目标:患者能描述导致跌倒的原因,并采取积极应对措施,不发生受伤。

护理措施:

(1)病房内照明充足,保持地面干净、干燥,对有跌倒高风险患者的病房铺设防滑垫及安装卫生间扶手,对有棱角易碰伤的部位加装缓冲设施,危险环境要有醒目的警示标识,有潜在危险的障碍物应及时清除。

(2)高龄及活动不便的患者使用有护栏的床,尽量使用防滑、舒适的拖鞋,将自己经常使用的物品放置在随手可得的地方,专人陪护,并告知家属注意事项。

(3)严密观察病情变化,加强巡视与护理,如有异常及时报告医生。

(三)护理评价

1. 患者术前对治疗、疾病相关知识均掌握;并且能有效应对和缓解焦虑。
2. 患者术前日常生活活动能力逐渐加强。
3. 患者能有效表达自己的需求,语言表达能力逐步恢复正常。
4. 患者术前未发生跌倒。

【术后护理】

(一)护理评估

评估患者目前生命体征、神志、瞳孔、意识、肌力、睡眠及大小便。

判断患者目前的临床症状,如:有无肢体活动障碍、失语等表现。

评估穿刺部位和穿刺侧肢体的情况。穿刺点有无渗血、血肿、皮肤破损、远端末梢循环情况(术侧肢体温度、感受、颜色、桡动脉/足背动脉搏动是否良好)及手术对侧肢体的肌力(见附件3),穿刺部位是否疼痛。

评估患者的皮肤情况。

抗凝治疗时,及时评估患者有无出血倾向。

（二）护理诊断、目标及对应的护理措施

1. 自理缺陷　与术后卧床、限制活动有关

护理目标：患者能适应自理能力降低的状态，术后制动期间生活需要得到满足。

护理措施：

（1）全麻患者去枕平卧6 h，意识不清楚者头偏向一侧，及时清除口鼻腔分泌物、呕吐物，保持呼吸道通畅。术后遵医嘱由禁食水逐步向流质、半流质、普食过渡。昏迷状态的患者，留置胃管进行鼻饲饮食，以维持水、电解质平衡，保证机体营养平衡。指导低盐低脂易消化饮食，避免进食牛奶、豆浆等产气食物，以免引起腹胀。

（2）术后卧床期间协助做好生活护理，满足患者的生活需要。协助患者排便，如不能自行床上排尿，可采用诱导或按摩膀胱区的方法以协助患者排尿，必要时遵医嘱留置导尿。床单位保持平整、干净，协助患者床上擦浴，术后每2 h协助患者翻身拍背一次，保持口腔清洁，清醒患者协助给予漱口，擦浴等。

2. 疼痛　与术后穿刺部位加压包扎过紧有关。

护理目标：患者穿刺处未发生疼痛，穿刺部位恢复良好。

护理措施：

（1）股动脉穿侧部位沙袋（1 kg）压迫4～8 h，穿刺侧下肢制动（取伸展位，不可屈曲）6～8 h，使用止血器压迫止血者，穿刺侧肢体平伸制动2～4 h，12～24 h内卧床休息，或根据病情适当延长卧床时间，24 h后拆除绷带。卧床期间可指导患者活动脚趾关节及做足部踝泵运动，指导并帮助患者活动双上肢及健侧下肢，按摩腰背部肌肉减轻长期卧床不适；及时查看受压部位皮肤情况，协助患者每2 h翻身一次，避免同一部位受压时间较长，从而引发疼痛。桡动脉穿刺部位弹力绷带加压包扎4～6 h，不影响正常活动。

（2）观察穿刺部位敷料是否干燥，穿刺侧足背动脉（股动脉穿刺者）或桡动脉（桡动脉穿刺者）搏动强弱、皮服温度、颜色、毛细血管充盈时间、感觉等，并进行左右对比记录。指导患者勿用力咳嗽、排便，防止腹压增加引起出血。在加压包扎期间，应主动向患者解释加压包扎的重要性，患者常感觉不舒适要求解除或放松包扎，注意检查动脉搏动情况，若确为加压包扎过紧，应报告医生适度放松。

（3）及时倾听患者的主诉，做好心理护理，因患者对疼痛的阈值不同，必要时可遵医嘱给予止痛药。

3. 颅内出血　多由于脑过度灌注综合征、支架植入后的抗凝及抗血小板治疗导致。

护理目标：患者未发生颅内出血并发症。

护理措施：

（1）严密观察患者生命体征，尤其是患者神志、瞳孔、肢体活动、言语情况，若患者突然出现剧烈头痛、意识障碍、恶心呕吐、面色苍白、出冷汗等症状，应立即报告医生，及时处理。

（2）需要在围术期严格控制血压，应用脱水药物减轻脑水肿等措施；躁动者遵医嘱给予镇静剂。注意药物使用方法及注意事项，给药及时准确。

（3）用抗凝治疗时，注意观察有无皮肤、黏膜、牙龈、消化道等出血倾向，有无发热、皮疹、哮喘、恶心、腹泻等药物不良反应；定期监测凝血功能。静脉输液尽量使用静脉留置

针，以减少反复穿刺，各种穿刺后按压时间应适当延长。对留置导尿管、胃管及其他引流管的患者，保持引流通畅，妥善固定，翻身时注意不要将导管打折或拔除，观察引流液的颜色、性质及量，如有异常及时通知医生。

（4）禁忌颈部按摩，防止支架塌陷、变形及移位等；保持平稳情绪，切勿用力排便。

4. 潜在并发症　高灌注综合征、脑血栓形成、颅神经麻痹、血管痉挛。

护理目标：患者未发生高灌注综合征、脑血栓形成、颅神经麻痹、血管痉挛。

护理措施：

（1）重点关注患者的意识状态和神经系统症状，观察患者有无头痛、抽搐、意识障碍、癫痫发作，手术对侧肢体有无偏瘫、运动、感觉及视觉障碍、患者舌头是否居中；有无声音嘶哑、咳痰困难等症状；认真听取患者所诉不适，一旦出现异常，立即通知医生进行处理。

（2）严密监测患者的各项生命体征，注意观察血压、心率、心律的变化。遵医嘱使用血压控制药物，积极将血压控制在患者自身的基础血压范围之内，降压药物应逐渐减量；适当输注脱水、激素药物降低颅内压。降压过程中禁用血管扩张剂，如硝酸甘油和硝普钠等，同时关注药物对静脉的刺激性；严格按照医嘱给药时间、方法、剂量用药，术后严格控制血压，24 ~ 48 h 内收缩压应控制在 120 ~ 140 mmHg。

（3）若发生心搏骤停，立即进行胸外心脏按压，同时应用阿托品、肾上腺素；对于收缩压低于 90 mmHg，立即静脉给予多巴胺，补充体液及静脉滴注升压药，避免血压提升太快或过高，以免发生高灌注综合征。

（4）尽量使用注射泵单独泵入控制血压药物，随时检查输液通道及泵管通畅情况，及时根据患者血压情况调整药物速度及剂量，并及时记录。

（三）护理评价

1. 患者术后制动期间生活需要得到满足。
2. 患者术后未发生疼痛。
3. 患者术后未发生颅内出血。
4. 患者术后未发生高灌注综合征、脑血栓形成、颅神经麻痹、血管痉挛。

案例分析七

颈动脉狭窄患者出院后的注意要点

该病例患者于 6 月 23 日好转出院，出院后应有哪些注意要点，我们能为患者提供什么延续性护理服务？

1. 患者往往需要长期服用小剂量的抗血小板药物，要交代清楚所服药物的目的及重要性，指导患者及家属遵医嘱用药及在医护人员指导下调整用药的意义，避免间断不规律的用药。此外还有用药期间应观察的指征及定期复查相关项目，如需定期复查凝血倾向，并学会观察是否有出血倾向，如口腔牙龈是否出血、大小便是否有血、皮肤有无淤青等。

2. 养成良好的生活习惯，戒烟戒酒，调整饮食结构，规律作息，适当安排工作，限制重体力活动，劳逸结合，保证充足睡眠；保持情绪稳定，避免过度紧张、兴奋以及情绪波动；

严格控制危险因素，及时选择合适的预防措施；合理锻炼，定期体检。

3. 告知患者定时随访与复诊，术后定时复查颈部血管超声，以便及时发现异常；若出现脑血管病的发病先兆如头晕、头痛、一过性黑矇、肢体无力、口角歪斜、言语不利、视物模糊等不适，应及时就诊。

案例分析八

颈动脉狭窄的知识拓展

介入围手术期口服水化治疗

随着介入治疗的发展和增强 CT 的广泛运用，对比剂使用越来越广泛，其所致的并发症以肾损伤，又称对比剂肾病（contrast induced nephropathy，CIN），CIN 是指在应用碘对比剂后的 48 ~ 72 h 内血肌酐（SCr）绝对值上升≥0.5 mg/dL（44.2 μmol/L）或相对于基线的肌酐值上升了 25% 最为突出，且目前已成为医院获得性急性肾衰竭的第三大因素。该并发症的发生可增加患者身心和经济负担，同时对疾病远期预后产生负面影响。现国内外均采用使用对比剂前后水化治疗来缓解对比剂对机体带来的危害。本文旨在探讨水化治疗护理方面的关键问题，以期为临床水化治疗路径及护理措施提供参考依据。

水化治疗是一种简单、有效和经济的预防肾功能损害的方法，其预防作用得到了公认。水化治疗的方式具有简便、不良反应少、缩短住院时间、节约医疗资源、提高患者舒适度、出院后可继续使用等独特优势，正逐渐成为临床常用的排出对比剂方法。因此，对于水化治疗的具体实施方案及护理流程的规范化等方面的研究具有广阔的空间和重要的临床意义。

水化治疗原理：使用对比剂前补液，纠正亚临床脱水，使用对比剂后补液，减轻对比剂引起的渗透性利尿，对抗肾素-血管紧张素系统（renin-angiotensin-system，RAS）系统，减轻球管反馈，降低对比剂在血液中的浓度，从而减缓肾脏血管的收缩，增加尿量，减轻肾小管的阻塞，减少肾脏缩血管物质的生成等。

1. 水化方式　水化预防 CIN 的方式主要有 3 种：口服水化、静脉水化、口服联合静脉水化。

（1）口服水化：口服水化即饮水，适用于心肾功能正常、饮水正常的患者。口服水化及静脉水化治疗对 CIN 的预防作用效果相似；相对来说口服水化具有明显优势，不仅患者配合度比静脉水化好，同时可缩短患者住院时间及减轻静脉水化带来的不适，且患者出院后可继续水化，逐渐成为临床上最常用的水化治疗方案。口服水化可分为自由饮水和定量饮水。

自由饮水：指使用对比剂前后，在患者病情允许的情况下尽量多饮水，24 h 饮水量不少于 2000 mL。

定量饮水：指告知患者饮水目的并确定其单位时间内饮水量，24 h 饮水量≥2000 mL。具体方法：根据术中对比剂用量指导术后 3 h 内饮水量，对比剂用量 100 mL 以内饮水 1000 mL，对比剂用量 101 ~ 200 mL 饮水 1500 mL，24 h 总饮水量≥2000 mL。

(2)静脉水化

单纯静脉水化:临床上多选用0.9%氯化钠溶液作为静脉水化液。水化时间从注射对比剂前4 h开始至造影后24 h,速度为1 mL/(h·kg),该方法适用于心、肾功能不全及糖尿病等住院高危人群。

药物联合静脉水化:多位学者研究发现,0.9%氯化钠溶液联合药物治疗,对CIN的发生有一定的预防作用。呋塞米联合0.9%氯化钠溶液水化、奈比洛尔联合0.9%氯化钠溶液水化对CIN有预防作用。

(3)口服联合静脉水化:口服联合静脉水化能减轻肾功能损害,减少CIN的发生率。对于老年患者和慢性肾病患者,短时间大量补液易出现水钠潴留,导致心力衰竭,加重肾脏负担。因此,在使用联合水化时更应注意患者的病情观察及评估。

2. 水化液的选择

(1)0.9%氯化钠溶液和0.45%氯化钠溶液:氯化钠溶液是很长一段时间以来被广泛接受和应用的水化液,0.9%氯化钠溶液水化组CIN发生率显著低于0.45%氯化钠溶液水化组。伴肾功能不全的患者和存在充血性心力衰竭的患者,建议使用0.45%氯化钠溶液进行水化。

(2)碳酸氢钠溶液:造影前后充分碱化治疗,可以预防CIN的发生,其机制为碳酸氢钠快速进入血液后与氢离子结合产生水和二氧化碳,水可以迅速降低对比剂黏度,升高二氧化碳分压和血中碳酸氢根离子浓度,进而碱化尿液,降低氧自由基和过氧化物对肾的损伤。等渗碳酸氢钠能有效预防肾功能不全患者CIN的发生,原因与碳酸氢钠给药浓度、时间和给药量有较大关系。

(3)药物联合水化:强化他汀类药物可显著降低急性肾损伤的发生。经皮冠脉介入治疗患者在围手术期使用阿托伐他汀具有保护肾功能的作用。0.45%氯化钠溶液、0.9%氯化钠溶液、碳酸氢钠溶液、N-乙酰半胱氨酸、钙离子拮抗剂等都曾经被研究者作为水化液应用于预防CIN,N-乙酰半胱氨酸、碳酸氢钠溶液更适用于肾功能不全者。

3. 水化补液时机、速度及剂量　口服水化应从术前3 h持续到术后第2日,鼓励患者术后3 h内饮水800~1200 mL,以促进对比剂的排出,使患者术后4 h尿量大于1000 mL;建议每次饮水100~150 mL,不超过200 mL为宜,以免引起胃部不适。介入手术前3~12 h,以1.0~1.5 mL/(kg·h)速度维持至术后6~24 h,保持尿量75~150 mL/h;若患者伴有慢性肾功能不全,术后水化治疗必须持续到术后6 d左右。在使用对比剂前后24 h水化的液体量分别至少500 mL和2000 mL。介入手术后4 h内给予的补液量应该保持在总量的1/3。

(秦秀宝　李灿灿)

第四节　脑动静脉畸形

案例与思考

张某，男，28岁，以“脑动静脉畸形”为诊断收治入院。

现病史：患者入院前20余天无明显诱因突然出现意识丧失、呼之不应，急送当地医院，头颅CT示：脑出血，行“血肿穿刺引流术”，病情稳定后行脑血管造影提示：脑动静脉畸形，畸形团内有一动脉瘤，给予对症治疗后，好转出院。为求进一步治疗来我院，于2018年9月3日以“脑动静脉畸形”收入科。

既往史：无。

个人史：有吸烟史，吸烟史5年，20支/d，有饮酒史，饮酒史5年，偶饮酒。

查体与评估：神志清楚，精神可，言语欠流利，高级智能不能配合，眼球活动充分，双侧瞳孔等大等圆，对光反射灵敏，伸舌偏右，右侧肢体肌力3级，右上肢肌张力高，左侧肌力、肌张力未见异常，右侧肱二头肌、肱三头肌反射亢进，左侧肱二头肌、肱三头肌反射正常，右侧膝、跟腱反射亢进，右侧Babinski征阳性，左侧Babinski征阴性。入院护理查体：体温36.3℃，脉搏67次/分，呼吸18次/分，血压112/73mmHg，日常生活能力评定85分（轻度依赖），跌倒、坠床风险评估4分（高危风险），Caprini血栓风险评估7分（极高危），EAT-10筛查2分，营养风险评估2分，Braden压疮风险评分18分（轻度危险）。

辅助检查：DSA检查示：脑动静脉畸形。

治疗与转归：于2018年9月7日在全麻下行无水乙醇超选择性脑动静脉畸形栓塞术，术后给予营养神经、防治癫痫、控制血压等处理。2018年10月6日患者好转出院。

案例思考分析：

1. 患者诊断为脑动静脉畸形，什么是脑动静脉畸形？临床表现有哪些？
2. 此案例是脑动静脉畸形的典型案例，诊断要点是什么？可采取哪些主要检查？
3. 目前脑动静脉畸形都有哪些治疗方案？该患者采取了哪种方法？
4. 患者的主要护理问题和护理措施有哪些？
5. 患者于10月6日好转出院，出院后仍存的护理问题及注意事项有哪些？

思维导图

运用思维导图的方法,对案例进行层层分析

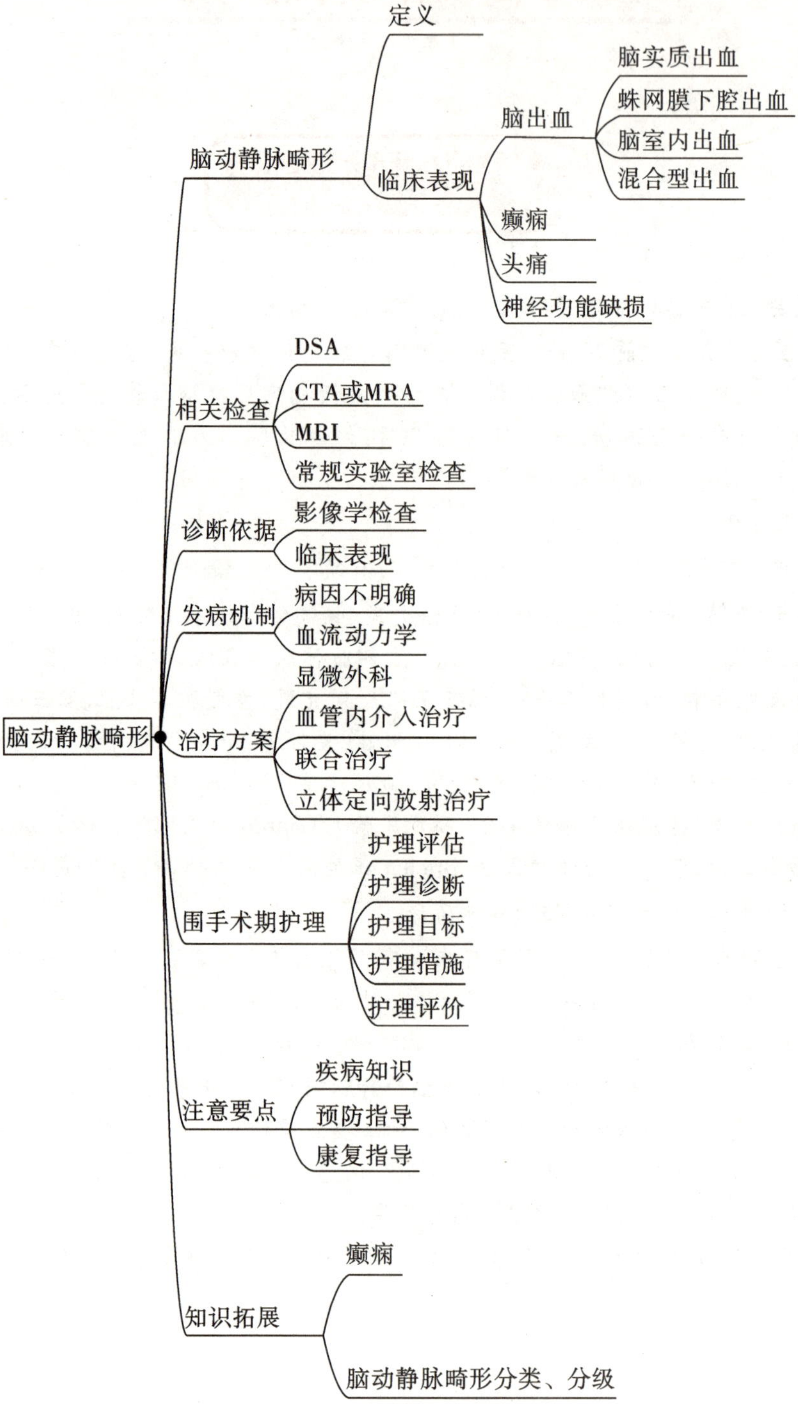

图3-7 脑动静脉畸形的思维导图

案例分析一

脑动静脉畸形的定义及临床表现

该患者入院前有脑出血的症状，后经检查，诊断为脑动静脉畸形，什么是脑动静脉畸形，临床表现有哪些？

（一）定义

脑血管畸形（cerebral vascular malformations）由供血动脉、异常毛细血管网形成的畸形巢或引流静脉组成，为先天性疾病，多见于青年人，年发生率为(1.12～1.42)/10 万人。一般分为 4 种基本类型：动静脉畸形（brain arteriovenous malformation，bAVMs）、毛细血管扩张症、海绵状血管瘤和静脉畸形。其中 AVM 最多见，占 90% 以上。

（二）临床表现

1. 脑出血　脑出血是 bAVMs 最常见的临床表现，年出血率为 2.10%～4.12%，初次就诊时出血的患者占 36%～68%，出血好发年龄为 20～40 岁，初次脑出血后再出血的风险增高。畸形血管破裂可出现意识障碍，头痛呕吐等症状，但小的出血临床症状不明显。bAVMs 破裂可表现为脑实质出血、蛛网膜下腔出血、脑室内出血和混合型出血。

2. 癫痫　bAVMS 可引起局灶性和（或）继发性全身性癫痫发作，可能涉及静脉压升高（与静脉流出道阻塞相关）。bAVMs 患者 5 年内发生首次癫痫发作的风险为 8%。年龄较小，位于颞部、皮质受累和畸形团直径>3 cm 会增高癫痫发作风险。

3. 头痛　5%～14% bAVMs 患者曾有头痛史。头痛可呈单侧局部，也可全头痛、间歇性或迁移性。头痛可能与供血动脉、引流静脉及窦的扩张有关，有时与 bAVMs 小量出血、脑积水和颅内压增高有关。

4. 神经功能缺损　未破裂出血的 bAVMs 中，有 4%～12% 为急性或进行性神经功能缺损。脑内出血可致急性神经功能缺损。由于 bAVMs 盗血作用或合并脑积水，患者神经功能缺损呈进行性，表现为运动、感觉、视野以及语言功能障碍。

案例分析二

脑动静脉畸形的主要检查手段

该病例患者进行了头颅 CT 检查。目前临床中脑动静脉畸形的检查主要包括哪些？

1. 头部 CT 在脑动静脉畸形急性出血期可以确定出血部位。

2. 头部 MRI 可以清晰显示畸形团和临近脑组织的关系。

3. 脑血管造影是确诊脑动静脉畸形的金标准，可以了解畸形血管团的位置、大小、供血动脉、引流静脉、动静脉瘘及畸形团相关性动脉瘤等血管构筑特征。

4. 磁共振血管成像（MRA）或 CT 血管形象（CTA）可清晰显示畸形团和临近脑组织的关系。

5. 脑电图监测检查对有癫痫的患者术中脑电图监测，切除癫痫病灶，可减少术后抽搐发作。

6. 实验室检查主要包括：①血常规、肝肾功能和电解质；②病毒；③凝血功能。

案例分析三

脑动静脉畸形的诊断依据

此案例是脑动静脉畸形的典型案例，脑动静脉畸形的诊断依据是什么？

脑动静脉畸形是脑血管畸形中最多见的一种，位于脑浅表和深部。脑血管畸形属于先天性中枢神经系统血管发育异常，可分为五种类型。①动静脉畸形；②海绵状血管瘤；③毛细血管扩张；④静脉畸形；⑤静脉曲张。上述五类血管畸形中以动静脉畸形最常见，占颅内幕上血管畸形的 62.7%，占幕下血管畸形的 42.7%。

颅内动静脉畸形是一团发育异常的病态血管，其体积可随人体发育而生长。由一支或几支弯曲扩张的动脉供血和静脉引流而形成的一个血管团，小的直径不及 1cm，大的可达 10cm。畸形血管团内有脑组织，其周围脑组织缺血而萎缩，呈胶质增生带，有时伴陈旧性出血。畸形血管表面的蛛网膜色白且厚。颅内动静脉畸形可位于大脑半球的任何部位，形态不固定。

对于证实为自发性颅内出血或无明显诱因长期头痛、癫痫或局灶性神经功能障碍的患者，应行相应的影像学检查，包括 CT 平扫 CTA 和（或）MRA、MRI，以排除 bAVMs。

对于 CT、CTA 和（或）MRA、MRI 明确或可疑 bAVM 的患者，应行 DSA 检查，明确 bAVMs 的血管构筑特征。脑出血原因不明、急性期行 DSA 阴性的患者，推荐 2～4 周后再次行 DSA 检查，排除血肿占位效应引起的假阴性。

案例分析四

脑动静脉畸形并发颅内动脉瘤的原因

该病例患者为何会合并颅内动脉瘤？其发病机制是什么？

该患者脑血管造影提示：脑动静脉畸形，畸形团内有一动脉瘤，因为脑动静脉高流量改变了局部血管，使得供血动脉管壁在异常的剪切力作用下，血管扩张形成动脉瘤。

bAVMs 的病因尚不十分明确，目前普遍认为是多种原因导致的胚胎时期血管发育异常所致，血流动力学因素在 bAVMs 形成过程中也起到了重要作用，目前尚没有一种机制能够解释 bAVMs 的确切病因。

案例分析五

脑动静脉畸形的治疗方案

目前脑动静脉畸形都有哪些治疗方案，该患者采取了哪种方法？

bAVMs 的彻底治疗应是完全消除畸形血管团和动静脉分流。目前对 bAVMs 的干预性治疗方式主要有显微外科切除术、血管内介入治疗、立体定向放射治疗及多种方式联合治疗。作为单独治疗方式或联合治疗的重要组成部分，血管内介入治疗在多数情况下作为 bAVMs 的首选治疗方法，尤其是对于外科手术风险较大的位于颅内深部、功能区及破裂并伴有动脉瘤的畸形团，在 bAVMs 的治疗中占有重要地位。但是，由于 bAVMs 的治疗较为复杂，目前对 bAVMs 介入治疗的适应证选择及具体治疗策略上存在一定的差异。鉴于破裂 bAVMs 有较高的再出血率，破裂 bAVMs 需要积极治疗已经得到广泛认可，而未破裂 bAVMs 是否需要治疗及在治疗方式的选择上尚有争议。

（一）显微外科切除手术

显微外科手术可以完全切除动静脉畸形，但必然会对脑组织造成一定风险。任何对周围组织损伤的临床意义取决于手术切除边缘是否包含功能区。Spetzler-Martin 分级量表已被用于评估显微外科切除术后神经功能缺损或死亡的风险。

（二）立体定向放射治疗

伽马刀治疗一般运用于外科手术、血管内介入治疗的辅助治疗方案，主要是对于术后残留的颅内动静脉畸形的治疗，但不能用于动脉瘤，因放射治疗可能诱发动脉瘤破裂出血。

（三）血管内介入治疗

血管内治疗的目的是填充病灶并闭塞滋养血管，同时保留侧支血管到正常的邻近脑组织。大多数情况下，部分性栓塞已被用于计划显微外科切除术的患者。特别是对于较大的动静脉畸形，术前栓塞可使血流量逐步减少并改善病灶血管自动调节，以减少手术切除期间和之后的脑出血。

经一系列检查与评估，该患者采用血管内介入治疗，于 2018 年 9 月 7 日在全麻下行无水乙醇超选择性脑动静脉畸形栓塞术。

案例分析六

脑动静脉畸形围手术期护理

该病例患者入院护理评估：日常生活能力评定 85 分（轻度依赖），跌倒坠床风险评估 4 分（高危风险），Caprini 血栓风险评估 7 分（极高危），EAT-10 筛查 0 分，营养风险评估 2 分，Braden 压疮风险评分 23 分。患者目前面临的主要护理问题及相应的护理措施有哪些？

【术前】

（一）护理评估

1. 病史

（1）患者的发病方式及过程：详细了解患者的发病方式及过程，是否存在是否存在肢体瘫痪、有无剧烈头痛、喷射性呕吐等症状和体征。

（2）病因和危险因素：了解患者有无脑出血、抽搐、头痛及神经功能缺损史，患者有无用药史,有无吸烟及饮酒史。

2. 身体状况

(1)了解有无癫痫发作史、有无出血倾向、有无过敏史。

(2)新出血的患者,观察其瞳孔、意识(见附件1)、肢体活动(见附件3)。

(3)意识状态:有无意识障碍及其类型和严重程度(见附件1)。该患者于20 d前突然无明显诱因突然出现意识丧失、呼之不应,术后意识清楚。

(4)头颈部评估:该患者出现饮水呛咳,EAT-10筛查评分(见附件2);双侧瞳孔大小等大等圆,对光反射灵敏;视野无缺损;无眼球震颤、运动受限及眼睑闭合障碍;无面部表情异常、口角歪斜和鼻唇沟变浅;无听力下降或耳鸣。

(5)四肢、脊柱评估:该患者右上肢肌力3级,右下肢肌力3级,左上肢肌力5级,左下肢肌力5级。肌力分级(见附件3)。

(6)日常生活能力评估(见附件4):主要包括穿脱衣物、进食、行走、上下楼梯、个人卫生等方面。该患者上下楼梯时需要极大帮助,如厕时需要部分帮助。该患者跌倒、坠床的高危因素有活动功能障碍,步态不稳健等。跌倒、坠床风险评估见(见附件5)。

(7)心理-社会状况评估:该患者为突然发病,观察患者是否存在因疾病所致焦虑及抑郁等心理问题(见附件7,附件8);了解患者和家属对疾病发生的相关因素、治疗和护理方法、预后、如何预防复发等知识的认知程度;患者家庭条件与经济状况及家属对患者的关心和支持度。

(二)护理诊断、目标及对应护理措施

1. 焦虑　与疾病知识缺乏有关。

护理目标:患者睡眠质量好,未出现失眠、焦虑等情况。

护理措施:

(1)入院健康教育:由于AVM血管病的特殊性,入院时给予患者健康教育。嘱患者卧床休息,避免强烈精神刺激及情绪波动,禁烟、酒及刺激性食品。嘱患者多进食水果、蔬菜等富含维生素的食物,保持大便通畅。

(2)心理护理:此类患者及家属对所患疾病认知程度及治疗效果不确定,往往有焦虑、烦躁或恐惧的心理,导致患者的情绪不稳定,休息、睡眠不佳。针对这些心理特点,做好解释、安慰工作,介绍治疗的必要性、治疗前准备的措施、治疗基本方法、治疗后的注意事项及治疗的效果等,以取得患者的配合。

(3)协助完善术前检查:评估全身情况,包括血管功能。协助患者进行脑电图检查,及时留取各种标本,检查血、尿、粪常规,凝血功能,肝肾功能,胸部CT及心电图,特别要询问有无药物过敏史、糖尿病及哮喘、甲状腺功能亢进/减退症。

(4)用药护理:术前使用预防脑血管痉挛导致的神经损伤药物如尼莫地平等,注意避光,使用微量注射泵经中心静脉导管泵入。有癫痫史和高血压者应按时服用药物。术前1~2 d应服用阿司匹林。

(5)术前准备　术前禁水2 h,禁食4 h,左上肢留置静脉通道。评估术侧下肢足背动脉搏动情况。在不插导管的肢体建立静脉通道。脑血管造影时一般只选择一条血管,尽量在左侧肢体,以方便术者操作。脑血管造影并支架植入术一般选择2条血管,尽量在

左侧肢体。指导患者在床上进行大小便的锻炼。

2. 躯体活动障碍　与脑血管病变及神经肌肉损伤、肢体瘫痪等异常有关。

护理目标:患者能够积极配合运动锻炼,不发生跌倒、压疮、深静脉血栓等并发症。

护理措施:

(1)良肢位摆放:患者卧床期间应将患者摆放于良肢位,保持正确的坐姿、站姿。指导患者进行良肢位摆放,能够有效降低肢体痉挛,提高患侧肢体功能康复疗效。

(2)体位转移及关节锻炼:患者卧床期间尽早在护士和康复师帮助下渐进性进行,这样可以有效预防坠积性肺炎、压疮、下肢静脉血栓。

(3)站立及步行训练:尽早鼓励患者下床活动,可提高患者心血管能力。偏瘫患者应尽早进行训练:抗重力肌训练、下肢负重支撑训练、患侧下肢迈步训练,以尽早获得基本步行能力。

3. 潜在并发症　脑出血

护理目标:患者生命体征稳定,未发生颅内出血。

护理措施:

(1)观察患者神志、心率、心律、血压的变化,经常询问患者是否有头痛、恶心、呕吐等症状。每 30 ~60 min 观察患者意识、瞳孔、生命体征及肢体活动等情况,注意有无头痛、恶心、呕吐等颅内压增高的症状,一旦出现颅内出血征象,立即报告医生进行处理。

(2)一旦患者发生脑出血嘱患者绝对卧床,适当抬高头部,监测和维持患者生命体征,给予吸氧,建立静脉通路,遵医嘱给予控制血压、脱水利尿、对症治疗等。保持呼吸道通畅,昏迷患者应取侧卧位,有呕吐症状者注意防止误吸。躁动者给予镇静、头痛严重者给予镇痛等处理。昏迷患者留置导尿管。陪同患者尽快进行 CT 检查,转运途中带心电监护、血氧饱和度监测仪,注意转运安全,必要时携带氧气枕检查。采用减震平车,保护患者头部避免受震动,并配备约束装置,避免途中颠簸增加再次出血风险,严格防范患者坠床和非计划拔管。

(三)护理评价

1. 患者睡眠质量好,未出现失眠、焦虑等情况。

2. 患者配合锻炼,未发生跌倒、压疮、深静脉血栓等并发症。

3. 患者生命体征稳定,未发生颅内出血

【术后护理】

(一)护理评估

1. 身体评估

(1)生命体征:监测血压、脉搏、呼吸、体温。

(2)意识状态:有无意识障碍及其类型和严重程度(见附件 1)。

(3)头颈部检查:双侧瞳孔大小,对光反射是否正常;有无面部表情异常、口角歪斜和鼻唇沟变浅;有无饮水呛咳、吞咽困难(见附件 2);有无言语障碍。

(4)四肢、脊柱检查:有无肢体运动机感觉障碍;有无不太不稳或不自主运动。四肢肌力(见附件 3)、肌张力;皮肤有无水肿、破损。

(5)评估患者足背动脉搏动情况,手术部位皮肤。

(6)评估患者日常生活能力(见附件4)、跌倒/坠床风险(见附件5)、压疮风险(见附件6)。

(7)了解患者的心理状况。

(二)护理诊断、目标及对应的护理措施

1.潜在并发症　脑过度灌注综合征

护理目标:患者术后生命体征稳定,未发生脑过渡灌注综合征等并发症。

护理措施:

(1)鼓励患者于全麻后6 h后进流质或半流质,增加饮水量,利于造影剂的排出,观察患者有无牙龈、口腔和鼻出血。观察患者的大小便、呕吐物及皮肤黏膜有无出血倾向及肾区有无疼痛现象。

(2)观察患者神志、心率、心律、血压的变化,经常询问患者有无胸闷、胸痛心慌、出冷汗等情况。高灌注综合征是术后严重的并发症之一,术后正常脑血流灌注压的改变可能会导致灌注区的急性过度灌注。其典型的临床表现为严重的偏头痛、惊厥及颅内出血,也可出现面部及眼痛、恶心、呕吐、意识障碍、高血压及局限性神经体征。控制血压是预防此综合征的关键,术后必须把血压控制在120~130/60~80 mmHg,一旦出现高灌注损伤应及时处理。

(3)脑过度灌注综合征:主要发生在高血流病变栓塞时,由于在瞬间将动静脉短路堵塞,原被病变盗去的血液迅速回流至正常脑血管,因正常脑血管长期处于低血流状态,其自动调节功能消失,不能适应颅内血流动力学的改变,将会出现过度灌注。临床表现为头晕、头痛、呕吐、肢体功能障碍、脑水肿或颅内出血等症状。处理原则是术后使用降血压药常规药物缓慢泵入,将收缩压控制在原来水平的2/3,根据血压高低随时调整输入速度维持血压平稳,防止大幅度波动,持续时间为2~5 d,以预防或减轻脑过度灌注综合征。

2.潜在并发症　脑出血。

护理目标:患者术后生命体征稳定,未发生脑出血。

护理措施:

(1)早期指导患者尽量卧床休息,为患者营造安静、舒适的休养环境,教会患者床上排便,并解释其必要性。

(2)告知患者过度激动及紧张可能带来的不良后果,根据患者喜好选择听音乐、聊天等方式,使其保持良好、稳定的心理状态

(3)在病情允许的情况下鼓励患者多饮水,进食易消化、清淡饮食,可适当增加水果、蔬菜的量,以保持排便通畅,对于便秘患者可使用缓泻剂,如开塞露、番泻叶、麻仁软胶囊等,对小便排泄不畅者协助排尿,必要时留置导尿。

(4)告知患者避免过量活动、剧烈咳嗽、打喷嚏等使颅内压骤然升高的因素。

(5)每30~60 min观察患者意识、瞳孔、生命体征及肢体活动等情况,注意有无头痛、恶心、呕吐等颅内压增高的症状,一旦出现颅内出血征象,立即报告医生。

3.潜在并发症　脑血管痉挛

护理目标：患者术后生命体征稳定，未发生脑血管痉挛。

护理措施：

（1）血压变化可引起脑灌注量改变从而诱发脑血管痉挛，因此，术中及术后严密监测血压。

（2）术后遵医嘱用抗血管痉挛药物尼莫地平 3 d，能明显减少患者此类并发症所致脑损害的发生，使用时用微量泵严格控制滴速，一般控制在 4～6 mL/h，并注意监测心率、血压，观察患者有无胸闷、面色潮红、血压下降、心率减慢、头痛等不良反应，并根据病情需要调整推注速度，严格交接班。

（3）术后监测病情变化，发现患者意识改变、轻瘫、失语倾向，立即报告医生。

4. 潜在并发症　颅内血肿。

护理目标：患者术后生命体征稳定，未发生颅内血肿。

护理措施：

颅内血肿是血管内栓塞术后严重的并发症。表现为头痛、恶心呕吐、烦躁、颈强直，可伴有意识障碍征象。多因血压波动引起，应及早采取措施避免一切血压骤升的因素。向患者提供术后指导，给予镇静药缓解紧张情绪，保证充分休息，术后严密血压监护，必要时应用控制性低血压治疗，维持血压 150 mmHg 以内并根据血压随时调整药量。

5. 潜在并发症　穿刺部位血肿。

护理目标：患者术后生命体征稳定，未发生穿刺部位血肿。

护理措施：

（1）穿刺部位拔除鞘管后应按压穿刺点上方紧靠腹股沟韧带下部，将股动脉压迫在股骨上，由医生常规压迫 30 min，松开后局部无出血和渗血，再用弹力绷带加压包扎，1 kg 沙袋压迫 6～8 h，必要时延长压迫时间或手法加压。

（2）术后指导患者保持平卧位，穿刺侧下肢制动 24 h，向患者及家属解释此举的重要性，以取得配合。

（3）制动期间严密观察穿刺点有无渗血、肿胀和双下肢皮肤温度、颜色及足背动脉搏动情况，同时进行适当的足踝和足趾活动，防止下肢深静脉血栓形成，同时做好交接班。

（4）24 h 后可床边活动，动作应缓慢，不可突然用力，术后 1 周内避免剧烈运动，防止创口再出血。

（三）护理评价

1. 患者术后生命体征稳定，未发生颅内出血、脑血管痉挛、脑过渡灌注综合征等并发症。

2. 患者穿刺部位恢复良好，未发生血肿。患者大便通畅未发生便秘。

案例分析七

脑动静脉畸形出院后的注意事项

患者于 10 月 6 日好转出院，出院后存在的护理问题及注意事项有哪些？

（一）疾病知识

告知患者和家属疾病的基本病因和主要危险因素、早期症状和及时就诊的指征，出现剧烈头痛、喷射性呕吐等症状及时就诊。指导患者遵医嘱正确服用抗癫痫药物，定期复查。告知患者及其家属如出现剧烈头痛、喷射性呕吐等颅内压增高症状及时就诊专科门诊。出院后3～6个月复查CTA及脑血管造影。

（二）预防指导

指导患者进食高蛋白、高维生素、低盐、低脂、低热量清淡饮食，多食新鲜蔬菜、水果、谷类、鱼类和豆类，保持能量供需平衡，戒烟、限酒；遵医嘱规律用药，控制血压、血脂；改变不良生活方式，合理休息和娱乐；外出时有人陪伴，气候变化时注意保暖，防止感冒。

（三）康复指导

告知患者和家属康复治疗的知识和功能锻炼的方法，帮助分析和消除不利于疾病康复的因素，落实康复计划，并与康复治疗师保持联系，以便根据康复情况及时调整康复训练方案。

鼓励患者从事力所能及的家务劳动，日常生活不过度依赖他人；告知患者和家属功能恢复需经历的过程，使患者和家属克服急于求成的心理，做到坚持锻炼，循序渐进。嘱家属在物质和精神上对患者提供帮助和支持，使患者体会到来自多方面的温暖，树立战胜疾病的信心。同时，也要避免患者产生依赖心理，增强自我照顾能力。戒烟、戒酒、适当的体育锻炼。

案例分析八

脑动静脉畸形的知识拓展

脑动静脉畸形发病前会有不同程度的癫痫发作史，癫痫发作时我们应该采取何种措施？脑动静脉畸形分类及分级。

（一）癫痫发作时的处理

2017年4月，欧洲卒中组织发布的卒中后癫痫发作和卒中后癫痫的管理指南指出：癫痫发作开始时，应立即帮助患者取侧卧位，解开其衣领、胸罩、衣扣、腰带，如有义齿，应该立即取下，以保持呼吸道通畅，避免发生跌倒、碰伤、窒息、误吸等意外发生。不宜强行按压或约束身体，以免骨折；牙关紧闭时，不宜强行掰开嘴巴塞入压舌板或软毛巾条；不宜进行按摩或人工呼吸；不要掐人中及让患者服用抗癫痫的药物。注意观察患者的发病过程，尤其要注意眼皮是否张开或紧闭，眼球的位置，牙关松紧程度，头部，上肢和下肢的姿势，发作持续时间。发作后，嘴角边是否有唾液、血液流出，是否大小便失禁等情况。将病情详细记录下来为医生提供诊疗依据。患者抽搐停止后，尚有一段时间不同程度的意识障碍或精神障碍症状，仍需注意看护，以防自伤或他伤。此时要陪伴在患者身边，也可用轻松的口吻与他说话，促其清醒。

（二）脑动静脉畸形分类

按畸形团大小分类：目前常采用Drake（1979）标准分为：①小型，最大径<2.5 cm；

②中型,最大径为2.5～5.0 cm;③大型,最大径>5 cm。如最大径>6 cm,可划入巨大型。

按血管造影显示的形态分类:Parkinson 等(1980)将 bAVMs 分为:①多单元型有多根动脉供血和多根静脉引流,血管团内有多处动静脉瘘,最多见,占 82%。②一单元型,一根供血动脉和一根引流静脉组成一个瘘口的小型 AVM,占 10% 左右。③直线型,一根或几根供血动脉直接进入脑部大静脉或静脉窦,占 3% 左右。④复合型,颅内外动脉均参与供血,回流亦可经颅内外静脉窦,少见。

(三)脑动静脉畸形分级

Spetzler 及 Martin 制订的分级方法将 AVM 的大小(最大径)、部位和引流静脉等作为主要指标分别评为 0～3 分,再综合分为 5 个等级。记级方法:级别=血管畸形大小+功能区+引流静脉。Ⅰ级记 1 分,Ⅱ级记 2 分,Ⅲ级记 3 分,Ⅳ级记 4 分,Ⅴ级记 5 分。

血管畸形的大小:小(<3 cm)记 1 分,中(3～6 cm)记 2 分,大(>6 cm)记 3 分;邻近脑功能区:非功能区记 0 分,功能区记 1 分;引流静脉:浅静脉记 0 分,深静脉记 1 分。

(张婧爽 霍晓冉)

第五节 慢性颈内动脉闭塞

案例与思考

王女士，女，65 岁，以“突发晕厥伴右侧肢体无力 3 d 余”为主诉，于 2019 年 12 月 10 日 15:00 由平车推入病房。

现病史：患者入院 3 d 前无明显诱因突发头晕伴晕厥、右侧肢体无力，无恶心、呕吐、抽搐、大小便失禁等 。MRI 提示为：左侧叶、基底节区、左侧顶叶及胼胝体急性脑梗死，头颈 CTA 显示：左侧颈内动脉闭塞，为进一步治疗，急诊以“急性脑梗死，左侧颈内动脉闭塞，高血压病”为诊断收治入病房。

既往史：既往有高血压史，未规律口服降压药物。无药物过敏史，无肝炎、肺结核、糖尿病及心血管病病史。

个人史：生于原籍，久居本地，自由职业，中专学历，无疫区、疫情、疫水接触史，无吸烟、饮酒史、无冶游史。

查体与评估：体温 36.5 ℃，脉搏 84 次/分，呼吸 21 次/分，血压 138/84 mmHg，神志清楚，精神可，混合性失语，左侧肢体肌力 5 级，右侧肢体肌力 3 级。入院护理评估：日常生活能力评估 85 分（轻度依赖），跌倒、坠床风险评估 4 分（高危），Caprini 血栓风险评估 7 分（极高危），EAT-10 筛查 2 分，营养风险评估 2 分，Braden 压疮风险评估 23 分。

辅助检查：DSA 检查示：左侧颈内动脉起始段闭塞。

治疗与转归：入院后遵医嘱给予抗血小板、改善循环类药物应用、颈动脉剥脱术+颅内支架成形术等治疗。患者于 2019 年 12 月 20 日好转后出院。

案例思考分析：

1. 患者诊断为慢性颈内动脉闭塞，何为慢性颈内动脉闭塞，其临床表现是什么？

2. 此案例是慢性颈内动脉闭塞的典型案例，慢性颈内动脉闭塞的诊断要点是什么，可采取哪些主要检查？

3. 该患者为什么会发生慢性颈内动脉闭塞，慢性颈内动脉闭塞的发病机制及危险因素有哪些？

4. 患者主要治疗有哪些？慢性颈内动脉闭塞目前都有哪些治疗方案？

5. 患者的主要护理问题有哪些？应该采取怎样的护理措施？

6. 患者于 2019 年 12 月 20 日好转出院，出院后存在的护理要点及注意事项有哪些？

思维导图

运用思维导图的方法，对案例进行层层分析

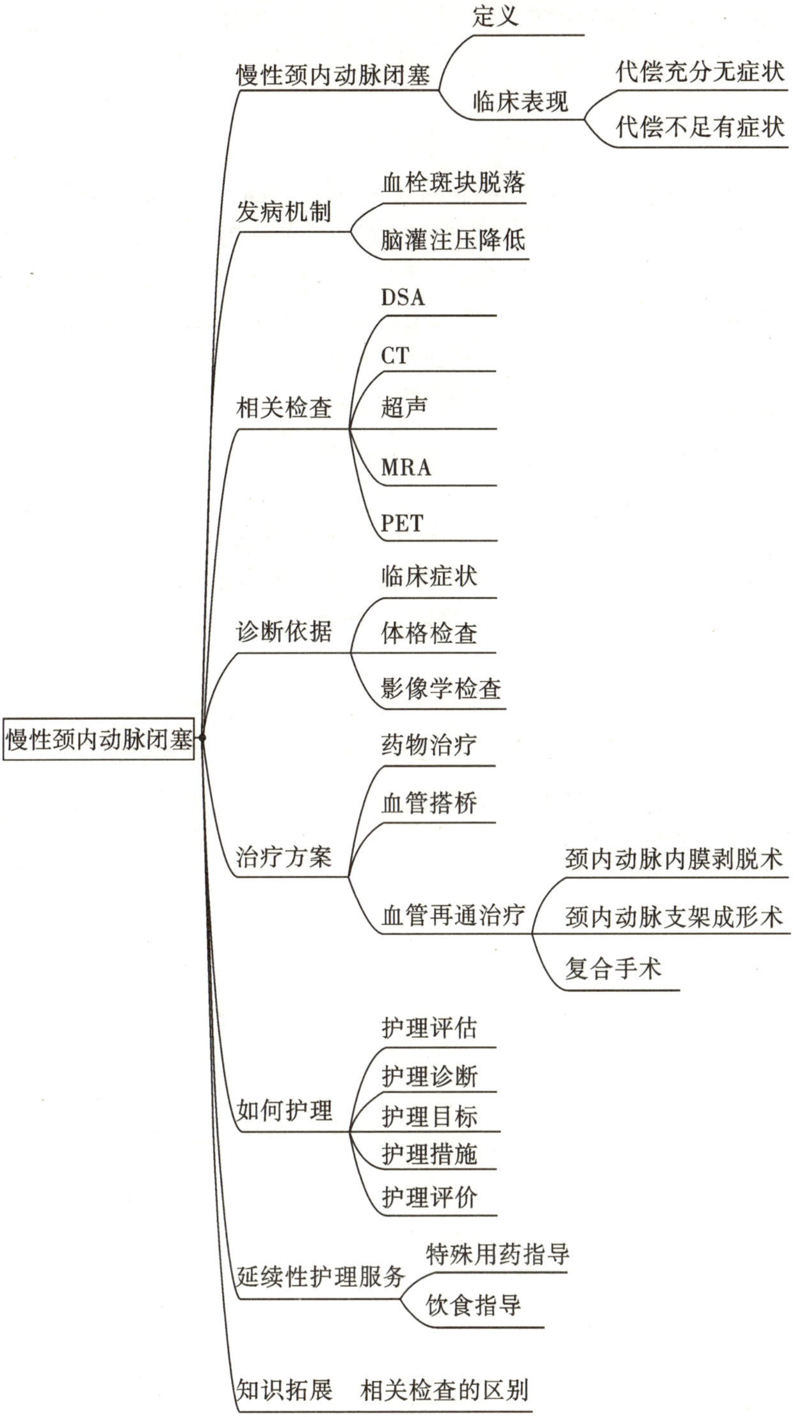

图 3-8　慢性颈内动脉闭塞的思维导图

案例分析一

慢性颈内动脉闭塞的定义及临床表现

什么是慢性颈内动脉闭塞？慢性颈内动脉闭塞的主要临床表现还包含哪些？

（一）定义

慢性颈内动脉闭塞(chronic internal carotid artery occlusion, CICAO)是引起缺血性卒中的主要原因之一，通常颈内动脉闭塞时间超过4周的称为慢性颈内动脉闭塞(chronic internal carotid artery occlusion, CICAO)。无症状的CICAO卒中复发率低，曾有短暂性脑缺血发作(transient ischemic attack, TIA)或者轻型卒中的患者年复发风险为5%~6%，如果存在血流动力学障碍，发生卒中的风险可能更高。

（二）临床表现

1. 因灌注代偿不同，CICAO的临床表现差异较大。
2. 代偿充分完全无症状。
3. 代偿不足可能引起脑缺血事件如卒中或短暂性脑缺血发作(TIA)。
4. 少见而特征性临床表现：肢体抖动型TIA、单侧视力障碍。
5. 非特异性临床表现：头痛、头晕、晕厥、认知障碍、血管性认知障碍。

案例分析二

慢性颈内动脉闭塞的发病机制及危险因素

该病例患者为何会发生慢性颈内动脉闭塞？慢性颈内动脉闭塞的发病机制及危险因素有哪些？

（一）病因

动脉粥样硬化是CICAO最常见的病因，约占70%，常见于老年人和男性。在年轻患者中颈动脉夹层是较常见的病因；其他少见病因包括恶性肿瘤、脑动脉瘤、垂体卒中、巨细胞动脉炎、Moyamoya综合征、外伤、放射、辐射和颈动脉手术等。

（二）流行病学特征

目前对于CICAO的真实的流行病学特征尚不清楚。一项基于美国白人的流行病学研究显示：症状性ICAO的发病率约为6/10万。英国曼彻斯特的一项医院研究显示：在1年期间，连续380例脑卒中患者中有50例存在ICAO，占比为13.2%；此外，目前对于无症状的ICAO尚缺乏流行病学数据。

（三）发病机制

CICAO导致脑卒中的机制主要有两方面：①颈内动脉闭塞残端的血栓或动脉粥样硬化斑块脱落导致的栓塞，占卒中的2/3；②脑灌注压降低导致的分水岭梗死或短暂性脑缺血发作。

案例分析三

慢性颈内动脉闭塞的检查项目

该病例患者进行了 CT、血管造影、DSA 等多项检查。目前临床慢性颈内动脉塞的检查主要包括哪些?

1. 数字减影血管造影(DSA)　是诊断 CICAO 的金标准,对判断闭塞血管长度、闭塞残端形态、远端反流情况、代偿情况及血流速度等有明显优势。

2. CT 血管造影(CTA)　CTA 的准确度仅次于 DSA,能够较清晰获得闭塞长度及级代偿的情况。

3. 超声　超声作为颈动脉疾病的筛查工具,具有无创、经济、操作简便等优点,临床应用广泛,在判断管腔内容物的性质管壁结构的完整性方面有优势,但超声仅能探测到颈段近端血管,对远端及颅内情况无法辨别。

4. 磁共振血管　造影头颈部 MRA 检查时间长、需要对比剂准确度不高临床应用较少,磁共振黑血成像技术分析血管壁情况可提供更多关于颈动脉颅底以上的信息。

5. 脑组织灌注评估　目前用于脑组织灌注评估的主要检查手段有:正电子发射型计算机断层显像(positron emission computed tomography, PE),氙增强型计算机断层扫描、CT 灌注成像(CT pension imaging,CTP)及 MR 灌注成像。其中,PET 是检测脑血流量的金标准。

案例分析四

慢性颈内动脉闭塞的诊断依据

该病例患者诊断为慢性颈内动脉闭塞,诊断依据是什么?

患者为中老年女性,有高血压、高血脂、糖尿病等病史。发病前有 TIA 史或突发意识障碍、语言功能障碍及肢体活动障碍等神经系统症状。结合头部 CTA、超声及 DSA 等检查,可明确诊断。

案例分析五

慢性颈内动脉闭塞的治疗方案

该病例患者入院后给予抗血小板、降脂稳定斑块、保护胃黏膜、营养神经、改善循环等药物应用。目前最新治疗方案有哪些?

1. 药物治疗　无症状的 CICAO 无须特殊治疗,但应规范控制动脉粥样硬化危险因素。有症状的 CICAO 应积极进行抗血小板聚集、降脂治疗,同时控制动脉粥样硬化危险因素,无禁忌证情况下建议于发病 3 个月内进行双重抗凝治疗,之后长期单一抗血小板聚集治疗。

2. 颅内外血管搭桥　对于存在严重血流动力学障碍的症状性 CICAO 患者颅内外搭

桥治疗可能改善脑组织血供、降低卒中复发率。

3. 血管再通治疗

(1)颈内动脉内膜剥脱术(carotid endarterectomy,CEA)适用于病变局限于颈内动脉起始段者。

(2)颈内动脉支架成形术(carotid artery Stenting,CAS)是借助经皮穿刺导管技术将支架置入靶血管治疗血管狭窄的方法,也是继 CEA 后治疗颈动脉狭窄的一种有效方法,适用于节段较长的颈内动脉闭塞患者。

(3)复合手术指通过传统的外科手术和微创的介入导管技术结合来治疗疾病的外科方法,将 CEA 与 CAS 相结合,适用于节段较高已入颅且闭塞节段较长的患者,复合手术可实现对患者创伤最小化的同时达到治疗效果最大化。

案例分析六

慢性颈内动脉闭塞患者围手术期的护理问题及护理措施

该病例患者入院护理评估:日常生活能力评定 85 分(轻度依赖),跌倒床风险评估 4 分(高危)。Caprini 血栓风险评估 7 分(极高危),EAT-10 筛查 2 分,营养风险评估 2 分, Braden 压疮风险评估 23 分。患者目前面临的主要护理问题及相应的护理措施有哪些?

(一)护理评估

1. 起病情况和临床表现　倾听患者主诉,详细询问患者发病过程,是否存在肢体无力或瘫痪、感觉障碍、失语、偏盲或一过性黑矇等症状。

2. 病因和危险因素　详细了解患者既往病史:如有无心脑血管疾病史、有无糖尿病、高脂血症等,了解患者饮食及生活习惯,了解患者家族史及过敏史。

3. 身体评估

(1)生命体征:监测血压、脉搏、呼吸、体温,评估有无疼痛及相应疼痛评分。

(2)意识状态:有无意识障碍及其类型和严重程度(见附件 1)。

(3)头颈部检查:双侧瞳孔大小、对光反射是否正常;有无面部表情异常、口角歪斜鼻沟变浅;有无饮水呛咳、吞咽困难或咀嚼无力(见附件 2);有无言语障碍;动脉搏动强度、有无杂音。

(4)四肢脊柱检查:有无肢体运动和感觉障碍;有无步态不稳或不自主运动。四肢肌力(见附件 3)、肌张力;皮肤有无水肿、多汗、破损;括约肌功能有无障碍。

(5)评定患者日常生活能力(见附件 4)、跌倒、坠床风险(见附件 5)、压疮风险(见附件 6)、营养状况(见附件 13)及 Caprini 血栓风险(见附件 14)。

(6)了解患者情绪、心理感受、家庭情况。及时发现患者的焦虑,烦躁或恐惧心理。

(7)管路护理:对携带引流管患者,认真记录引流液量、颜色、性质及引流管固定方法。

4. 实验室及其他检查

(1)实验室检查:血常规、肝肾功能、凝血六项、尿常规,血栓弹力图等。

(2)其他检查:ECG、DSA、CTA、MRA、PET,CT 等。

(二)围手术期护理措施

术前护理问题、护理目标及对应的护理措施

1. 脑灌注不足 与脑组织缺血有关。

护理目标:患者住院期间,脑灌注正常。

护理措施:

(1)密切监测患者生命体征,尤其关注血压变化。

(2)根据血压情况遵医嘱进行调整药物时,需要在给药后 30 min 进行复测血压,防止过度降压。

(3)嘱患者多饮水,避免出现大汗及腹泻,引起血容量不足等情况。

2. 吞咽功能异常 与丘脑皮质核束受损有关。

护理目标:能掌握恰当的进食方法,并主动配合进行吞咽功能训练,营养需要得到满足,吞咽功能逐渐恢复。

护理措施:

(1)观察患者进食情况,饮水时有无呛咳。

(2)指导患者进食时采用合适体位,选择合适的食物,低盐低脂,优质蛋白饮食。

(3)防止误吸、窒息。进食时保持病房环境安静,减少引起患者注意力分散的因素。

3. 语言沟通障碍 与语言中枢损害有关

护理目标:患者能表达自己的需求。

护理措施:

(1)教会患者使用手势、写字、画画等来表达自己,及时满足患者需求。

(2)护士在交流过程中尽量使用闭合式交流方式与患者进行简单交流。

4. 躯体移动障碍 与肢体瘫痪有关

护理目标:患者能积极配合康复训练。躯体移动功能有所改善。

护理措施:

(1)给患者讲解活动的重要性,取得患者的积极配合。

(2)进行良肢位的摆放,保持正确的坐姿、站姿。

(3)随着病情的稳定和肌张力的增加,逐渐增加肢体活动量。

(4)鼓励患者根据病情尽早离床接受常规运动康复。

5. 焦虑 与相关知识缺乏有关。

护理目标:患者情绪稳定

护理措施:

(1)协助患者熟悉病区环境,消除患者对病区陌生感及焦虑情绪。保持病房干净整齐促进患者舒适。病房每日至少通风 2 次保持空气清新,对患者进行饮食指导。

(2)密切关注患者精神及心理状态,针对不同患者实施个性化心理支持及护理,防止患者产生焦虑情绪,从而拒绝手术治疗。在发现患者有情绪情感障碍时,及时通知医生,遵医嘱使用抗焦虑、抗抑郁药物,定时评估药物的使用效果,同时可考虑加强健康教育,给予心理疏导,鼓励患者战胜疾病的信心。

(3)术前健康宣教:①向患者宣教术前准备、手术方式及目的,促进患者对手术理解程度,以取得患者配合。②术前 1 ~2 d 指导患者咳嗽、锻炼床上大小便及变换卧位,做好心理疏导,消除患者在床上排尿的紧张心理,预防因术后卧位改变而影响排泄功能。③告知患者术前一天,饮食不可过饱,术前禁食 8 h,禁水 4 h,防止患者在手术过程中或是术后发生呕吐而导致误吸。④宣教术后切口管理方法。⑤宣教术后引流管保护方法。⑥宣教术后主要用药名称及注意事项。

(4)术前评估:术前熟悉患者各项化验结果,重点关注凝血功能实验室检查结果,评估患者发生出血或者血液高凝的风险。完善相关检查,如心电图检查,心肺功能检查以及各项实验室检查。详细掌握增加患者手术风险的高危因素如高龄,大面积脑梗死,有严重的心,肝,肾功能障碍等,排除明显的手术禁忌证。

(5)颈总动脉压迫试验的护理:术前对有条件的患者必须进行颈总动脉压迫试验。这是为促进患侧脑血管侧支循环建立,前、后交通动脉开放,确保颈内动脉闭塞后,患侧脑供血正常,减少并发症。术前指导患者用拇指或食指、中指和无名指压迫颈内动脉于颈椎上,以同侧颞浅动脉搏动消失为压迫有效。患者躺于床上,每次压迫 5 ~10 min 开始直至每次压迫 30 min 以上,每日 3 ~4 次,持续 2 ~3 周,直至不再出现头痛、头晕、眼花、恶心、心慌及肢体活动障碍等临床症状为成功。按压时出现临床症状,应立刻暂停按压,反复出现临床症状,则视为失败。

(6)术前一日需评估患者术侧下肢足背动脉搏动情况,以便于观察患者术前术后足背动脉搏动情况的变化,及时发现术后下肢循环障碍,防止术后下肢静脉血栓的形成。

术后护理问题、护理目标及对应的护理措施

1. 脑组织灌注异常　与术后血流重新分布有关。

护理目标:患者住院期间维持脑灌注正常,不发生高灌注或低灌注。

护理措施:

术后应至少进行 24 h 的心电监护,密切观察患者意识、瞳孔、心律,心率,血压,呼吸,血氧饱和度以及其他生命体征的变化,肢体活动等变化,并做好护理记录。必要时由医生评估患者病情,收入神经重症监护病房进行密切监测。①高灌注综合征:常发生在术后数小时到 3 周内,给予患者头高卧位,24 h 严密监测生命体征,观察意识、瞳孔、呼吸及肢体活动。并严格控制血压,若不合并其他脑血管狭窄,可将血压降至患者基础血压的 20% 或收缩压 120 mmHg 以下,必要时遵医嘱使用静脉降压药物。当患者出现烦躁、言语增多、精神亢奋等症状时考虑患者脑组织灌注过高,可遵医嘱根据患者症状及时应用镇静药物。消除患者焦虑等精神因素引起的血压增高。必要时给予 20% 甘露醇脱水降压,记录 24 h 出入量。②低灌注:主要是由于手术操作过程中动脉粥样硬化斑块栓子脱落所致。临床表现为:意识、语言、运动,感觉等功能的障碍。必要时遵医嘱应用抗凝剂或抗血小板聚集药物。对于血管部分开通者可适当提高血压控制水平,防止脑动脉低灌注的发生。

2. 有发生穿刺处并发症的风险　与手术操作有关。

护理目标:患者股动脉穿刺处恢复完好,不发生任何并发症。

护理措施:

(1)术后卧床休息 24 h,告知患者卧床休息、肢体制动的重要性。指导患者定时做踝泵运动,5 min/次,5 ~ 8 次/d,促进穿刺侧下肢血液循环。术后指导患者变换卧位(使用缝合器的患者在术后 6 h 可变换卧位,未使用者术后 12 h 后可变换卧位),促进患者早期活动,使患者舒适。

(2)对于股动脉穿刺处的管理应注意:穿刺部位采用缝合器方法进行止血的患者;需制动穿刺侧下肢 4 ~6 h,沙袋压迫 4 ~6 h,穿刺部位未采用缝合器或封堵器进行止血的患者,需制动穿刺侧下肢 12 h,沙袋压迫 8 h。无论是否使用缝合方法进行止血,都需要在绷带加压包扎 24 h 后方可解除弹力绷带。在肢体制动期间,床上排便屈髋角度不宜超过 30 ℃。侧卧时膝关节可以弯曲活动,以免患者肌肉、关节酸痛不适。

(3)在弹力绷带加压包扎期间观察动脉穿刺部位有无红肿、血、渗液及皮下血肿,假性动脉瘤的风险,观察穿刺侧肢体的皮肤温度、颜色及足背动脉的搏动情况,及时调整弹力绷带的松紧度,防止因弹力绷带过松引起穿刺点出血,假性动脉瘤及皮下血肿。若患者出现穿刺侧下肢疼痛、肿胀、皮肤温度较正常侧肢体低、肢体麻木、足背动脉减弱等情况,应检查弹力绷带是否过紧,及时通知医师进行妥善处理。24 h 后如穿刺处无异常情况发生可给予解除绷带加压包扎。

(4)需要特别注意的是:在解除绷带加压包扎后,仍应注意采用视、触、听诊方法观察患者穿刺处有无异常,同时需要注意询问患者对穿刺点的主观感受,即看穿刺处有红、肿、热、皮下淤血、皮下血肿,听诊穿刺处及其周围有无异常血管杂音,询问患者穿刺处有无肿胀,发热和疼痛等症状,发现特殊情况应及时告知主管医生,以确定患者是否发生了穿刺处血肿,假性动脉瘤及穿刺点感染等并发症,若发生以上穿刺处并发症应遵医嘱进行妥善处理。

(5)对于术后留置鞘管者,要注意导管鞘的固定是否完好,拔出鞘管后由医生对穿刺处进行弹力绷带加压包扎并遵照上述护理措施。

3. 有活动性出血危险　与手术切口及使用抗血小板药物有关。

护理目标:住院期间患者不发生出血。

护理措施:

(1)定时观察患者颈部手术切口有无红、肿、热、痛的发生,观察切口敷料的情况,定时给予更换切口敷料,防止发生切口感染。

(2)手术后患者需要服用抗凝血药物,这可能会加重患者颈部切口的出血,渗血情况及有无皮下血肿。抗凝治疗与过早、过多活动有关。对于股动脉穿刺处,需耐心向患者解释肢体制动的目的,以取得患者的配合,必要时给予适当约束。对于躁动的患者,可遵医嘱给予镇静剂。对于局部血肿及淤血者,可采用 50% 硫酸镁湿敷或应用透明贴促进淤血消退,同时减轻局部疼痛。

(3)对带有皮下引流管的患者,观察引流液量、颜色、性质、短时间如有大量新鲜血液流出,应立即通知医生进行妥善处理。

(4)观察患者颈部切口愈合情况。有无活动性出血:定时检查患者皮肤、黏膜有无出血点及皮下淤血斑块,注意观察有无鼻出血、血尿及血便等发生;在进行护理操作时,动作要轻柔。静脉采血时,止血带禁忌长时间捆扎,以免引起皮肤出血点。保持鼻腔湿润,避免用力揉搓,防止鼻出血。

4. 有跌倒及坠床的危险　与突发晕厥、平衡失调、肢体活动障碍等有关。

护理目标:患者能积极配合运动训练,不发生跌倒/坠床。

护理措施:

(1)提供足够的灯光,清除病房、床旁及通道障碍物,夜间使用夜灯。保持公共区域地面干燥,湿滑地板要醒目标志。

(2)教会患者使用床头灯及呼叫器,提醒患者自行下床有困难时寻求帮助。

(3)悬挂高危跌倒(坠床)标识,必要时班班交接,加强巡视及时发现,满足患者需求

(4)指导者下床时采用“三步起床法”,即平躺 30 s,坐起 30 s,站立 30 s 再行走,对于偏摊患者指导应由健侧边床缘上下床。

(5)告知家属无论患者在卧床或下床活动时,都应随时陪伴在患者身旁,尽量穿防滑鞋,禁止穿一次性拖鞋。

5. 有排尿困难、便秘的风险　与绝对卧床休息、体位改变有关。

护理目标:患者住院期间不发生排便、排尿困难。

护理措施:

(1)排尿护理:术后留置尿管的患者应及早拔除尿管,给予会阴擦洗 BID,严密观察患者尿液的量、性质、颜色,防止发生留置尿管相关性尿路感染。术后拔除尿管后,患者由于排尿模式改变,精神紧张等原因易造成患者排尿困难。对术后尿潴留者,用温水冲洗会阴部,听流水声或用热毛巾热敷,按摩膀胱并适当加压,变换体位,选择合适体位如侧卧等方式一般可使患者顺利排尿。如果患者仍无法排尿,可导尿。二次导尿后,应为患者制定膀胱训练计划,即按时排尿,提供充足的排尿时间,创造舒适的排尿体位,改变排便环境等。

(2)排便护理:由于术后患者卧床休息使患者肠蠕动减慢,加上术前就有便秘的患者可能更需要关注患者的排便情况。应做到以下几点:①进行饮食控制:术后适当增加水和膳食纤维的摄入,加快胃肠通过时间,改善便秘。若无禁忌证的情况下,每天进水量应维持在 2000～3000 mL。②进食有肠道润滑作用及富含维生素 B 族维生素的食物,新鲜蔬菜,水果等高纤维食物,还可使用梨汁进行干预。③已发生便秘的情况下,可遵医嘱使用大便软化及肠蠕动刺激剂或缓泻剂等。④为患者制定肠道训练计划,即按时排便,提供充足的排便时间,创造舒适的排便体位,改变排便环境等。⑤若患者发生腹胀,可给予腹部热敷,或顺时针按摩腹部。适当运动训练、腹部按摩、足内踝按摩有利于排便排气。对患有胃肠疾病的患者应食用细软、无刺激的食物,并注意食物色、香、味的搭配。

6. 有高热的风险　与感染有关。

护理目标:住院期间不发生高热。

护理措施:一旦患者术后出现发热症状,应监测降钙素原水平以鉴别发热原因,无论何种情况,当体温>38℃时均应积极处理。

7. 潜在并发症　脑血管痉挛、癫痫。

护理目标:住院期间不发生脑血管痉挛、癫痫。

护理措施：

（1）脑血管痉挛：临床表现主要为头晕、头痛、癫痫发作、意识障碍、肢体麻木和无力等神经症状和体征，是由于介入手术过程中使用的导管导丝以及加压注射造影剂对患者脑血管产生了一定的刺激引起的。发生上述情况时可遵医嘱给予尼莫地平静脉泵入以预防或改善症状。

（2）癫痫：与高灌注有关。病情允许的情况下，给予脑电图监测，以尽早发现癫痫波。密切观察有无癫痫发作，防止舌咬伤，保证气道通畅。

8. 潜在并发症　下肢深静脉血栓形成。

护理目标：住院期间患者不发生下肢静脉血栓。

护理措施：

（1）指导患者卧床期间进行踝泵运动，促进静脉回流。

（2）观察下肢皮肤温度、颜色、有无疼痛、有无肿胀、有无感觉障碍。

（3）无禁忌证情况下可行间歇充气加压治疗以促进血液循环。

（4）指导患者进行早期康复，加强日常锻炼，预防下肢深静脉血栓形成。

9. 有窒息的风险　与血肿压迫气道有关。

护理目标：不发生窒息。

护理措施：对于颈部外科手术后的手术切口，应严密观察患者的切口有无肿胀，皮下血肿情况，同时由于手术切口的特殊解剖位置，过大的皮下血肿可能会压迫气道，导致患者呼吸困难或窒息。因此，需要严密观察颈部血肿发生情况，同时要严密监测患者的呼吸情况，一旦发生窒息，及时通知医师进行抢救。

10. 有发生颈动脉海绵窦瘘的风险　与介入手术操作有关。

护理目标：住院期间不发生颈动脉海绵窦瘘。

护理措施：颈动脉海绵窦瘘：当颈内动脉海突段也存在闭塞，微导丝通过弯曲的海绵段时易损伤动脉壁造成医源性颈内动脉海窦瘘，术前应详细了解患者血管闭塞解剖位置，术后应观察患者术侧眼球的结膜肿情况。

11. 焦虑　与知识缺乏、担心预后有关。

护理目标：患者及家属焦虑症状缓解，情绪稳定。

护理措施：不良的情绪易引起血压波动及脑血管痉挛。因此要及时与患者和家属进行沟通，认真倾听患者的诉求，解释保持良好情绪的重要性。抑郁的患者应继续接受抗抑郁药治疗，并密切监测治疗效果，定期评估。

（三）护理评价

1. 患者生命体征平稳，维持脑灌注正常

2. 患者未发生脑出血、脑梗死、颈内动脉海绵窦瘘形成、颈部外科切口感染和血肿、股动脉穿刺点血肿、活动性出血

3. 患者理解手术方式及目的，并能掌握床上大小便、术后变换体位及术后饮食注意事项。

4. 患者情绪稳定，积极配合肢体功能训练；未发生跌倒、坠床、压疮、深静脉血栓等并并发症。

5. 患者及家属焦虑症状缓解，情绪稳定。

案例分析七

慢性颈内动脉闭塞患者出院后的注意要点

该病例患者于2020年12月20日好转出院，出院后应有哪些注意要点，我们能为患者提供什么延续护理服务？

1. 用药指导：①出院后，需继续服用抗血小板药物如氯吡格雷和阿司匹林6个月。向患者及家属宣教服药注意事项，在服药期间如出现皮肤黏膜出血、眼睛以及身体的其他部位有出血现象或者出现血便、血尿等情况，应立即停药并及时就诊。②坚持服药，不能随意停药、减药。定期监测血压变化及实验室检查，如肝肾功能及凝血功能。如出现头痛、眩晕、偏瘫等异常情况时及时就诊。

2. 饮食指导：告知患者低盐低脂饮食，盐<5 g，油<25 g，每天饮水量>2000 mL，多食新鲜的蔬菜、水果；少食含脂肪高的食物如蛋黄、动物内脏、肥肉等。建立良好的生活习惯，戒烟酒，保持情绪稳定，保证充足的睡眠。

3. 对仍需功能锻炼患者行康复锻炼指导。

4. 向患者宣教复查时间及复查方式。

5. 出院后3个月建议CTA复查，CTA无法判断时可DSA复查，以后每隔半年复查颈动脉超声。

案例分析八

慢性颈内脉闭塞患者的知识拓展

慢性颈内动脉闭塞在老年人群中发生率约3%，占缺血性脑卒中的6%～25%。对于无症状性和无法耐受手术的慢性颈内动脉闭塞患者，以抗血小板为主的药物治疗可能是最佳选择，阿司匹林联合氯吡格雷双联抗血小板治疗可进一步降低发病后90 d缺血性卒中复发率，但长期疗效有所下降，且增加出血风险。

对于有明显血流动力学障碍的慢性颈内动脉闭塞患者，颅内外血管搭桥术可在一定程度上改善脑灌注，但有研究显示，症状性慢性颈内动脉闭塞患者难以从高流量搭桥术和颞浅动脉、大脑中动脉搭桥术中获益。

开通闭塞血管只能手术实现，包括颈动脉内膜剥脱术（CEA）、血管内介入治疗和复合手术。慢性颈内动脉闭塞的血管再通治疗需进行严格的术前评估，掌握单纯血管内治疗或复合手术的适应证，同时需做好围手术期管理。

颈动脉内膜剥脱术虽能够直接开通闭塞的颈内动脉，但仅适用于闭塞段较短的患者。随着手术治疗的进步以及新型材料的发展，血管内介入治疗的成功率会逐渐增高。介入开通目前应用最多，成功率在50%以上。但颈内动脉起始段斑块高度钙化或残端不明显时，可能导致导丝难以开通形成夹层甚至出血。对于颈内动脉长节段闭塞的患者，血管内介入治疗优于颈动脉内膜剥脱术，手术成功率为 66.7% ~100.0%。

目前复合手术治疗可能更具代表当前趋势，因为提前进行颈动脉内膜切除术可以移除动脉粥样硬化斑块，从而降低介入治疗的难度，减少栓塞事件的发生。远期来说，成功的再通可减少缺血性事件并且预防其发生和发展。在术前严格筛选患者、术中熟练运用多种技术策略、术后进行严密监护和规范化随访的前提下，复合手术有较高的手术成功率、较低的并发症发生率及可接受的远期通畅率，相对于其他单一开通手段有独特优势，将会有更大的应用前景。然而，颈动脉内膜切除术联合 Forgaty 球囊导管的复合手术对于闭塞远端位于岩骨段及以下的患者，血管再通成功率较高，而对于闭塞远端位于海绵窦段以远的患者，血管再通成功率明显降低。复合手术作为颈内动脉闭塞治疗的新兴术式，可治疗传统手术方式无法完成的颈内动脉病变，具有良好疗效。可很大程度上解决 CAS 术和 CEA 术各自不足，互为取长补短，达到最佳治疗目的，且安全性高于单一术式。复合手术仍处于起步阶段，多学科合作及良好的术后护理至关重要。

（朱新兰）

第六节 烟雾病

案例与思考

患者刘某某,男,37 岁,主诉“左下肢麻木无力 2 个月”。

现病史:患者 2 月前间断出现左下肢麻木无力,持续数分钟恢复,当地医院给予输液治疗(具体用药不详),症状未见明显缓解,当地医院查头颅 MRA:双侧颈内动脉末端闭塞,诊断为“烟雾病”,为求进一步治疗至本院就诊,于 2019 年 12 月 19 日入院,步行入病房。

既往史:否认心脏病,高血压,否认糖尿病、脑血管病史,否认肝炎、结核、疟疾病史,否认食物、药物过敏史。

查体与评估:体温 36.5 ℃,脉搏 76 次/分,呼吸 20 次/分,血压 126/75 mmHg,神志清楚,精神好,言语流利,双侧瞳孔等大等圆,直径约 3 mm,对光反射灵敏,四肢肌力 5 级,四肢肌张力正常。入院护理评估:日常生活能力评定 95 分(轻度依赖),跌倒坠床风险评估 3 分(低危风险),Caprini 血栓风险评估 0 分(低危风险),EAT-10 筛查 0 分(没有),营养风险评估 0 分,Braden 压疮风险评分 23 分,焦虑评估 53 分(轻度焦虑)。

辅助检查:影像检查:头颅 MRA 示:双侧颈内动脉末端闭塞;头部 PWI 示双侧额叶及卵圆区中心灌注延迟并减低,考虑侧支循环建立可能;全脑血管造影示:双侧大脑后动脉通过软脑膜支、脉络膜后内外动脉及后胼周动脉向双侧前循环代偿供血。左侧颈外动脉通过脑膜中动脉向同侧前循环代偿供血,同侧颈内动脉自后交通动脉远端闭塞并周围烟雾状血管形成,通过明显开放后交通动脉向同侧前循环代偿供血。右侧颈内动脉末端闭塞伴周围烟雾状血管形成。实验室检查无异常。

治疗与转归:入院后遵医嘱给予降脂、保护胃黏膜、营养神经、改善循环类药物应用,完善心电图,24 h 动态血压等检查,于 2019 年 12 月 24 日在全身麻醉下行“右侧颅内外血管搭桥+硬脑膜翻转+颞肌贴敷+颅骨塑形修补术”,术后恢复良好,出院时左下肢麻木无力发作情况较入院时减轻,于 2020 年 1 月 3 日出院。

案例思考与分析:

1. 患者诊断为烟雾病,烟雾病的定义和临床表现是什么?
2. 烟雾病的检查项目有哪些?
3. 烟雾病的诊断依据是什么?
4. 烟雾病的发病机制是什么?
5. 烟雾病的治疗方案有哪些?

6. 患者术前、术后主要存在哪些护理问题？应采取什么样的护理措施？

7. 患者于2020年1月3日出院，出院时的注意要点是什么？我们应该对患者进行什么样的延续护理？

8. 烟雾病的分期标准是什么？

思维导图

运用思维导图的方法，对案例进行层层分析

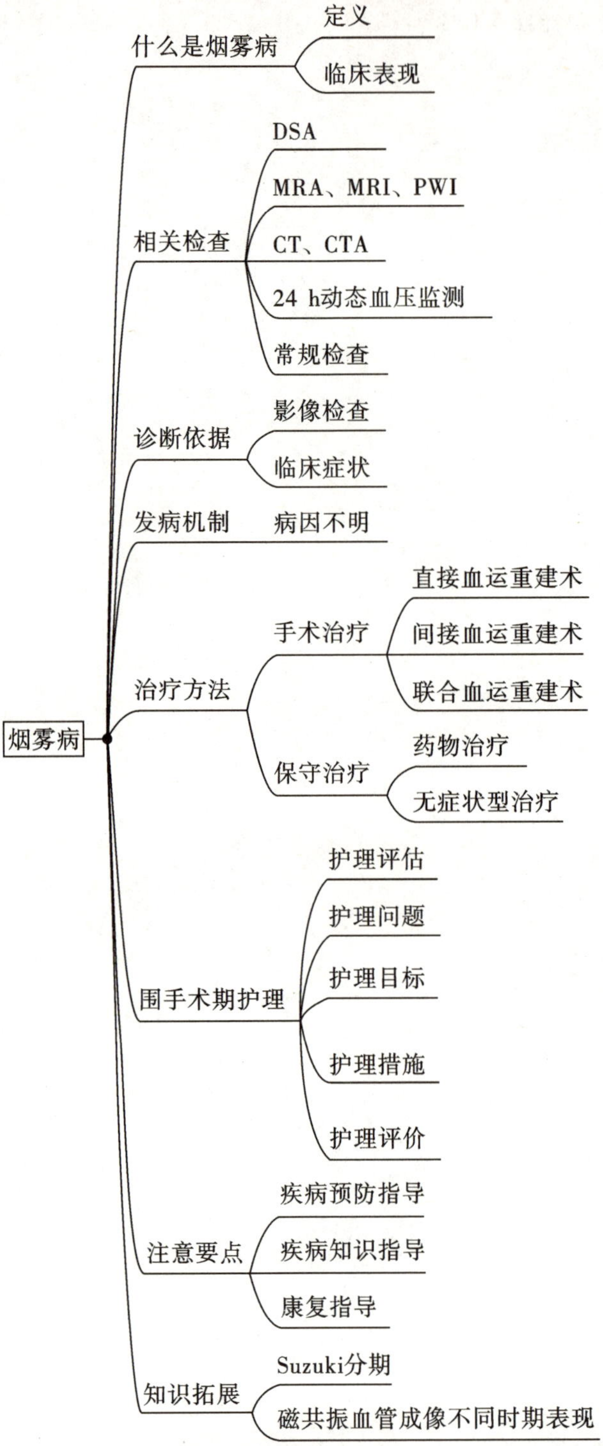

图3-9 烟雾病的思维导图

案例分析一

烟雾病的定义及临床表现

该病例患者主要临床表现:左下肢间断麻木无力,持续数分钟恢复。患者诊断为烟雾病,烟雾病的定义和临床表现是什么?

(一)定义

烟雾病是一种病因不明的,以双侧颈内动脉末端及大脑前动脉、大脑中动脉起始部慢性进行性狭窄或闭塞为特征,并继发颅底异常血管网形成的一种脑血管疾病。由于这种颅底异常血管网在脑血管造影图像上形似“烟雾”,故称为“烟雾病”。烟雾状血管是扩张的穿通动脉,起着侧支循环的代偿作用,是该病的重要特征(图3-10)。

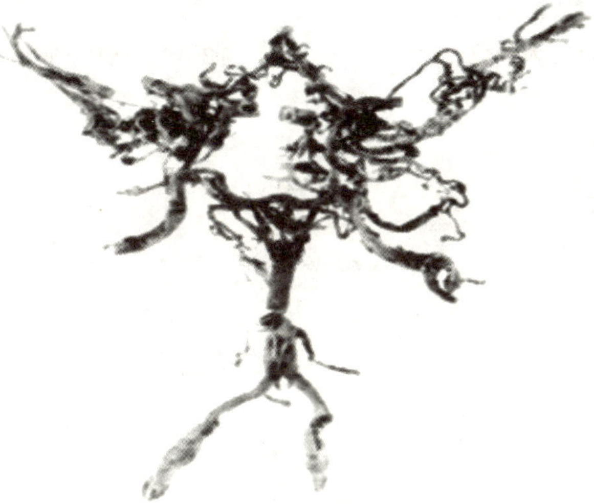

图3-10　烟雾病患者MRA影像

(二)临床表现

脑缺血和颅内出血是烟雾病的主要危害,不同年龄段烟雾病的发病类型亦不相同,儿童烟雾病以缺血型为主,成人以出血型为主,但缺血型发生率也维持在较高水平。脑缺血可表现为短暂性脑缺血发作、可逆性缺血性神经功能障碍或脑梗死。脑出血是由于异常血管网上的粟粒性囊状动脉瘤破裂,引起蛛网膜下腔出血、脑叶出血及脑室出血。在缺血型和出血型烟雾病中,头晕、头痛、肢体无力、感觉障碍、意识障碍、视觉障碍、言语障碍最为常见,其他临床表现还包括认知功能障碍、癫痫、晕厥、不随意运动等,儿童长期缺血可导致发育迟缓,智力减退。缺血型烟雾病与烟雾血管远端微小动脉瘤破裂出血见图3-11和图3-12。

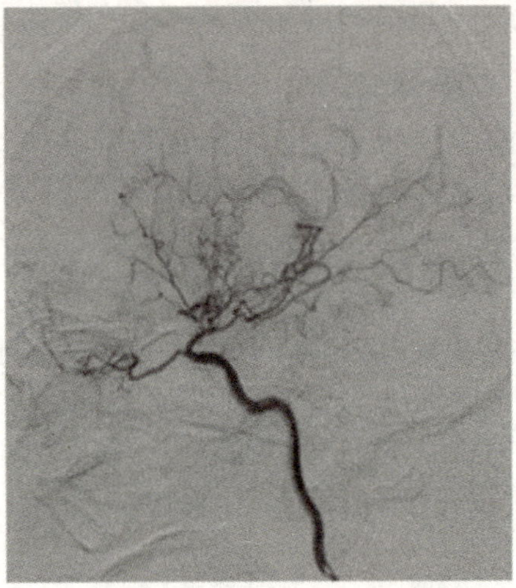

图 3-11 缺血型烟雾病

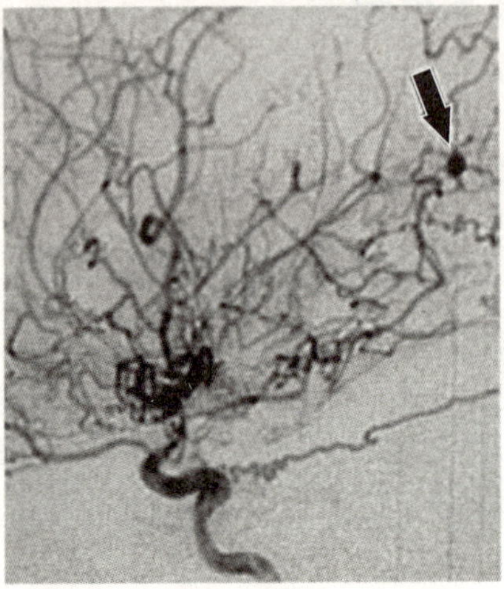

图 3-12 烟雾血管远端微小动脉瘤破裂出血

案例分析二

烟雾病的检查项目

该患者进行了头颅 CT、头颅磁共振成像、脑血管造影、24 h 动态血压、心电图及实验室检查等多项检查。目前烟雾病的检查主要有哪些?

(一)数字减影脑血管造影(DSA)

脑血管造影是诊断烟雾病的"金标准"。

(二)头颅 CT 和 MRI

可以显示脑梗死、颅内出血、脑萎缩、脑室扩大、微出血灶等脑实质损害。

(三)CT 血管成像(CTA)或磁共振血管成像(MRA)

显示的异常与脑血管造影相一致。

(四)动态血压

实施 24 h 动态血压监测,对围手术期制定个体化的血压控制目标及治疗方案提供依据,对预防术中并发症及改善患者的预后具有非常重要的意义。

(五)脑血流动力学及脑代谢评估

作为临床症状和影像资料的重要补充,对手术方案的选择以及疗效的评估具有重要的参考价值,常用的方法包括磁共振灌注成像(PWI)、CT 灌注成像(CTP)及正电子发射计算机断层显像术(SPECT)等,可以较全面反应患者的血流动力学损害程度。

(六)常规检查

血、尿、大便常规及肝功能、肾功能、凝血功能、血糖等实验室检查、心电图等作为常规检查。

案例分析三

烟雾病的诊断依据

该患者诊断为烟雾病，烟雾病的诊断依据是什么？

（一）烟雾病和烟雾综合征诊断依据

烟雾病和烟雾综合征诊断与治疗中国专家共识(2017)指出烟雾病诊断依据：

1. DSA：①颈内动脉（ICA）末端和（或）大脑前动脉（ACA）和（或）大脑中动脉（MCA）起始段狭窄或闭塞。②动脉表现出现颅底异常血管网。③上述表现为双侧性，但双侧的病变分期可能不同。

2. MRI 和 MRA 的表现：①颈内动脉（ICA）末端和（或）大脑前动脉（ACA）和（或）大脑中动脉（MCA）起始段狭窄或闭塞。②基底节区出现异常血管网。③上述表现为双侧性，但双侧的病变分期可能不同。

3. 确诊烟雾病需排除的合并疾病：动脉粥样硬化、自身免疫性疾病（如系统性红斑狼疮、抗磷脂抗体综合征、结节性周围动脉炎、干燥综合征）、脑膜炎、多发性神经纤维瘤病、颅内肿瘤、Down 综合征、头部外伤、球形细胞增多症、嗜酸细胞肉芽肿、Ⅱ型纤维蛋白原缺乏症、钩端螺旋体病、丙酮酸激酶缺乏症、蛋白质缺乏症、肌纤维发育不良、口服避孕药以及药物中毒（如可卡因）等。

（二）烟雾病诊断标准

1. 成人患者具备上述诊断依据 1 或诊断依据 2 和诊断依据 3 可做出确切诊断。

2. 儿童患者单侧脑血管病变和诊断依据 3 可做出确切诊断。

（三）烟雾综合征诊断标准

单侧或双侧病变[可同时或单纯累及大脑后动脉（PCA）系统]，伴发上述诊断依据中所列的合并疾病者为烟雾综合征，或称之为类烟雾病。

（四）鉴别诊断

1. 单侧烟雾病　定义为成人单侧病变而无上述诊断依据 3 中所列合并疾病者，可向烟雾病进展。

2. 疑似烟雾病　定义为单侧或双侧病变而无法确切排除诊断依据 3 中所列合并疾病者。

案例分析四

烟雾病的发病机制

烟雾病的发病机制是什么？

烟雾病的发病机制尚不十分清楚，可能由脑动脉先天发育不良，或由变态反应性炎症所致。目前发现转录因子（例如肿瘤生长因子 β、碱性成纤维细胞生长因子、人类生长因子）也参与到疾病的变化中。有学者认为，家族性烟雾病约占烟雾病患者的 10%。利用全基因组分析,已明确家族性烟雾病的基因位点为3p24-p26和8q23,染色体分析其位于6q25(D6S441)和17q25。有遗传倾向的烟雾病家族(三代及三代以上受影响),其染色体有明显的遗传位点。在这些家族中发现17q25.3有显著的连锁遗传。

案例分析五

烟雾病的治疗方案

该患者入院给予降血脂、保护胃黏膜、营养神经、改善循环类药物应用,并在全身麻醉下行“右侧颅内外血管搭桥+硬脑膜翻转+颞肌贴敷+颅骨塑形修补术”。目前有关烟雾病的治疗方案有哪些?

烟雾病目前尚无肯定有效的治疗药物,主要是针对缺血及出血症状进行对症处理,虽然我国现已有越来越多的医院开展烟雾病的手术治疗,但仍然缺乏统一的治疗规范。烟雾病治疗中国专家共识(2019)指出目前临床治疗烟雾病的治疗方式主要有手术治疗和保守治疗两种。

(一)手术治疗

手术是目前最主要的烟雾病治疗方式。可分为直接血运重建术、间接血运重建术以及联合(直接+间接)血运重建术。手术治疗的目的是使用来自颈外动脉系统的血液供应来增加颅内血流,从而改善脑血流量和脑血流储备能力。共识(2019)推荐各个烟雾病治疗中心结合自身经验和优势,选择适合的手术方式进行个体化治疗,无须过多纠结于术式选择,而应该把重点放在围手术期管理和术后并发症预防方面,这样可以改善患者的远期神经功能,使患者获益。

(二)保守治疗

1. 药物治疗　共识(2019)指出目前没有任何药物可以肯定有效地控制或逆转烟雾病的发病过程,药物主要是用于对症支持治疗或围手术期管理。在临床上,单纯内科药物治疗主要应用于无手术指征(症状较轻或不能耐受手术)的烟雾病患者,主要目的是为了防止脑血栓形成并维持足够的脑血容量,以及针对患者症状(如头痛、癫痫)给予相应药物治疗:①抗血小板药物适用于慢性缺血型和脑梗死急性期烟雾病患者,可选择药物如给予阿司匹林、氯吡格雷,出血型烟雾病患者一般应在出血后3~6个月再开始抗血小板治疗。②钙通道阻滞药可选择尼莫地平、尼卡地平等扩张脑血管的药物,合并高血压的可选择硝苯地平、氨氯地平等降压药物。头痛,尤其是偏头痛以及眩晕为临床症状的烟雾病患者,可使用盐酸氟桂利嗪等药物对症治疗。③他汀类药物能显著改善脑缺血区域血液供应,促进血管再生和侧支循环建立。④神经保护药物包括依达拉奉、丁苯酞以及一些改善微循环的中药制剂,如金纳多、舒血宁、丹参等。

2. 无症状型治疗　无症状型烟雾病如果不存在血流动力学损害,可选择保守观察。一旦随访发现临床症状或血流动力学改变,就应该考虑手术治疗。

案例分析六

烟雾病患者围手术期的护理问题及护理措施

该患者入院护理评估：日常生活能力评定95分（轻度依赖），跌倒、坠床风险评估3分（低危风险），Caprini血栓风险评估0分（低危风险），EAT-10筛查0分（没有），营养风险筛查评分0分，Braden压疮评分23分，焦虑评分53分（轻度焦虑）；该患者于2019年12月24日在全身麻醉下行“右侧颅内外血管搭桥+硬脑膜翻转+颞肌贴敷+颅骨塑形修补术”，患者围手术期的主要护理问题及护理措施有哪些？

【术前护理】

（一）护理评估

1. 一般情况和危险因素评估　了解患者一般情况，如年龄、职业、职务、民族、宗教信仰、既往健康状况，如有无脑血管疾病史（治疗经过、用药等）、高血压、心脏病、糖尿病、高脂血症等，了解患者饮食及生活习惯，有无吸烟史、饮酒史，了解患者睡眠状况，了解患者家族史。

2. 起病情况和临床表现　了解患者发病过程。该患者2个月前出现左下肢麻木无力抖动，时间持续数分钟，无头晕、头痛、记忆力减退、肢体瘫痪、言语不清和饮水呛咳等症状，无剧烈头痛、喷射性呕吐、意识障碍等颅高压症状。

3. 意识状态评估　评估有无意识障碍及其类型和严重程度（见附件1），该患者入院时神志清楚，精神状态欠佳。

4. 头颈部评估　评估无头颅畸形、面部表情异常、口角歪斜和鼻唇沟变浅；双侧瞳孔大小、对光反射是否正常。患者头颈形态正常，无畸形、无面瘫症状，双侧瞳孔等大等圆，对光反射灵敏。

5. 四肢脊柱评估　患者关节无畸形，肌肉无萎缩，皮肤无异常，无感觉状态异常（包括视觉、听觉、嗅觉、触觉），四肢肌力5级、肌张力正常（见附件3），脑膜刺激征阴性。

6. 其他　参考日常生活能力评定量表（见附件4）、Branden压疮评分表（见附件6）、营养风险筛查评估表（见附件13）、Caprini血栓风险评估表（见附件14）、吞咽障碍筛查表（见附件2），跌倒、坠床风险评估表（见附件5），评估患者的日常生活能力和风险问题。该病例患者间断左下肢麻木无力，步态不稳，日常生活能力评估95分（轻度依赖）。

7. 心理-社会状况评估（见附件7，附件8）　了解患者的家庭情况、经济状态、家庭及社会支持情况、患者对疾病和健康的认识，评估有无焦虑、抑郁心理。患者初中文化水平，务农，医保类型是新农合，焦虑评估53分（轻度焦虑）。

（二）护理诊断、目标及对应的护理措施

1. 脑组织灌注量改变　与血管闭塞导致大脑组织缺血、缺氧有关。

护理目标：配合药物治疗，维持脑组织正常灌注量。

护理措施:

(1)监测生命体征,意识瞳孔变化,评估患者语言功能及肢体活动,观察有无语言障碍,肢体瘫痪或原有症状加重。

(2)静脉输液治疗,必要时记录24 h出入水量,保障患者循环血容量,保持水电解质平衡。

(3)合理膳食,高维生素、优质蛋白饮食,每日摄入食盐量不超过5 g,每日饮水量不少于2000 mL,多吃新鲜蔬菜,如西红柿、水果、鱼、木耳、香蕉、胡萝卜等,禁止吸烟酗酒。

(4)保持大便通畅,避免受凉、腹泻,勿用力排便,必要时口服缓泻剂或应用药物灌肠。

2. 知识缺乏　与烟雾病社会认识度低,患者文化水平低有关。

护理目标:患者能够了解烟雾病的基础知识,正确认识自身疾病,改正不利于疾病的行为,积极配合治疗和手术。

护理措施:

(1)鼓励患者和家属共同参与疾病知识学习。

(2)提供有关疾病科普知识的多种学习方式,如文字、图片、视频,使患者了解手术方法,麻醉方式,讲解成功案例,从而缓解其紧张焦虑情绪。

(3)讲述的内容深入浅出,语言通俗易懂,耐心、详细为患者解说清楚,以患者理解为目的。

(4)维持患者的血压,每天做好血压监测,提高患者用药依从性,不可擅自停用、加用、减用降压药物。

(5)禁食水8 h,术前一日晚餐进食易消化半流质饮食。非首台手术患者遵医嘱给予静脉补液,预防患者出现低血糖、低血容量等。无误吸风险的非糖尿病患者麻醉前2 h口服200 mL葡萄糖水。

(6)术前摘下首饰、假牙、眼镜等物品。

3. 焦虑　与环境、角色转换,担心手术及预后有关。

护理目标:慢慢消除患者的焦虑情绪,保证充足的营养和睡眠。

护理措施:

(1)主动向患者及其家属介绍自己的身份及职责。

(2)耐心倾听患者的主诉,了解患者的感受。

(3)与患者家属进行有效沟通,取得家庭支持,同时鼓励患者树立信心,保持良好的心理状态。

4. 有跌倒的危险　与肢体功能异常步态不稳平衡能力失调有关。

护理目标:患者不发生跌倒。

护理措施:

(1)床铺高度适中,根据患者日常生活能力评定应用保护性床档。

(2)呼叫器和经常使用的物品应置于床头患者伸手可及处。

(3)合理运动,注意生活规律和劳逸结合。运动场所要宽散,明亮,无障碍物阻挡,地面要保持平整干燥,防湿、防滑,指导患者最好穿防滑软橡胶底鞋。

(4)患者在行走时不要在其身旁擦过或在其面前穿过,必要时选用三角手杖等合适的辅助具,并有人陪伴,防止受伤。

(三)护理评价

1. 患者生命体征平稳,Glasgow 昏迷评定评分 15 分,未出现新的神经系统损害。

2. 患者能讲解烟雾病的基础知识,能控制自身不利于疾病恢复的行为,营养均衡,没有抽烟、喝酒行为,每日饮水量达 2000 mL,睡眠时间每天 7 h 以上。

3. 患者情绪稳定,积极配合治疗和手术。

4. 未发生跌倒事件。

【术后护理】

(一)护理评估

1. 生命体征　监测血压、脉搏、呼吸、体温。

2. 意识状态　有无意识障碍及其类型和严重程度,以防患者有颅内压增高及脑水肿的发生。

3. 头颈部检查　头颅有无畸形,双侧瞳孔大小、对光反射是否正常;有无面部表情异常、口角歪斜和鼻唇沟变浅;有无饮水呛咳、吞咽困难或咀嚼无力;有无言语障碍。

4. 四肢脊柱检查　皮肤有无异常,有无感觉状态异常(包括视觉、听觉、嗅觉、触觉),有无运动状态异常、肢体无力、瘫痪等,评估四肢肌力、肌张力、脑膜刺激征。

5. 疼痛的评估(附件 15 或附件 16)　评估患者疼痛的部位、程度及性质。

6. 评估患者手术伤口敷料包扎情况及引流管固定情况,同时观察引流液的量、颜色及性质。

7. 营养风险评估　评估患者有无吞咽障碍、饮食种类和摄入量能否满足机体需要。

8. 了解患者自理能力、跌倒坠床风险、压疮风险。

9. 了解患者术后心理状况,评估是否有焦虑、抑郁心理。

(二)护理诊断、目标及对应的护理措施

1. 潜在并发症　有腔高灌注综合征、脑出血、脑缺血、癫痫的危险。

护理目标:患者发生脑血管相关并发症时能及时识别与处理。

护理措施:

(1)术后执行全麻术后一般护理常规,患者持续心电监护,低流量湿化吸氧。

(2)密切观察与评估患者意识、瞳孔、生命体征、语言及肢体活动等,及时清除呼吸道分泌物,保持呼吸道通畅。观察有无脑缺血及脑出血的体征和症状,如出现意识障碍、肢体无力、抽搐、语言障碍等,应警惕。

(3)癫痫:要对患者及家属进行知识宣传,癫痫发作时,保持呼吸道通畅,避免发生跌倒、碰伤、窒息、误吸等意外,遵医嘱正确使用抗癫痫药物,记录发病特点。

(4)血压的监测:术后过高或过低的血压对患者都是不利的,术中失血及术后过低血压有导致脑缺血或脑梗死的风险,过高的血压则有引起过度灌注、颅内出血的风险,必须遵医嘱严格控制血压。

(5)必要时遵医嘱使用尼莫地平预防脑血管痉挛。

2. 气体交换受损　与麻醉药物应用、呼吸道受损、咳嗽无力有关。

护理目标：患者掌握有效咳嗽、咳痰的方法，不发生肺部感染。

护理措施：

(1) 术后平卧位或抬高 15°～30°，头稍偏向一侧，避免减压窗受压。

(2) 恶心、呕吐时对症处理，必要时留置胃管进行胃肠减压，防止误吸。

(3) 每日定时雾化吸入，指导患者家属从肺底由下至上，由外侧至内侧叩击患者背部，每次持续 5～10 min。

3. 疼痛　与血液刺激血管、手术切口、硬脑膜受牵拉、脑高灌注现象有关。

护理目标：能正确评估患者头痛的性质，促进患者舒适。

护理措施：

(1) 疼痛时，评估患者疼痛的程度和性质，分析疼痛的原因，遵医嘱应用止疼药物减轻患者的疼痛。

(2) 教会患者家属正确使用自控镇痛泵。

(3) 心理疏导，分散注意力，减轻患者对疼痛的敏感性。

4. 营养失调、电解质紊乱　与全麻手术应激反应导致的胃肠功能紊乱或脱水药物的应用有关。

护理目标：合理饮食，保证机体需要量。

护理措施：全麻术后禁食 6 h，意识清醒者 6 h 后可饮水过渡至流质饮食，术后第一天半流质饮食(4～6 餐)，术后第二天可正常饮食，指导进食高营养、高纤维素可消化的食物，保证营养供应，增加身体的抵抗力，避免食用辛辣的食物。恶心呕吐、吞咽障碍、昏迷等不能经口进食者遵医嘱留置胃管，同时协助静脉营养支持，记录 24 h 出入水量。

5. 体温过高　与手术造成组织机械性、物理性受损或感染有关。

护理目标：做好体温监测，能给予有效的降温措施，促进患者舒适。

护理措施：

(1) 定时监测体温，颅脑手术术后因创伤和手术的应激常出现不同形式的非感染性发热，临床常见组织分解产物和积血吸收引起的发热，可逐渐自愈，其他类型的非感染性发热有因下丘脑体温中枢受损导致的中枢热、无菌性脑膜炎。

(2) 当患者高热不退、体温反复时应警惕是否有颅内感染、切口感染、肺部感染等问题的发生；体温>38.5 ℃时遵医嘱可给予药物降温，低热时给予温水擦浴，冰敷等物理降温。

(3) 必要时协助医生对患者进行腰椎穿刺，明确是否有颅内感染。

6. 其他并发症如压疮、下肢静脉血栓、伤口感染、泌尿系感染等的风险　与麻醉、手术、长期卧床活动耐力下降，留置尿管有关。

护理目标：患者未发生下肢静脉血栓，泌尿系统感染，压疮等并发症。

护理措施：

(1) 术后协助患者翻身、叩背，帮助患者在床上做肢体被动活动，促进血液循环，预防深静脉血栓形成。术后平卧位或抬高床头 15°～30°，术后第一天无不适症状取半卧位或坐位，经医生评估术后第二天可鼓励患者下床。

(2)下肢静脉血栓形成:观察下肢皮肤温度、血运、有无肿胀、有无疼痛和感觉障碍及足背动脉搏动情况。卧床期每天定时行踝泵运动,无禁忌证情况下可进行气压治疗以促进血液循环。

(3)感染:包括伤口感染、泌尿系统等。管道护理要严格无菌操作,仔细观察伤口有无渗液,局部有无破溃,保持清洁和干燥,观察尿管引流的颜色和量,会阴护理 2 次/d,每日饮水量 2000 mL 以上,每日评价留置尿管的必要性,尽早拔除尿管。

术后血肿腔外引流管观察颜色、量、防堵塞等和负压的大小,引流时推荐负压球负压设定为 1/3 ~ 1/2 负压较为合适;若引流管颜色淡、量多,则考虑可能存在脑脊液漏,应调小负压球负压。

7. 焦虑　与手术后机体功能未完全恢复,疼痛、恶心呕吐等不适症状有关。

护理目标:患者焦虑症状缓解,情绪稳定,能配合康复治疗。

护理措施:

(1)不良的情绪易引起血压波动及脑血管痉挛。因此要与患者及家属及时沟通,认真倾听患者的主述,解释保持稳定情绪的重要性,取得患者配合。

(2)制定康复计划,若出现语言障碍、吞咽障碍、运动障碍等神经功能受损的症状,待病情稳定,经过医生评估后,康复师介入康复评估,根据具体情况制定个体化和全面的康复方案。康复训练强度要个体化,充分考虑患者体力、耐力和心肺功能情况,在条件许可情况下,开始阶段每天至少 45 min 的康复训练。

1)语言障碍训练:①构音障碍的训练　可考虑使用帮助促进社交参与和提高社会心理健康的活动。干预应个体化,包括呼吸、发声、发音和共鸣;言语生成的全局方面,如音量、语速和韵律均应考虑在内。可考虑环境调整,包括听众教育,以改善交流效果。②失语症的训练　鼓励患者采用不同方式如语言、手势、写字等方式练习表达,评估其语言、交流认知、阅读、写作的优势和缺点,以确定有用的代偿策略。

2)吞咽障碍训练:建议吞咽功能筛查由言语治疗师或其他经过培训的健康护理人员进行。伴吞咽障碍的患者,给予鼻饲喂养并进行吞咽功能训练,避免气管误吸;指导喂养时患者体位、食物的营养和性状等;做好营养支持,提高患者机体免疫力。

3)运动障碍训练:患者卧床期应将患者摆放于良肢位,保持正确的坐姿、站姿能有效降低肢体痉挛,提高患侧肢体功能康复疗效;体位转移及关节活动训练 患者卧床期应尽早在护士或者康复师帮助下渐进性进行。尽早进行此锻炼可预防坠积性肺炎、下肢静脉血栓和压疮等并发症的发生。站立及步行训练尽早离床接受常规运动康复。偏瘫患者早期应积极进行站立及步行训练(包括抗重力肌训练、患侧下肢负重支撑训练、患侧下肢迈步训练及站立重心转移训练等),以尽早获得基本步行能力。

(三)护理评价

1. 患者生命体征平稳,Glasgow 昏迷评定评分 15 分。
2. 患者能有效排痰,未发生肺部感染。
3. 患者体温与疼痛管理有效,睡眠好,促进了患者的舒适感。
4. 患者术后第 2 天与术后第 5 天电解质检查结果无异常。
5. 患者未发生颅内感染、泌尿系统感染、下肢静脉血栓、压疮等并发症。

6. 患者情绪稳定,能积极配合治疗。

案例分析七

烟雾病出院后的注意要点

该患者于2020年1月3日治愈出院,出院后应有哪些注意要点,我们能为患者提供什么延续护理服务?

(一)疾病预防指导

保持患者心情舒畅,避免情绪激动、哭闹、大笑、长时间吹奏乐器、唱歌、吃过热及刺激性食品等诱发烟雾病症状。

(二)疾病知识指导

指导患者按时服药,不得自行减药或停药,尤其是对于合并癫痫的患者。术后6~8个月避免手术侧耳屏前方的皮肤受压,避免压迫该处向颅内供血的颞浅动脉,如睡觉时避开手术侧侧卧压迫,戴眼镜时去除术侧眼镜腿等。

(三)康复指导

注意适度体育锻炼,保持充足的睡眠,增强体质;积极进行肢体功能康复训练与治疗,减少致残率;避免游泳、滑雪、长跑等剧烈的运动,防止耗氧量增大而使病情加重。

案例分析八

烟雾病的知识拓展

烟雾病知识拓展,烟雾病的分期是什么?

脑血管造影是目前公认的诊断烟雾病的"金标准",烟雾状血管在脑血管造影上不同时期的表现不同,临床采用Suzuki分期,如表3-1。

表3-1 烟雾病患者的脑血管造影表现分期

分期	脑血管造影表现
I	颈内动脉末端狭窄,通常累及双侧
II	脑内主要动脉扩张,脑底产生特征性异常血管网(烟雾状血管)
III	颈内动脉进一步狭窄或闭塞,逐步累及大脑中动脉及大脑前动脉;烟雾状血管更加明显
IV	整个Wills环甚至大脑后动脉闭塞,颅外侧支循环开始出现;烟雾状血管开始减少
V	IV期的进一步发展
VI	颈内动脉及其分支完全闭塞,烟雾状血管消失;脑的血供完全依赖于颈外动脉和椎-基底动脉系统的侧支循环

此外烟雾病在磁共振血管成像上不同时期的表现如表3-2。

在该评估系统中，对 MRA 结果进行简单评分后统计总分，总分 0～1 分定义为 1 期，相当于脑血管造影分期的Ⅰ期和Ⅱ期；2～4 分为 2 期，相当于脑血管造影分期的Ⅲ期；5～7 分为 3 期，相当于脑血管造影分期的Ⅳ期；8～10 分为 4 期，对应于脑血管造影分期的Ⅴ期和Ⅵ期。使用 MRI/MRA 做出烟雾病的诊断只推荐应用于儿童及其他无法配合进行脑血管造影检查的患者，在评估自发代偿及制定手术方案等方面更应慎重。

表 3-2 烟雾病患者的磁共振血管成像分期系统

磁共振血管成像结果	分数(分)
颈内动脉	
正常	0
C_1 段狭窄	1
C_1 段信号中断	2
颈内动脉消失	3
大脑中动脉	
正常	0
MI 段正常	1
M_1 段信号中断	2
大脑中动脉消失	3
大脑前动脉	
A_2 段及其远端正常	0
A_2 段及其远端信号减少	1
大脑前动脉消失	2
大脑后动脉	
P_2 段及其远端正常	0
P_2 段及其远端信号减少	1
大脑后动脉消失	2

注：大脑半球左侧和右侧单独计算总分、独立评价。

（张婧爽　程军艳）

第四章
神经重症专科疾病护理

第一节　大面积脑梗死

案例与思考

吕先生，男，47岁，代主诉："左侧肢体无力，头痛伴恶心、呕吐11 h"，于2019年2月10日01:50以"右侧颞叶大面积脑梗死"急诊入院。

现病史：患者于11 h前无明显诱因出现左侧肢体无力，头痛伴恶心、呕吐，呕吐物为胃内容物，无发热、头晕，无意识障碍，就诊于某县人民医院，行头颅CT检查未见出血，为求进一步治疗，急诊以"脑梗死"收入我院。患者自发病以来，神志清，精神可，饮食睡眠可，大小便正常，体重无明显变化。入院第3天，患者病情突然变化，意识转为昏迷状态，格拉斯哥昏迷评分(GCS)为5分，双侧瞳孔不等大，左侧瞳孔直径约1.5 mm，右侧瞳孔散大固定，直径约4.0 mm，对光反射均迟钝，生命体征平稳，听诊双肺呼吸音粗，急请神经外科会诊，在全麻下行"右侧额顶叶去骨瓣减压术"，去除8 cm×10 cm大小骨瓣，术中给予气管插管，呼吸机辅助呼吸，术后转入神经内科ICU。术后第2天复查双源CT示"梗死部位明显肿胀，中线左移"。此时患者GCS评分为3T分，双侧瞳孔不等大，左侧瞳孔直径约1.5 mm，右侧瞳孔直径约3.5 mm，对光反射均消失，减压窗触之如鼻尖。神经外科会诊后，再次在全麻下行"右侧额颞叶去骨瓣减压术+内减压术"，取出骨瓣大小约5 cm×7 cm，骨窗大小约13 cm×20 cm，脑组织肿胀明显，将额颞及部分脑组织切除进行内减压，术后返回神经内科ICU。治疗上继续给予脱水降颅压、抗感染、化痰、营养脑细胞、镇痛镇静、维持水电解平衡、保护胃黏膜及营养支持治疗，术后第5天局部麻醉下行"气管切开术"。患者GCS评分为6T分，呈去大脑强直状态，生命体征平稳，查体不能配合，痰多、咳嗽有力，通过气管切开处吸氧，血氧饱和度维持在98%左右。

既往史：高血压5年，口服药物控制；颈椎病1年。

个人史：有吸烟史，吸烟26年，20支/d，偶有饮酒。

查体与评估：体温36.1 ℃，脉搏80次/分，呼吸20次/分，血压125/81 mmHg，神志清楚，精神欠佳，左上肢肌力0级，左下肢肌力1级，右上肢肌力3级，右下肢肌力3级。入院护理评估：营养风险筛查评分5分（存在营养风险）；Braden压疮评分11分（高度危险）；跌倒/坠床风险评估1分（低危风险）；Caprini血栓风险评估8分（极高危风险）。

辅助检查：①影像检查，头颅磁共振示右侧颞叶大面积脑梗死，双侧颈内动脉未见显影。双源CT示右侧大脑半球多发片状不规则低密度影，局部可见片状稍高密度影；右侧侧脑受压左移，中线结构局部左偏。②彩超：双下肢静脉未发现血栓。③实验室检查：白细胞高，为 12.38×10^9/L，C-反应蛋白高，为89.54 mg/L，谷草转氨酶高，为176 U/L，乳酸脱氢酶高，为1618 U/L。

治疗与转归：入院后给予脱水降颅压、抗血小板凝集、调脂稳定斑块、营养脑细胞、促醒、改善循环、保护胃黏膜等药物治疗及营养支持治疗。患者于同年3月1日好转后出院。

案例思考分析：

1. 患者诊断为大面积脑梗死，何为大面积脑梗死？大面积脑梗死的临床表现是什么？

2. 此案例是大面积脑梗死的典型案例，大面积脑梗死的诊断要点是什么？可采取哪些主要检查？

3. 该患者为什么会发生大面积脑梗死？大面积脑梗死的发病机制有哪些？

4. 患者主要治疗有哪些？

5. 患者的主要护理问题有哪些？应该采取怎样的护理措施？

6. 患者于3月1日好转出院，出院时存在护理要点及注意事项有哪些？

思维导图

运用思维导图的方法,对案例进行层层分析

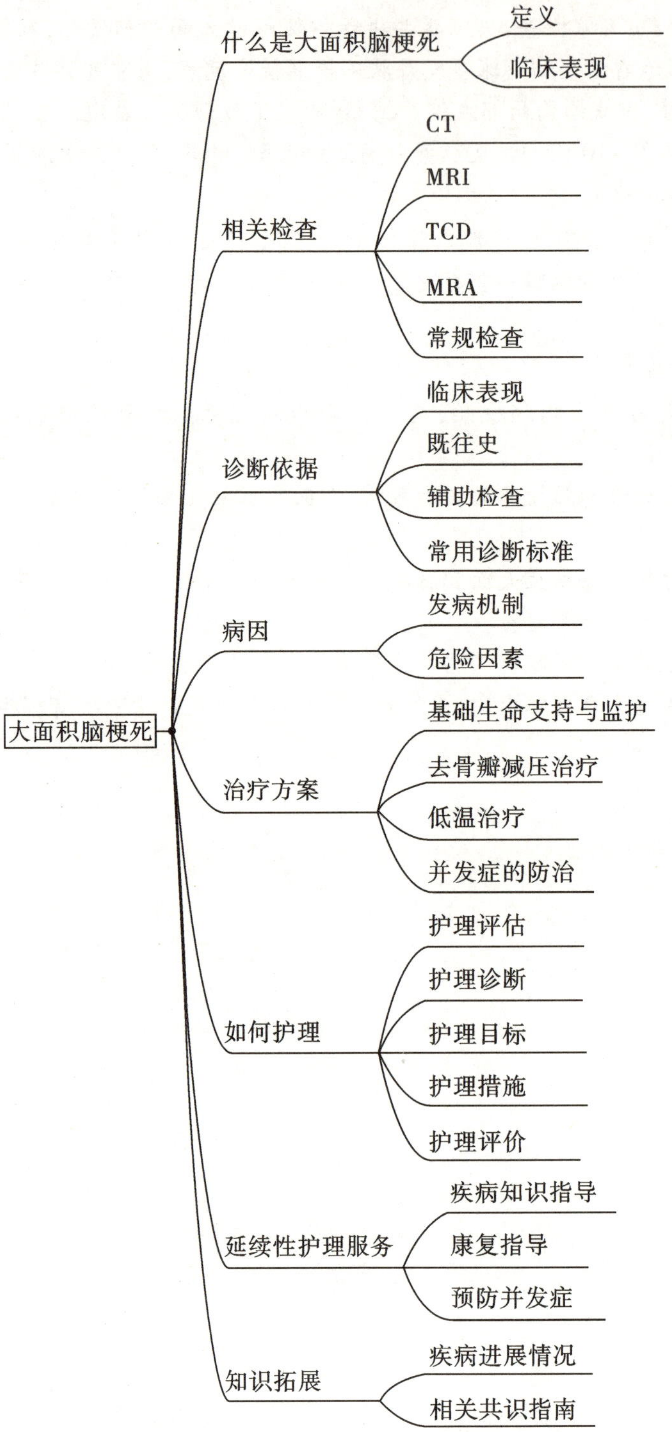

图 4-1　大面积脑梗死的思维导图

案例分析一

大面积脑梗死的定义及临床表现

该病例患者主要临床表现：左侧肢体无力，头痛伴恶心、呕吐。什么是大面积脑梗死？大面积脑梗死的主要临床表现还包含哪些？

（一）定义

大面积脑梗死（large hemispheric infarction，LHI）通常是指颈内动脉主干、大脑中动脉主干或皮质支的完全性卒中。我国脑梗死患者占脑卒中的60%～80%，是重要的致残、致死原因。大面积脑梗死是一种严重的脑梗死，发病率为（10～20）/10万人/年，约占脑梗死的10%。

（二）临床表现

LHI患者临床表现为偏瘫、偏身感觉障碍、偏盲、凝视障碍、头眼分离和失语（优势半球），病程呈进行性加重，易出现明显的脑水肿和颅内压增高征象。如果LHI患者发病早期神经功能缺失和意识障碍进行性加重，并迅速出现脑疝，则称为恶性大脑中动脉梗死（malignant middle celebral artery infarction，MMI）。

该患者有动脉粥样硬化、高血压、血脂异常，有偏瘫、偏身感觉障碍的局灶定位症状，有头痛、恶心、呕吐等颅内压增高症状。

案例分析二

大面积脑梗死的检查项目

该病例患者进行了CT、磁共振成像、磁共振血管成像、颈动脉彩超、血生化等多项检查。目前临床大面积脑梗死的检查主要包括哪些？

2019 AHA/ASA急性缺血性卒中早期管理指南指出：

1. 头颈部影像学

（1）CT检查：急诊平扫CT可准确识别绝大多数颅内出血，并帮助鉴别非血管性病变（如脑肿瘤），是疑似脑卒中患者首选的影像学检查方法。

（2）多模式CT：灌注CT可区别可逆性与不可逆性缺血改变，因此可识别缺血半暗带。对指导急性脑梗死溶栓治疗及血管内取栓治疗有一定参考价值。

（3）常规MRI：常规MRI（T_1加权、T_2加权及质子相）在识别急性小梗死灶及后循环缺血性脑卒中方面明显优于平扫CT。可识别亚临床缺血灶，无电离辐射，无须碘造影剂。但有费用较高、检查时间稍长及患者本身的禁忌证（如有心脏起搏器、金属植入物或幽闭恐惧症）等局限。常规的MRI在诊断脑梗死方面明显优于CT，该患者是发病11 h后就诊，处于急性期，头颅MRI示右侧颞叶大面积脑梗死，双侧颈内动脉未见显影。

2. 血管影像　颅内、外血管病变检查有助于了解卒中的发病机制及病因，常用检查包括颈动脉超声、经颅多普勒（TCD）、磁共振脑血管造影（MRA）、高分辨磁共振成像（HRMRI）、CT血管造影（CTA）和数字减影血管造影（DSA）等。

颈动脉超声对发现颅外颈部血管病变，特别是狭窄和斑块很有帮助；TCD 可检查颅内血流、微栓子及监测治疗效果，但其受操作技术水平和骨窗影响较大。

该患者行 CTA 示：双侧颈总动脉分叉处软硬斑，管腔轻度狭窄；双侧颈内动脉 $C_{1\sim6}$段未见明显显影，C_7 段软硬斑形成，管腔轻度狭窄；双侧大脑前动脉 A_1 段粗细不均，局部中-重度狭窄；右侧大脑中动脉 M1、M2 段走形僵硬，管腔狭窄；左侧大脑后动脉 P_1、P_2 段局部轻-中度狭窄；双侧大脑前动脉、左侧大脑中动脉及右侧大脑后动脉主干及其分支、椎动脉 V5 段及基底动脉走行僵硬，可见多发局限性狭窄，远端分支减少。

3. 实验室检查　对疑似卒中患者应进行常规实验室检查，以便排除类卒中或其他病因。

常规实验室检查包括：①血糖、肝肾功能和电解质；②心电图和心肌缺血标志物；③全血计数，包括血小板计数；④凝血酶原时间（PT）/国际标准化比率（INR）和活化部分凝血活酶时间（APTT）。该患者实验室检查阳性结果为：总胆固醇7.02 mmol/L，甘油三脂 2.19 mmol/L，高密度脂蛋白胆固醇 1.06 mmol/L，低密度脂蛋白胆固醇 4.62 mmol/L，同型半胱氨酸 92.77 μmol/L。

案例分析三

大面积脑梗死的诊断依据

该病例患者大面积脑梗死，诊断依据是什么？

诊断依据：中年患者；有脑血管病的相关危险因素病史；发病前可有短暂性脑缺血发作；安静休息时发病较多；迅速出现局灶性神经功能缺失症状并持续 24 h 以上，症状可在数小时或数日内逐渐加重；多数患者意识清楚，但有大面积脑梗死相关症状（如头痛、恶心、呕吐、意识水平改变、偏瘫、偏盲、偏身感觉障碍、失语、瞳孔改变等）；头颅 CT 早期正常，24 ~48 h 后出现低密度灶。脑梗死按照梗死的面积、部位和大小，临床症状不一，目前认为梗死病灶的体积超过同侧半球 2/3 的，或者累计梗死面积直径>3 cm 且有>2 个大血管供应区域的为大面积脑梗死。

该患者为中年患者，有脑梗死家族史，血脂异常，高同型半胱氨酸血症，高血压，吸烟，以上均为脑梗死的危险因素。头颅 MRI 显示右侧颞叶大面积脑梗死，双侧颈内动脉未见显影，因此诊断为大面积脑梗死。

案例分析四

大面积脑梗死的发病机制与危险因素

该病例患者为何会发生大面积脑梗死？大面积脑梗死的发病机制及危险因素有哪些？

在分析脑梗死病因时，目前主要采用 TOAST 分型。TOAST 分型按病因分为 5 种类型。①大动脉粥样硬化型：具有颅内、颅外大动脉或其皮质分支因粥样硬化所致的明显狭窄（>50%），或有血管堵塞的临床表现或影像学表现。②心源性栓塞型：因血流中被称为栓子的异常物质阻塞动脉引起，例如某些心脏病心腔内血栓脱落的栓子。③小动脉闭塞型：穿支动脉闭塞。④其他病因型：指除以上3种明确病因的分型外，其他少见的病因，如各种原因血管炎、血管畸形、夹层动脉瘤、肌纤维营养不良等所致的脑梗死。⑤不明原因型：包括两种或多种病因、辅助检查阴性未找到病因和辅助检查不充分等情况。

中国脑血管病一级预防指南2019版指出：不可干预的危险因素有年龄、性别、种族、遗传因素、出生体重等。可干预的危险因素有高血压、吸烟、糖尿病、心房颤动、其他心脏病、血脂异常、无症状颈动脉狭窄、饮食和营养、缺乏身体活动、超重与肥胖、代谢综合征、饮酒、高同型半胱氨酸血症、口服避孕药、睡眠呼吸暂停、高凝状态、药物滥用、炎症和感染、偏头痛等。

该患者不可干预的危险因素有年龄，性别，家族史；可干预的危险因素有血脂异常，高同型半胱氨酸血症，高血压，吸烟。患者血管病变的检查显示：脑动脉硬化；颅内动脉血管管腔多发斑块形成，从而导致了脑梗死的发生。

案例分析五

大面积脑梗死的治疗方案

该病例患者入院后给予脱水降颅压、抗血小板凝集、调脂稳定斑块、营养脑细胞、促醒、改善循环、护胃等药物治疗及营养支持治疗。目前有关大面积脑梗死的最新治疗方案有哪些？

2017年大脑半球大面积梗死监护与治疗中国专家共识中指出，关于大面积脑梗死的最新治疗方案如下。

（一）基础生命支持与监护

1. 体温

（1）参考缺血性卒中相关文献证据，加强体温管控，管控目标为核心体温低于37.5 ℃。

（2）管控方法包括药物降温（如对乙酰氨基酚）和（或）物理降温（降温毯、冰袋、体表/血管内温度控制装置）。

（3）在有条件情况下，实施核心（肺动脉、膀胱、直肠、鼻咽）体温监测。

2. 血压

（1）对LHI患者需行血压管控，管控目标应考虑颅脑外科手术的影响；部分颅骨切除减压术前，管控目标≤180/100 mmHg；术后8 h内，管控目标为收缩压140～160 mmHg。

（2）降血压药物可选择静脉输注β受体阻滞剂（拉贝洛尔）或α受体阻滞剂（乌拉地尔），必要时选择血管扩张剂（硝普钠、尼卡地平）。

（3）用药期间，常规采用袖带血压测量法监测血压，血压不稳定时，至少每15 min测量一次，警惕低血压发生。

（4）一旦出现低血压，可静脉输注儿茶酚胺类药物提升血压。

3. 血氧

(1)对 LHI 患者需要血氧管控;管控目标为血氧饱和度≥94%,PO_2≥75 mmHg,PCO_2 36~44 mmHg。当颅内压增高时,可将管控目标调整为 PO_2>100 mmHg,PCO_2 35~40 mmHg。

(2)GCS≤8 分、PO_2<60 mmHg、PCO_2>48 mmHg,或气道功能不全可作为 LHI 患者气管插管和(或)机械通气指征。

(3)血氧监测方法:包括无创持续脉搏血氧饱和度和呼气末二氧化碳监测,或间断动脉血气分析监测。

4. 血钠

(1)对 LHI 患者须行血钠管控(3 级证据,B 级推荐)。管控目标为 135~145 mmol/L,当颅内压增高时,将管控目标调整至 145~155 mmol/L。

(2)纠正低钠血症方法:包括限制管饲或静脉水的摄入和促进水排出(针对稀释性低钠血症),增加管饲钠摄入或静脉泵注高浓度氯化钠溶液(针对中、重度低钠血症患者),并根据血钠浓度调整泵注速度。

(3)纠正高钠血症的方法包括限制管饲或静脉钠的摄入,增加管饲水泵注或静脉等渗溶液泵注(针对中、重度高钠血症患者)。

(4)在纠正异常血钠过程中,避免血钠波动过大(每日<8~10 mmol/L),以防渗透性脑病发生;监测血钠方法包括静脉血清钠测定法或动脉抗凝全血钠(血气分析)测定法,每1~6 h 一次。

5. 血糖

(1)对 LHI 患者须行血糖管控。血糖控制目标为 7.8~10 mmol/L(1~2 级证据,B 级推荐)。

(2)降血糖方法可选择短效胰岛素静脉持续泵注;但在治疗过程中,需要关注血糖波动,将血糖变异率(血糖标准差/平均血糖)控制在 15%以下,并避免低血糖发生。

(3)监测血糖的方法可采用静脉血清血糖测定法,如果采用外周血血糖快速测定法则需注意测量误差。

6. 营养

(1)LHI 患者急性期多伴有意识障碍或吞咽障碍,故需实施营养指标管控。

(2)管控目标和规范可参考《神经系统疾病肠内营养支持操作规范共识(2011 版)》和《神经系统疾病经皮内镜下胃造口喂养中国专家共识》。

7. 颅内压与脑灌注压

(1)对 LHI 患者须行颅内压管控。

(2)降颅压药物首选甘露醇,当甘露醇无效时,可试用高浓度氯化钠注射液,同时密切监测血钠和血浆渗透压变化。

(3)临床征象(瞳孔、意识、肢体自主运动)仍可作为脑疝早期的临床监测指标,不应完全被有创颅内压监测替代;有创颅内压作为 LHI 患者颅内压增高的监测指标尚需进一步研究确认。

(二)部分颅骨切除治疗

1. 年龄 18~80 岁的 LHI 患者,在发病 48 h 内应尽早实施部分颅骨切除减压治疗。

手术指征包括：伴有意识障碍、NIHSS>15 分、梗死范围≥大脑中动脉供血区 2/3，伴或不伴同侧大脑前动脉/大脑后动脉受累；手术排除指征包括：病前 MRS>2 分、双侧大脑半球/幕下梗死、出血转化伴占位效应、瞳孔散大固定、凝血功能异常或患有凝血疾病。

2. 即便采取手术治疗，也有可能遗留严重残疾，患者或患者家属须知情同意。

该患者由于颅内压增高，脑疝形成，在全麻下行“右侧额顶叶去骨瓣减压术”，术后第二天复查 CT 示梗死部位明显肿胀，中线左移，双侧瞳孔不等大，再次在全麻下行“右侧额颞叶去骨瓣减压术+内减压术”。

（三）低温治疗

1. 发病 48 h 内低温治疗可能改善 LHI 患者神经功能预后，但还需多中心、大样本临床研究证实。

2. 低温治疗的诱导低温阶段最好在数小时内，低温目标 33～34 ℃，维持目标温度的最大温度偏差≤0.3 ℃，复温持续时间至少 24～48 h，低温治疗相关操作规范可参考《神经重症低温治疗中国专家共识》。

（四）并发症的防治

1. 肺炎　治疗肺炎的关键是有效的气道管理（胸部护理、气管插管、机械通气）与合理的抗生素应用。肺炎与原发疾病的治疗并无冲突，尽早、尽快控制肺炎将改善预后。肺炎监测指标包括：体温、气道分泌物（性质、量、涂片、培养）、血常规、炎性标志物（C 反应蛋白、降钙素原）、胸部 X 射线检查/CT 扫描等。肺炎是 LHI 最常见并发症，一旦导致呼吸功能障碍，直接影响预后，故须积极防治，具体措施可参考《神经疾病并发医院获得性肺炎诊治共识》。

2. 下肢深静脉血栓（DVT）

（1）LHI 部分颅骨切除减压治疗患者 DVT 发生率和肺栓塞发生率明显高于其他卒中患者，故须积极防治。

（2）监测 DVT 指标包括：观察下肢疼痛、皮温/皮色、皮下组织水肿和静脉性溃疡，测量腿围，检测 D-二聚体等凝血功能，以及下肢静脉超声检查等。

（3）预防 DVT 可选择低分子肝素/类肝素，或下肢间歇气压加压治疗。

（4）治疗 DVT 可选择抗凝治疗（低分子肝素、维生素 K 拮抗剂、凝血酶直接抑制剂、Xa 因子抑制剂），或溶栓（尿激酶或 tPA）联合抗凝治疗。但 LHI 部分颅骨切除减压治疗患者的用药需要慎重。介入或手术治疗 DVT，可选取机械性血栓清除、球囊血管成形、支架置入、髂静脉阻塞、下腔静脉滤器置入等。

（5）LHI 与 DVT 治疗虽然并无冲突，但对脑出血转化、胃肠道出血、去骨瓣减压治疗患者的抗凝或溶栓治疗仍需慎重。

3. 应激性消化道出血

（1）消化道出血的监测项目：定期抽吸胃残留液并送胃内容物潜血检查，定期观察粪便性状并送粪便潜血检查；一旦诊断明确，常规监测出血量、心率、血压、肠鸣音、血色素等。

（2）预防消化道出血可选择硫糖铝，存在高风险因素（机械通气>48 h，INR>1.5 或

PPT>2 倍对照，1 年内胃肠道溃疡或出血等）时，可选择质子泵抑制剂或 H_2 受体拮抗剂。

案例分析六

大面积脑梗死存在的护理问题及护理措施

该病例患者入院护理评估：营养风险评估 5 分（存在营养风险）；压疮风险评估 11 分（高危风险）；跌倒/坠床风险评估 1 分（低危）；DVT 风险评估 8 分（极高危）。患者目前面临的主要护理问题及相应的护理措施有哪些？

（一）护理评估

1. 身体评估

（1）观察患者的意识、瞳孔及生命体征，评估患者 GCS 评分（见附件 12），严密观察患者有无意识加重、头痛、恶心、呕吐等症状。

（2）严密观察患者神经系统体征变化，判断有无颅内压增高和脑疝症状。

（3）评估患者肢体肌力（见附件 3）及语言功能。

（4）术后评估患者头部减压窗以及人工气道胸肺部感染情况。

（5）评估患者营养状况（见附件 13）。

（6）了解头颅 CT 及 MRI 等检查结果。

2. Barden 压疮风险评估（见附件 6）　该患者 Barden 压疮评分为 11 分，存在压疮高危风险。

3. 下肢深静脉血栓（DVT）风险评估

（1）采用 Caprini 血栓风险评估表（附件 14）对患者进行评估，必要时行下肢静脉彩超。

（2）评估易引起 DVT 的危险因素，患者是否合并糖尿病、高血压、高脂血症；患者是否出现意识障碍、误吸、使用脱水剂等。

（3）观察患者下肢皮肤温度、颜色，有无皮下水肿及静脉性溃疡，测量腿围，监测凝血功能。

（4）鉴别评估 DVT、急性动脉栓塞、急性下肢淋巴管炎及淋巴水肿。

4. 心理、社会、环境评估

（1）一般情况：包括年龄、职业、文化程度、单位、民族、宗教信仰、住址、家庭经济情况、家庭成员等。

（2）既往史：了解患者既往健康状况，饮食及生活习惯，有无吸烟史及其他既往史、家族史等，同时了解患者病程变化，评估此次发病的诱因。

（3）评估患者及家属的心理状态，对患者家属的支持能力、程度进行判断。

（二）护理诊断、目标及对应的护理措施

1. 颅内压增高　与原发病有关。

护理目标：患者发生颅内压增高症状时被及时发现，并得到有效救治。

护理措施:

(1)动态监测瞳孔、血压、心率、呼吸的异常情况。当出现血压增高、心率减慢、呼吸减慢时,应立即通知医生进行抢救;当患者出现意识障碍突然加重,双侧瞳孔不等大,同时伴有恶心、呕吐等脑疝前驱症状时,应立即遵医嘱给予脱水药物进行降颅压治疗。

(2)术后观察头部伤口渗血、渗液情况,保持伤口敷料干燥,头下垫无菌治疗巾并铺至软枕之上。术后3 d伤口换药,7 d给予局部拆线,14 d给予剩余缝线拆除,观察伤口愈合情况。

(3)观察减压窗的张力,根据患者意识以及减压窗的张力遵医嘱调整脱水剂。

(4)给予床头抬高30°,有利于静脉回流,降低颅内压。

(5)防止胸腔压力突然增高引起瞬间颅内压增高,吸痰时间小于10 s。

(6)保持患者大便通畅,避免腹内压突然增高致脑疝发生。

(7)避免患者颈部受压,持续给予中心静脉压监测,控制中心静脉压在5~12 cmH_2O,防止因中心静脉压增高导致颅内压增高,引起脑疝。

(8)动态监测患者血气分析中二氧化碳水平,术后24 h内患者血气中二氧化碳水平<30 mmHg。

2. 有误吸的风险 与反复呕吐有关。

护理目标:患者住院期间,未发生误吸、窒息。

护理措施:

(1)鼻饲时抬高床头30°,头偏向一侧,并在鼻饲后仍保持半卧位30 min能较好地减少误吸。

(2)常规每4 h监测胃内残余量,残余>100 mL时减慢输注速度或者暂停肠内营养,必要时加用胃动力药物,以防胃潴留引起反流。因此在给口服药前,血糖增高时(血糖值≥8.4 mmol/L),病情发生变化时(发热、癫痫发作等),外出检查、转运前、气管插管前均需监测胃内残余量。

(3)动态监测颅高压症状,一旦有恶心症状时,要将患者头偏向一侧,同时给予降颅压治疗;如果呕吐时正在给予肠内营养,应立即停止营养液泵入,同时抽吸胃内容物,减少胃潴留的发生。

(4)观察呕吐物的颜色、性质及量,鉴别发生呕吐的原因,给予对症处理,必要时备好急救物品及药品。

(5)重视患者的口腔护理,需要使用0.12%氯己定进行每日4次,间隔6 h一次的口腔护理。

3. 清理呼吸道无效 与患者咳嗽反射弱,痰液黏稠,肺部感染有关。

护理目标:患者痰液减少,呼吸道通畅。

护理措施:

(1)保持室内温度与湿度适宜,室温18~20 ℃,湿度50%~60%,使患者呼吸舒适。

(2)抬高床头30°,并注意安全进行肠内营养支持。

(3)评估患者自行咳痰的能力以及痰液的颜色、性质及量,做好气道湿化,每日进行肺部听诊,定期做好痰培养,根据培养结果选择敏感抗生素。

(4)给予患者翻身、叩背,每2 h一次,若条件允许可加用振动排痰仪,并从低频逐步过渡到高频,促进痰液排出。

(5)每4 h监测一次气囊压力,维持气囊压力在25~30 cmH_2O。

(6)遵医嘱定期给予雾化吸入,稀释痰液。

(7)按需给予吸痰,清理呼吸道。

4.躯体移动障碍　与运动中枢损害致肢体瘫痪有关。

护理目标:患者能适应卧床状态,日常生活活动能力逐渐加强。

护理措施:

(1)保持关节功能位,防止关节变形而失去正常功能。

(2)每2 h改变一次体位。每日做3~4次四肢的主动和被动活动锻炼。

(3)随着病情的稳定和肌张力的增加,逐渐增加肢体活动量。

5.营养失调(低于机体需要量)　与咀嚼或吞咽困难有关。

护理目标:患者血清白蛋白水平维持在正常范围。

护理措施:

(1)进行肠内营养时床头抬高30°,避免呛咳,呕吐等的发生。

(2)喂养量从少到多,首日500 mL,尽早(2~5 d内)达到全量。

(3)速度从慢到快,首日肠内营养输注20~50 mL/h,次日起逐渐加至80~100 mL/h,12~24 h内输注完毕,用营养输注泵控制输注速度;已开启的营养液,放置不宜超过24 h,每500 mL制剂悬挂时间不超过8 h。

(4)及时评估,加强管道固定,每4 h同时用3种方法确认胃管位置,判断胃管是否在胃内。

(5)每4 h监测胃内残余量,残余量>100 mL时减慢输注速度或者暂停肠内营养,必要时加用胃动力药,以防胃潴留引起反流。

(6)注意手卫生,避免发生交叉感染,餐具用后立即清洗。

(7)遵医嘱定时监测血清白蛋白、血红蛋白、电解质水平。

6.体温过高　与肺部感染有关。

护理目标:患者体温控制在正常范围。

护理措施:

(1)密切监测体温波动,若体温>38.5 ℃,遵医嘱给予抽取血培养送检。

(2)应用降温仪时,每1 h观察患者体温,有无寒战情况,并记录。

(3)如体温急剧下降或心率迅速减慢,及时通知医生处理,必要时停用降温仪。

(4)注意观察患者肢体温度、颜色、末梢循环,必要时给予手套或袜套保暖,躯体出现青紫或花斑时应上调降温仪水温设置或加盖棉被。

(5)药物降温要严格遵医嘱,及时补充水分,防止患者出汗较多,引起虚脱。

7.皮肤完整性受损的危险　与长期卧床,皮肤抵抗力下降有关。

护理目标:保持皮肤完整性。

护理措施:

(1)评估引起皮肤受损的危险因素。

(2)保持皮肤清洁干燥,切口敷料无渗液。

(3)使用气垫床,保持床单位清洁、干燥、平整,每日给予患者温水擦浴,减少汗液对皮肤的刺激。

(4)每 2 h 协助翻身,骨隆突处垫软枕,合理摆放体位,减少剪切力,受压部位使用减压敷料,减轻局部受压。

(5)加强患者营养支持,增强皮肤抵抗力。

8. 潜在并发症　下肢深静脉血栓形成(DVT)。

护理目标:患者住院期间未发生 DVT。

护理措施:

(1)评估患者是否存在血液高凝状态。

(2)卧床期间抬高双下肢,促进血液回流。

(3)避免在下肢反复进行静脉穿刺。

(4)定时给予患者气压治疗,预防深静脉血栓。

(5)若出现下肢剧烈胀痛、浅静脉曲张并伴有发热等,应警惕下肢深静脉血栓形成的可能。

(三)护理评价

1. 发生颅内压增高、脑疝时得到及时发现和抢救。
2. 患者未出现因意识障碍而发生的误吸、窒息、感染和压疮。
3. 能适应长期卧床的状态,生活需要得到满足。

案例分析七

大面积脑梗死的护理要点

该病例患者于 3 月 1 日好转出院,出院后应有哪些注意要点,我们能为患者提供什么延续护理服务?

(一)疾病知识指导

告知家属疾病的基本病因和主要危险因素、早期症状和及时就诊的指征;遵医嘱正确服用降压、降糖和降脂药物,定期复查。

(二)康复指导

告知家属康复治疗的知识和功能锻炼的方法,帮助分析和消除不利于疾病康复的因素,落实康复计划,并与康复治疗师保持联系,以便根据康复情况及时调整康复训练方案。

(三)预防并发症

1. 定时翻身,使患者左、右卧位与平卧位交替,每 2 h 翻身 1 次,翻身宜缓慢进行,动作轻柔;观察患者受压部位皮肤是否有改变,一旦发现问题及时处理;避免强行拖、拉、拽。应用软枕、海绵垫保护骨隆突处和支持身体空隙处;应用气垫床,降低隆突部位皮肤所受压力。患者取半卧位时,床头抬高不超过 45°,膝部支起,避免滑向床尾,以减轻剪切力和摩擦力。床头抬高时，需要将床尾也适当摇高，可在患者双膝下垫软枕，并在床垫尾部给予支撑，防止患者下滑而增加摩擦力和剪切力。做好患者的每日身体清洁工作，包括口腔护理、洁面耳后清洁、会阴部清洁、手足清洁，并且当皮肤污染时随时清洗。对感觉障碍者，使用热水袋或冰袋时应注意防止烫伤和冻伤；对于皮肤干燥者，可适当使用润肤剂。

2. 保证患者摄入足够的能量和蛋白质。根据定期化验结果中白蛋白及血红蛋白指标，了解患者的营养状况，必要时遵医嘱静脉输注人血白蛋白；在病情允许的情况下，给予高蛋白、高维生素饮食，并补充矿物质，以增强机体抵抗力和组织修复能力。

3. 患者长期卧床，咳嗽无力，协助其定时翻身、叩背、刺激咳嗽，使痰液排出。①定时翻身：翻身前先吸净口腔、鼻腔的分泌物，以防活动后误吸，同时观察其面色、呼吸情况。②叩击背部：患者取侧卧位，照护者两手手指并拢，使掌侧呈杯状，以手腕力量，从肺底自下而上、由外向内、由轻到重，迅速而有节律地叩击患者背部，震动气道。叩击力度以皮肤不发红为宜。叩背宜在餐后 2 h 或餐前 30 min 完成。③痰液黏稠不易咳出者，应及时就医，采取吸痰、雾化吸入等措施，必要时行纤维支气管镜吸痰和灌洗。

案例分析八

大面积脑梗死的知识拓展

该病例患者长期卧床，有关卧床患者常见并发症的最新进展有哪些？

卧床患者常见并发症护理专家共识(2018 版)

共识一：卧床患者由于身体活动能力减弱、免疫功能下降及自我护理能力降低等原因，患者易发生压疮、下肢深静脉血栓形成、肺部感染和泌尿系统感染等并发症，采取规范、有效的护理措施可预防和减少并发症发生。

共识二：评估皮肤情况，密切关注皮肤或黏膜受压情况，尤其是骨隆突部位皮肤、与医疗器械接触部位及周围的皮肤或黏膜；保持皮肤清洁、干燥；妥善安置体位，除病情或治疗需要外，避免患者长时间处于床头抬高超过 30°体位，侧卧位时保持背部与水平床面成 30°～40°夹角，安置体位时应避免皮肤与医疗器械直接接触。及时变换体位。患者病情允许时，使用普通床垫应至少每 2 h 变换一次体位；使用高规格泡沫床垫可延长至每 3～4 h 变换一次体位。应掌握正确移动患者的技巧，操作过程中避免拖、拉、推、拽等动作；局部可应用软枕、预防性敷料等减压工具。

共识三：对卧床患者需要常规进行 DVT 预防，根据 DVT 风险评估结果选择预防措施。参照 Caprini 血栓风险评估表的结果，建议低危患者采取基本预防；中危患者采取基本预防和物理预防，并根据病情需要遵医嘱采取药物预防；高危和极高危患者在病情允许的情况下，3 种预防方法联合使用。

共识四：对于发生 DVT 的患者，应根据其治疗方案，采取相应的护理措施，积极预防 DVT 相关并发症(肺栓塞和出血)的发生。

共识五：做好基本预防措施，包括保持环境温湿度适宜、严格执行消毒隔离管理制度、遵循无菌操作原则、加强手卫生、按需吸痰、保持患者口腔清洁等。另外，针对卧床患者发生肺部感染的特殊性，应做到每日监测患者的生命体征、意识状态。观察患者咳嗽、咳痰情况，评估痰液的颜色、性状、量、气味等。听诊肺部呼吸音情况。了解影像学检查结果。在病情允许及鼻饲过程中，床头抬高30°～45°，并在鼻饲后保持30 min为宜。在保证患者安全的前提下，提倡并协助患者早期下床活动。定期为卧床患者翻身，采用雾化吸入、胸部叩击、体位引流、振动排痰、吸痰等措施促进排痰。

共识六：对误吸高危患者进行肠内营养支持时，建议使用经鼻十二指肠管或经鼻空肠管。留置胃管时，每次鼻饲前评估胃管位置。持续鼻饲患者应每4 h评估一次。体位引流、吞咽功能障碍等误吸高风险患者应评估其胃残余量，并听诊肠鸣音，遵医嘱调整鼻饲的速度和量。

共识七：对于机械通气的患者，在上述措施的基础上，建议使用有消毒作用的口腔含漱液，每6～8 h进行口腔护理一次。气管切开患者换药应用无菌纱布或泡沫敷料。纱布敷料至少每日更换1次，伤口处渗血、渗液或分泌物较多时，应及时更换。泡沫敷料每3～4 d更换1次，完全膨胀时须及时更换。保持适当的气囊压力。机械通气患者应每4 h监测气囊压力，在保障呼吸机正常通气的同时，使压力维持在20～30 cmH_2O，鼻饲前应监测气囊压力。气管插管或气管切开套管要妥善固定，每班观察记录气管插管置入的深度。妥善固定呼吸机管路，避免牵拉、打折、受压及意外脱开，对于躁动的患者适当约束。冷凝水的处理：呼吸机管路的位置应低于人工气道，且集水杯处于管路最低位置，以确保冷凝水有效引流，同时冷凝水应及时清除。机械通气患者无须定期更换呼吸机管路，长期使用者应每周更换。当管路破损或污染时应及时更换。建议使用含加热导丝的加热湿化器或热湿交换器进行气道湿化。无创通气患者使用主动湿化可增加患者的依从性和舒适度。及时评估湿化效果，作为调整湿化方案的依据。气管内吸痰前不建议常规使用生理盐水滴注。建议使用密闭式气管内吸痰装置，以避免交叉感染和低氧血症的发生，并降低细菌定植率。建议使用带声门下吸引功能的人工气道，及时清除声门下分泌物。定期评估患者的自主呼吸、咳痰能力及是否可以脱机或拔管等。在患者病情允许的情况下，尽量缩短患者机械通气时间。

共识八：在保证适当引流的前提下，尽可能选用细的导尿管；不建议常规使用抗菌导尿管，长期留置时建议使用硅胶材质的导尿管；建议使用带取样口的抗反流集尿袋。

（许梦敏　陈云霞）

第二节 重型颅脑损伤

案例与思考

孙先生,男,26岁,以"外伤致意识不清3 d"为代主诉,于2019年4月19日19:57急诊入院。

现病史:患者入院3 d前因外伤致意识不清被送至当地医院ICU给予重症监护治疗,行头颅CT示:左侧硬脑膜下血肿,脑挫裂伤,脑疝,颅骨骨折,急诊全麻下行右侧颅内血肿清除+去骨瓣减压术,保留经口气管插管接呼吸机辅助呼吸,因患者病情危重,患者家属要求转入我院继续治疗。

既往史:患者2010年因右侧前臂骨折行钢板固定,现钢板已取出。

个人史:否认高血压、心脏病史,否认糖尿病、脑血管疾病病史,否认肝炎、结核、疟疾病史,否认食物、药物过敏史。

查体与评估:体温38.7 ℃,脉搏105次/分,血压139/81 mmHg,神志呈中度昏迷,头部敷料包扎完好,减压窗张力高,右侧皮下引流管引流出血性引流液,双侧瞳孔不等大,左侧瞳孔直径2.0 mm,右侧瞳孔3.0 mm,对光反射均消失,GCS评分:4T分,Braden压疮评分10分(高度危险),颈强直,双肺呼吸音粗,四肢肌力,肌张力查体不配合,双侧巴宾斯基征阳性。

辅助检查:头颅CT检查示:左侧硬脑膜下血肿,脑挫裂伤,脑疝,颅骨骨折。

治疗与转归:入院后遵医嘱给予减轻脑水肿,营养神经,预防感染,化痰,补液,纠正电解质紊乱及对症支持治疗。于同年05月13日转出神经外科ICU,继续康复治疗。

案例思考分析:

1. 患者诊断为重型颅脑损伤,何为重型颅脑损伤?重型颅脑损伤的临床表现是什么?

2. 此案例是重型颅脑损伤的典型案例,重型颅脑损伤的诊断要点是什么?可采取哪些主要检查?

3. 重型颅脑损伤的发病原因有哪些?

4. 患者主要治疗有哪些?

5. 患者的主要护理问题有哪些?应该采取怎样的护理措施?

6. 患者于5月13日转出重症监护室,转出时对患者及其家属做何护理?

思维导图

运用思维导图的方法，对案例进行层层分析

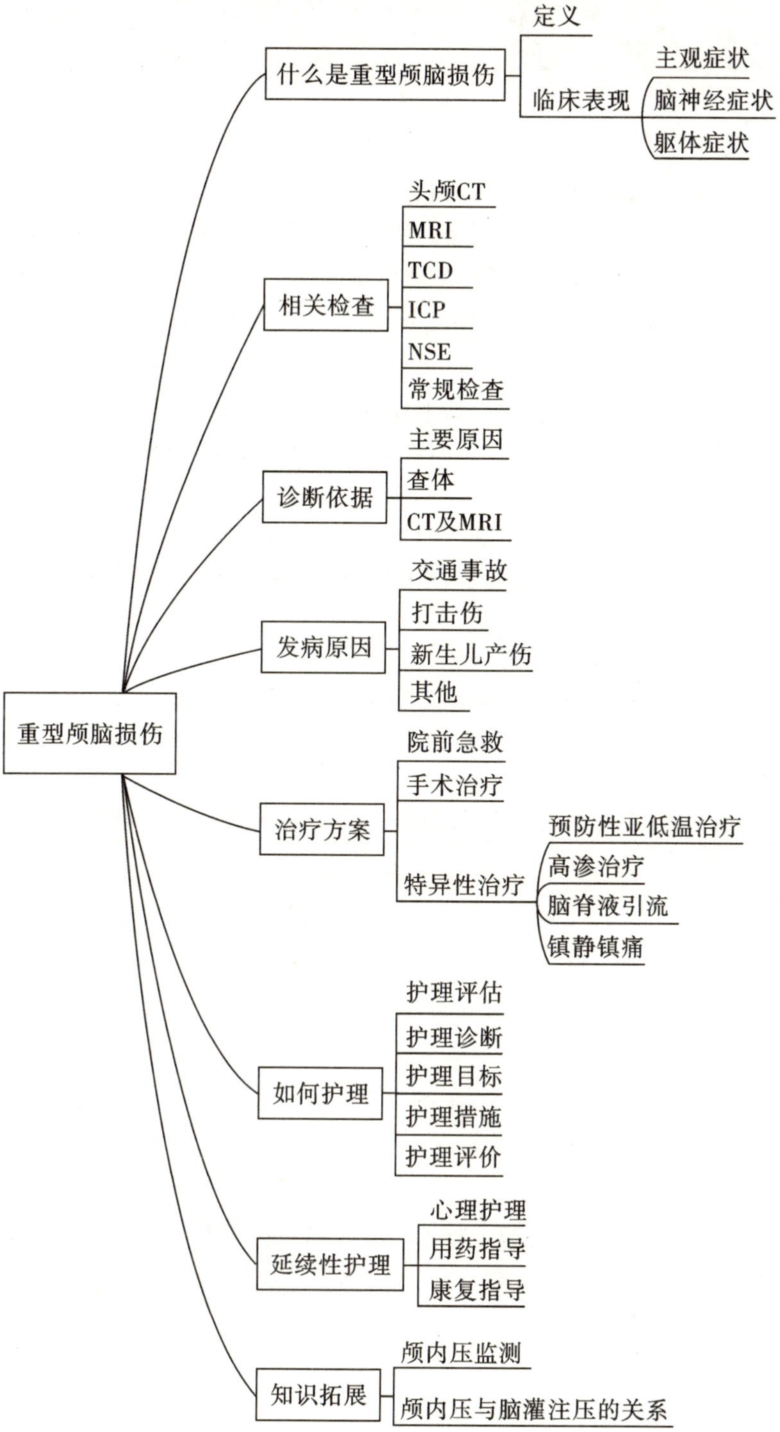

图 4-2　重型颅脑损伤的思维导图

案例分析一

重型颅脑损伤的定义及临床表现

患者诊断为重型颅脑损伤，何为重型颅脑损伤？重型颅脑损伤的临床表现是什么？

（一）定义

重型颅脑损伤（severe traumatic brain injury，sTBI）主要是指格拉斯哥昏迷指数（glasgow scale，GCS）≤8 分、昏迷时间至少持续 12 h 的颅脑损伤，是外科创伤中常见而且较严重的一种创伤，可造成大脑半球广泛而严重的损伤、丧失皮层功能，在颅脑外伤中占比为 18% ~20%，致残率、病死率高，治疗难度较大，给家庭及社会带来沉重负担。

（二）临床表现

1. 意识障碍　绝大多数患者伤后即出现意识丧失，时间长短不一。意识障碍由轻到重主要表现为嗜睡、昏睡、昏迷，患者具体昏迷的程度和持续时间与其颅脑损伤的程度及范围直接相关。

2. 头痛、呕吐、癫痫发作　局限性头痛多见于外力作用部位，弥散性头痛由于脑组织或颅内压升高所致。呕吐、癫痫发作与颅内压增高、自主神经功能紊乱或蛛网膜下腔出血有关。

3. 功能障碍　肢体瘫痪、感觉障碍、失语及偏盲等。

颅底骨折患者有脑脊液漏，具体颅底骨折部位的脑脊液漏、瘀斑位置及可能累及的脑神经见表 4-1。

表 4-1　颅底骨折患者脑脊液漏、瘀斑部位及累及脑神经

骨折部位	脑脊液漏	瘀斑部位	可能累及的脑神经
颅前窝	鼻漏	眶周、球结膜下（熊猫眼征）	嗅神经、视神经
颅中窝	鼻漏或耳漏	乳突区（Battle 征）	面神经、听神经
颅后窝	无	乳突部、咽后壁	少见

脑干损伤：出现呼吸循环障碍、去大脑强直。

案例分析二

重型颅脑损伤的检查项目

该病例患者进行了头颅 CT。目前临床重型颅脑损伤的检查主要包括哪些？

（一）影像学检查

1. 头颅 CT　当患者出现蛛网膜下腔出血、脑出血时，头颅 CT 应该作为首选检查。

对颅脑损伤早期即行首次头颅 CT 检查的患者，如果首次表现为颅骨骨折、蛛网膜下腔出血（SAH）、脑挫裂伤、初发血肿，应进行连续 CT 扫描，以早期确诊急性颅脑创伤后进行性颅内出血（PIH）和早期治疗。

2. 磁共振成像（MRI） MRI 对颅脑损伤（TBI）的敏感度和特异性分别为 85% 和 95%，对 sTBI 的敏感性增加到 100%。

（二）脑血流监测——经颅多普勒超声（TCD）

TCD 监测是一种简单、无创的监测脑血流的手段，可通过 TCD 监测搏动系数（PI）来预测 ICP 的变化。

（三）颅内压监测

在治疗 sTBI 患者中，使用颅内压（intracranial pressure，ICP）监测能够显著降低死亡率。

（四）脑损伤生物标志物

sTBI 病死率和不良结局与神经元特异性烯醇化酶（NSE）浓度显著相关。早期创伤后释放蛋白 S100B 和 NSE 的浓度与损伤的严重程度有关。

案例分析三

重型颅脑损伤的诊断依据

该病例患者为重型颅脑损伤。诊断依据是什么？

诊断依据：广泛颅骨骨折、脑挫裂伤、脑干损伤、颅内血肿；昏迷 12 h 以上意识障碍逐渐加重并出现再昏迷；有明显的神经系统阳性体征；体温、呼吸、脉搏、血压有显著改变。

案例分析四

重型颅脑损伤的发病机制

该病例患者为重型颅脑损伤，重型颅脑损伤的发病机制有哪些？

导致颅脑损伤的原因包括：交通事故伤、坠落伤、各种锐器、钝器、火器、爆炸及自然灾害等对头部的打击伤和挤压伤。sTBI 是一个动态演进的病理生理过程。机制包括原发性损伤以及继发性系统紊乱（低氧血症、低血压、高碳酸血症）和局部病灶所导致的继发性颅脑损伤。颅脑损伤根据损伤后脑组织是否与外界相通分为开放性损伤和闭合性损伤，按损伤发生的时间和类型又可分为原发性颅脑损伤和继发性颅脑损伤。常见的颅脑损伤包括头皮挫裂伤，头皮血肿，颅骨、颅底骨折，脑震荡，脑挫裂伤以及颅内不同部位的血肿等。

案例分析五

重型颅脑损伤的治疗方案

该病例患者入院后给予减轻脑水肿，营养神经，预防感染，化痰，补液，纠正电解质紊乱及对症支持治疗。目前重型颅脑损伤的最新治疗方案有哪些？

(一)院前急救治疗

急救医疗服务人员(emergency medical services staff，EMS)通过对 sTBI 患者实施气管插管，迅速解除其缺氧状态。允许低血压的情况下应当保持患者呼吸和循环的稳定，快速转运患者，不该延误抢救时机。院前急救应早期畅通气道，避免误吸发生，能够使病死率和致残率降低。

(二)手术治疗

1. 损伤控制神经外科　损伤控制神经外科的核心理念是迅速有效地控制 ICP 增高，赢得良好的生理条件进一步确定是否手术。对 sTBI 患者，早期解除颅内高压，是终止颅内压—脑水肿—脑缺血恶性循环的关键治疗。术前急诊钻颅引流能迅速降低 ICP，对提高 sTBI 脑疝患者的治愈率有积极意义。特急性 sTBI 继发脑疝术前紧急穿刺减压联合开颅血肿清除术可明显缩短有效减压时间，降低 sTBI 继发脑疝患者的病死率，改善预后。

2. 去骨瓣减压　开颅去骨瓣减压术通过去除骨瓣、清除血肿、止血，达到降低 ICP 的目的。标准外伤大骨瓣开颅减压术(ISLTC)对 sTBI 的治疗效果优于常规去骨瓣减压，可明显改善 sTBI 患者预后，但对合并多发伤、生命体征不稳定或休克患者慎用。

(三)预防性亚低温治疗

不推荐早期(2.5 h 内)或短时程(伤后 48 h 内)采用预防性亚低温治疗以改善伴弥漫性脑损伤的重型颅脑损伤患者预后。

(四)高渗治疗

高渗治疗可有效降低重型颅脑损伤患者 ICP，但尚无足够证据支持其能有效改善重型颅脑损伤患者预后。

(五)脑脊液引流

与脑脊液间断引流相比，采用脑室外引流(EVD)系统(零点定位 EVD 在室间孔水平)进行脑脊液持续引流，可更有效地降低重型颅脑损伤患者 ICP。

(六)麻醉剂、镇痛剂

不推荐预防性使用巴比妥类药物以控制重型颅脑损伤患者 ICP，因该类药物可导致脑电图上的爆发抑制。推荐使用大剂量巴比妥类药物控制重型颅脑损伤患者难治性 ICP 升高，以达到治疗效果最大化，但在应用巴比妥治疗前和用药期间需维持基本循环稳定。虽然丙泊酚被推荐用于控制重型颅脑损伤患者 ICP，但并不推荐应用该药以降低患者病死率或改善患者 6 个月预后，高剂量丙泊酚可导致严重不良反应。

案例分析六

重型颅脑损伤患者术前护理问题及护理措施

该病例患者入院护理评估：GCS 评分：4T 分，Braden 压疮评分 10 分（高度危险），颈强直，双肺呼吸音粗，四肢肌力，肌张力查体不配合，双侧巴宾斯基征阳性。患者目前面临的主要护理问题及相应的护理措施有哪些？

【术前护理】

（一）护理评估

1. 一般情况：包括年龄、性别、职业、文化程度、单位、职务、民族、宗教信仰、住址、家庭月收入、家庭成员。

2. 既往史：了解患者既往健康状况，遗传及过敏史。

3. 损伤事件：详细了解颅脑损伤过程。

4. 评估患者损伤部位：检查有无出血及出血部位、量，有无脑脊液漏发生。

5. 观察患者生命体征。

6. 评估患者意识状态：严密观察患者有无意识加深、头痛加重、恶心、呕吐症状。

7. 评估患者肢体、语言功能。

8. 严密观察患者瞳孔及神经系统体征变化，判断有无颅内压增高和脑疝症状。

9. 查阅检查报告：了解头颅 CT 及 MRI 等检查结果。

10. 评估患者及家属的心理状态，对患者家属的支持能力、程度进行判断。

（二）护理诊断、目标及对应的护理措施

1. 急性意识障碍　与损伤导致的脑代谢紊乱有关。

护理目标：动态观察意识变化；将患者 RASS 镇静程度评估表（richmond agitation-sedation scale）得分控制在 -5 ~ -3 之间（见附件 22）。

护理措施：

（1）观察患者病情变化，包括意识、瞳孔及生命体征变化。随时进行 GCS 评分（见附件 14），判断昏迷程度。

（2）遵医嘱按时使用脱水剂，并且观察用药后的反应。

（3）躁动是颅脑损伤急性期的常见表现之一，但不可轻率给予镇静药，以防混淆病情观察，已明确因颅内压增高所致的躁动，可给予适量镇静药物应用，但应密切观察病情变化。

2. 躯体移动障碍　与感觉或运动功能受损有关。

护理目标：个体不发生由于不能活动而引发的并发症。

护理措施：

（1）帮助改变身体姿势，经常翻身（如可能，每小时变换一次）。

（2）使用体位垫或水枕提供支撑作用。

（3）维持自然体位，预防个体发生由于不能活动而引发的并发症。

3. 有感染的危险　与损伤部位有细菌侵入及必要的机械通气有关。

护理目标:住院期间未发生感染或感染状况被控制。

护理措施:

(1)控制探视,减少外源性感染因素。

(2)严格执行无菌操作。

(3)加强气管插管、呼吸机管道及导尿管护理。

(4)遵医嘱定期监测痰培养、尿培养及血培养,以及辅助用药。

(5)加强翻身叩背并及时吸痰。

4. 皮肤完整性受损　与损伤导致的头皮破损、被动体位、潜在营养不良等因素有关。

护理目标:住院期间保持皮肤完整。

护理措施:

(1)加强基础护理,定时翻身以防止压力性损伤的发生,定期进行 Braden 压疮评分的评估(见附件6)。

(2)每天被动活动患者四肢 2 ~ 3 次,每次活动时间 15 ~ 45 min。

(3)持续使用气垫床。

(4)保持床铺整洁、干燥。

(5)加强营养。

5. 疼痛　与脑组织受压/移位以及颅内压增高有关。

护理目标:减轻患者疼痛,增加舒适感。

护理措施:

(1)利用患者重症监护室疼痛观察工具法(critical care pain observation tool,CPOT)≤2(见附件23)进行疼痛评估。

(2)将患者疼痛情况及时报告医师。

(3)根据医嘱采用药物或非药物进行干预。

(4)观察患者镇痛药用药后效果及不良反应。

(5)同时安抚患者及其家属。

(三)护理评价

1. 患者发生意识变化被及时发现。

2. 患者未出现因活动受限引发的并发症。

3. 患者未发生感染或感染得到有效控制。

4. 患者皮肤保持完整。

5. 患者疼痛已缓解。

案例分析七

重型颅脑损伤术后护理问题及护理措施

患者入院 3 d 前在急诊全麻下行“右侧颅内血肿清除+去骨瓣减压术”，保留经口气管插管，接呼吸机辅助呼吸，患者术后面临的护理问题及相应的护理措施有哪些？

（一）护理评估

同术前护理评估。

（二）护理诊断、目标及对应的护理措施

1. 疼痛　与手术创伤有关。

护理目标：患者重症监护室疼痛观察工具法（critical care pain observation tool，CPOT）≤2。

护理措施：

（1）及时对患者进行疼痛评估：术后及时评估患者 CPOT 评分，遵医嘱正确使用镇痛药物，适时为患者进行止痛治疗，但应密切观察病情变化。

（2）严密观察患者生命体征：意识是判断患者病情轻重及脑功能状态的可靠指标之一。严密观察体温、脉搏、呼吸、血压等生命体征，注意瞳孔和意识的变化，随时进行 GCS 评分，判断昏迷程度。如：出现瞳孔进行性散大，伴有严重意识障碍和生命体征变化，提示脑疝的可能；血压下降，呼吸深慢，脉搏缓慢常提示颅内压增高的表现，护士应及时报告医生，并积极配合医生给予对症处理。

（3）观察患者肢体功能、感觉情况：重型颅脑损伤患者因意识障碍、长期卧床和肢体功能障碍，常发生关节挛缩，应保持患者肢体功能位，加强肢体被动训练。每日按摩患肢，以利用肢体的血液循环，防止下肢深静脉血栓。病情稳定者配合康复理疗，防止肢体挛缩和畸形。可采用肌力六级分级法观察患者各肢体活动情况。对语言、听力障碍患者加强语言训练，如：听音乐、广播。

（4）观察损伤及手术部位情况：保持伤口敷料清洁干燥，如发现敷料渗血多时应通知医师及时换药，有脑脊液漏应及时处理。

2. 营养失调，低于机体需要量　与长期卧床、鼻饲有关。

护理目标：患者住院期间未发生营养失调。

护理措施：

（1）注意电解质情况：遵医嘱术后定期采血监测患者血液生化指标，定时抽动脉血查血气分析，严密监测有无电解质紊乱并及时纠正水电解质紊乱。

（2）早期肠内营养支持：根据国内外指南推荐，对于无法自主进食的 sTBI 患者，首选肠内营养支持，帮助尽早恢复肠道吸收及免疫功能，改善内脏供血及功能恢复，促进蛋白合成。鼻饲温度为 38 ~40°，灌注速度不易过快，以免造成食物反流，引起吸入性肺炎，注食时应抬高床头 45°，注食前后分别给予温开水冲管，每次进食前需回抽以确定胃内是否有潴留，若出现咖啡样液，则暂停进食，及时报告医生，若回抽物为未消化食物，则应根据

抽出量来调整鼻饲速度及间隔时间，肠内营养不能满足机体需要，应静脉补充营养。

3. 躯体移动障碍　与感觉或运动功能受损有关。

护理目标：患者不发生肢体功能障碍。

护理措施：

（1）指导患者对未受影响的肢体实施主动的全关节活动锻炼：每天 4 次；对患肢实施被动的全关节活动锻炼。主动的全关节活动锻炼到功能性的活动要求逐渐进行。

（2）讲解活动的重要性。

（3）鼓励患者使用健侧手臂从事自我照顾的活动，并协助患侧被动活动。

（4）卧床期间协助患者生活护理。

（5）提供循序渐进的活动如：帮助患者慢慢的呈坐位；让患者站起之前在床的侧面自由摆动双腿几分钟；最初下床限制 15 min，每天 3 次，患者可耐受，下床时间增加至 30 min；在没有协助的情况下逐渐行走；搀扶患者下床坐轮椅或椅子每天 4 次；对患者的每一点进步给予鼓励；鼓励患者表达自己的感受。

4. 体液不足的危险　与摄入过少或丢失过多有关。

护理目标：患者住院期间液体平衡，水电解质和酸碱平衡。

护理措施：

（1）监测出入液量。

（2）监测血压及中心静脉压。

（3）监测血常规及动脉血气。

（4）伤口引流的处理：认真记录引流量和性状；必要时，称重换下的敷料以估计液体丢失量；覆盖伤口以减少液体丢失。

（5）出现体液不足及时报告医生，遵医嘱补液纠正水电解质和酸碱平衡。

5. 有体温异常的危险　与中枢神经系统病变，引起体温调节中枢异常所产生的发热有关。

护理目标：体温有效调节。

护理措施：

（1）密切监测体温。

（2）评估衣着或被褥与环境温度或计划进行的活动是否适宜。

（3）核心温度>38.5 ℃，即采取降温措施，物理降温：温水擦浴、酒精擦浴、冰块、冰帽、冰毯；遵医嘱用药。降温 30 min 后复测体温并记录。

（4）鼓励患者多饮水，进食清淡、易消化、高热量饮食，以补充机体消耗的热量和水分。

6. 潜在并发症　压疮、深静脉血栓形成（DVT）、感染、癫痫等。

护理目标：患者住院期间无上述潜在并发症发生。

护理措施：

（1）加强基础护理，定时翻身以防止压疮的发生，定期进行 Braden 压疮评分评估（见附件 6）。

（2）每天被动活动患者四肢 2～3 次，每次活动时间 15～45 min。

(3)持续使用气垫床。

(4)保持床铺整洁、干燥。

(5)加强营养。

(6)术前穿弹力袜,术后进行踝泵运动,遵医嘱行间歇式充气加压泵按摩双下肢。

(7)预防脑水肿引发的颅内压增高,脱水剂的应用要做到快速、足量、准时,抬高床头15°~30°,避免患者头部过度移动,以免患者受到不必要的刺激而引起颅内压剧烈波动,进而引发脑疝。

(8)患者癫痫发作时要立即将患者衣领解开,头偏向一侧,保持呼吸道通畅,给予吸氧,并积极配合医生进行救治,详细记录抽搐发作持续时间并注意相关临床症状发作时预防意外伤害的发生。

(9)应控制探视,减少外源性感染因素。

(10)sTBI 患者常出现尿潴留和尿失禁,对于留置导尿管的患者,应每日行会阴护理,定期更换导尿管,预防泌尿系统感染。

(11)加强呼吸道护理,及时清理呼吸道分泌物,防止吸入性肺炎,定时翻身扣背防止坠积性肺炎。严格执行无菌操作流程,避免交叉感染。

(12)引流袋保持引流通畅,不可牵拉、扭曲、受压。记录引流液的颜色、性质和量,严防在搬动过程中牵拉引流管防止脱出。定时挤捏引流管,防止引流管被血凝块或沉淀物堵塞。外出检查时应夹闭引流管,防止引流液倒流引起逆行感染。

(13)遵医嘱定期监测痰培养、尿培养及血培养,以及辅助用药。

(三)护理评价

1. 患者疼痛已得到缓解。
2. 患者未发生营养失调。
3. 在医护人员协助下患者被动活动,躯体活动度适当。
4. 患者未发生体液失衡。
5. 患者体温有效调节。
6. 患者住院期间皮肤完整。
7. 患者住院期间未发生下肢静脉血栓。
8. 患者住院期间未发生并发症。

案例分析八

重型颅脑损伤健康宣教

该病例患者于 5 月 13 日转出重症监护室,转出时对患者及其家属做何健康宣教?

(一)心理护理

意外伤害、疼痛的刺激及伤后可能致残甚至死亡的危险,但功能的恢复会有各种可能性,如痊愈、好转、部分好转,帮助其消除紧张恐惧心理。

(二)用药指导

1. 甘露醇是减轻脑水肿,降低颅内压的首选药物。作为小分子晶体必须快速滴入才能起到作用,穿刺部位需有效制动,以防外漏引起组织坏死。

2. 服用抗癫痫药物时,遵医嘱按时、按量服用,服药期间如出现恶心呕吐、眼球震颤、共济失调等表现应及时报告医生。长期服用抗癫痫药物的患者,应按时复查血药浓度。

(三)康复指导

颅脑损伤后患者的语言、运动或智力障碍,在伤后1~2年内有部分恢复的可能。提高患者自信心,协助患者制定康复计划,进行语言,运动、记忆力等方面的训练,以提高生活自理能力及社会适应能力。

案例分析九

重型颅脑损伤的知识拓展

重型颅脑损伤的颅内压监测方式有哪些?颅内压与脑灌注压的关系?有关重型颅脑损伤的最新进展有哪些?

(一)颅内压监测

颅内压是颅腔内容物(包括脑组织、脑脊液、血液)对颅腔壁所产生的压力。在正常情况下,仰卧位时ICP为5~15 mmHg。ICP随外周血压和呼吸波动,增加中心静脉压的方法如咳嗽、用力及充血性心力衰竭等均可增加ICP。

1. ICP监测的适应证

(1)严重颅脑外伤(GCS 3~8分)伴入院时头颅CT异常。

(2)严重颅脑外伤(GCS 3~8分)伴入院时头颅CT正常以及至少有以下2条:年龄>40岁,收缩压<90 mmHg,对疼痛的异常运动姿势;蛛网膜下腔出血伴脑积水,其他病因(GCS<9分和CT存在脑水肿证据)。

2. ICP监测方式

(1)有创ICP监测

1)脑室内测压:冠状缝上2.5 cm与中线旁开2.5 cm交点处行颅骨钻孔并行脑室穿刺,置入细硅胶管,导管可与测压装置相连接。脑室内测压最准确,且可通过引流脑脊液控制颅内压,但有损伤脑组织的风险,在脑组织严重受压而使脑室移位或压扁时也不易插管成功。此外,导管也容易受压或梗阻而影响测压的准确性。脑室内测压最严重的并发症是感染,因此管道内必须保持绝对无菌并防止液体反流。

2)硬膜下测压:将带有压力传感器的测压装置置于硬脑膜下、软脑膜表面,可以避免穿刺而损伤脑组织,但准确性较脑室内测压差,感染仍是主要风险。

3)硬膜外测压:将测压装置放在内板与硬膜之间,无感染风险,但准确性最差。

4)腰椎穿刺测压:在急性ICP升高,特别是未做减压术的患者不宜采用,因有诱发脑疝形成的可能。一旦脑疝形成后,脊髓腔内压力将不能准确反映ICP。

(2)无创ICP监测:目前,国内已经有了无创的颅内压监护仪。利用闪光视觉诱发电位(fVEP)技术,来反映颅内压增高的程度,在新生儿中还可采用前囟测压法。目前,fVEP是危重患者脑功能监测和随访的有效方法,代表了颅内压监测的一个发展方向。

(二)颅内压与脑灌注压的关系

CPP(脑灌注压)= MAP(平均动脉压)-ICP(颅内压)

MAP(平均动脉压)= 舒张压+1/3 脉压

正常成人进入颅内的血流量约 1200 mL/min,这是一个较为恒定的数值,通过脑血管自动功能进行调节,其公式为:

$$脑血流量(CBF)=\frac{平均动脉压(MAP)-颅内压(ICP)}{脑血管阻力(CVR)}$$

(三)重型颅脑损伤最新研究进展

重型颅脑损伤救治指南第四版

2016 年 9 月 21 日美国脑创伤基金会(brain trauma foundation,BTF)发布了第 4 版重型颅脑损伤救治指南,共有 18 个主题:包括 11 个主题设计治疗,3 个涉及监测,4 个涉及治疗阈值,设计上有别于第三版的 15 个主题,其中新主题包括去骨瓣减压;脑脊液引流。共有 189 项研究纳入作为推荐形成的证据,其中 5 篇 1 级研究,46 篇 2 级研究,136 篇 3 级研究,2 篇荟萃分析。指南讲述了适合 TBI 患者的干预措施、监测和治疗阈值,同时讲述了重型颅脑损伤治疗中所出现的较高风险。理性看待指南的推荐意见将更有助于我们理解 TBI 救治的背景病理生理机制现有技术和未来救治的趋势,从而达到更好的救治效果。

(孟晓静 周立民)

附录

附件1 意识障碍分类

意识障碍分类表

意识障碍分类		临床表现
以觉醒度改变为主	嗜睡	是意识障碍的早期表现，患者表现为睡眠时间过度延长，但能被唤醒，醒后可勉强配合检查及回答简单问题，停止刺激后患者又继续入睡。
	昏睡	是较嗜睡重的意识障碍，患者处于沉睡状态，正常的外界刺激不能唤醒，需大声呼唤或较强烈的刺激才能使其觉醒，可作含糊、简单而不完全的答话，停止刺激后很快入睡。
	浅昏迷	意识完全丧失，可有较少的无意识自发动作。对周围事物及声、光刺激全无反应，对强烈的疼痛刺激可有回避动作及痛苦表情，但不能觉醒。吞咽反射、咳嗽反射、角膜反射及瞳孔对光反射存在，生命体征无明显改变。
	中昏迷	对外界正常刺激均无反应，自发动作少。对强刺激的防御反射、角膜反射及瞳孔对光反射减弱，大小便潴留或失禁，生命体征发生变化。
	深昏迷	对外界任何刺激均无反应，全身肌肉松弛，无任何自主运动，眼球固定，瞳孔散大，各种反射消失，大小便多失禁。生命体征明显变化，如呼吸不规则，血压下降等。
以意识内容改变为主	意识模糊	表现为情感反应淡漠，定向力障碍，活动减少，语言缺乏连贯性，对外界刺激可有反应，但低于正常水平。
	谵妄	是一种急性的脑高级功能障碍，患者对周围环境的认识及反应能力均有下降，表现为认知、注意力、定向与记忆功能受损，思维推理迟钝，语言功能障碍，错觉、幻觉，睡眠觉醒周期紊乱等，可表现为紧张恐惧和兴奋不安，甚至可有冲动和攻击行为。引起谵妄的常见神经系统疾病有脑炎、脑血管病脑外伤及代谢性脑病等。高热中毒、酸碱平衡紊乱营养缺乏等也可导致。

意识障碍分类		临床表现
特殊类型	去皮质综合征	双侧大脑皮质广泛损害而导致的皮质功能丧失。患者对刺激无反应,无自发性言语及有目的动作,能无意识地睁眼闭眼或存咽动作,瞳孔对光反射和角膜反射以及睡眠觉醒周期存。见于缺氧性脑病、脑炎、中毒和严重颅脑外伤。去皮层强直时呈上肢屈曲,下肢伸直姿势,去大脑强直则为四肢均伸直。见于缺氧性脑病、脑炎、中毒和严重颅脑外伤。
	无动性缄默症	又称睁眼昏迷。为脑干上部和丘脑的网状激活系统损害所致,而大脑半球及其传导通路无损害。患者可以注视检查者和周围的人,貌似觉醒,但缄默不语,不能活动。四肢肌张力低、腱反射消失,肌肉松弛,大小便失禁,无病理征。对任何刺激无意识反应,睡眠觉醒周期存在,见于脑干梗死。
	植物状态	指大脑半球严重受损而脑干功能相对保留的种状态。患者对自身和外界的认知功能完全丧失,呼之不应,有自发或反射性睁眼,存在吮吸、咀嚼、和吞咽等原始反射,有觉醒睡眠周期,大小便失禁。颅脑外伤后植物状态 12 个月以上,其他原因持续 3 个月以上称持续植物状态。

附件 2　吞咽障碍筛查

第一部分　进食评估问卷调查 EAT-10(0 没有,1 轻度,2 中度,3 重度,4 严重)

1. 我的吞咽问题已经使我的体重减轻	0	1	2	3	4
2. 我的吞咽问题影响到我在外就餐	0	1	2	3	4
3. 吞咽液体费力	0	1	2	3	4
4. 吞咽固体食物费力	0	1	2	3	4
5. 吞咽药片(丸)费力	0	1	2	3	4
6. 吞咽时有疼痛	0	1	2	3	4
7. 我的吞咽问题影响到我享用食物的快感	0	1	2	3	4
8. 我吞咽时有食物卡在喉咙的感觉	0	1	2	3	4
9. 我吃东西时会咳嗽	0	1	2	3	4
10. 我吞咽时感到紧张	0	1	2	3	4

总分≥3 分,则可能存在吞咽障碍。进入第二部分,<3 分,则直接在筛查结果吞咽功能正常处“√”。

第二部分　反复唾液吞咽试验

方法:患者取坐位或半卧位,检查者将手指放在患者的喉结和舌骨位置,让患者尽量快速反复吞咽,观察患者 30 s 内完成的吞咽次数。

结果:患者吞咽饮数____次/30 s,反复唾液吞咽试验:通过　不通过反复唾液吞咽试验通过者进入第三部分，未通过者则直接在筛查结果吞咽功能异常处打“√”。

第三部分　改良洼田饮水试验

Ⅰa	5 s 内可一口喝完，无呛咳
Ⅰb	5 s 以上一口喝完，无呛咳
Ⅱ	分两次以上喝完，无呛咳
Ⅲ	能一次喝完，但有呛咳
Ⅳ	分两次以上喝完，且有呛咳
Ⅴ	常常呛咳，难以全部喝完

第四部分　吞咽障碍 V-VST 临床评估

V-VST 结果记录

不同稠度		糖浆稠度			液体-水			布丁状稠度		
不同容积		5 mL	10 mL	20 mL	5 mL	10 mL	20 mL	5 mL	10 mL	20 mL
安全性受损相关指标	咳嗽									
	音质改变									
	血氧饱和度下降									
有效性受损相关指标	唇部闭合									
	口腔残留									
	分次吞咽									
	咽部残留									

最终结果评估：

无口咽性吞咽障碍。

患有口咽性吞咽障碍，患者可安全吞咽，但有效性受损，这可能危及患者的营养和补水状况。

患有口咽性吞咽障碍，吞咽过程的安全性下降，提示该患者可能已经发生误吸。

吞咽障碍的管理建议：

进食方式：经口进食、肠内营养（胃管）、静脉营养。

饮食建议：改进食物性状及容积。

该患者适宜选择的食物稠度和一口量：（根据 V-VST 评估结果制定）。

稠度	一口量
水	5 mL
糖浆	10 mL
布丁	20 mL

附件 3　肌力分级表

分级	临床表现
0 级	完全瘫痪,肌肉收缩
1 级	肌肉可轻微收缩,但不能产生动作
2 级	肢体能在床面移动,但不能抵抗自身重力,即无力抬起
3 级	肢体能抵抗重力离开床面,但不能抵抗阻力
4 级	肢体能做抗阻力动作,但未达到正常
5 级	正常肌力

附件 4　日常生活能力评定量表

日常生活能力(ADL 评定量表):Cronbachd 系数为 0.9406,重测信度 0.979。

日常生活能力(ADL)评定量表(改良 Barthel 指数法)

ADL 项目	自理	稍依赖	较大依赖	完全依赖
进食	10	5	0	0
洗澡	5	0	0	0
修饰	5	0	0	0
穿衣	10	5	0	0
控制大便	10	5	0	0
控制小便	10	5	0	0
上厕所	10	5	0	0
床椅转移	15	10	5	0
行走	15	10	5	0
上下楼梯	10	5	0	0

备注:该量表总分为 100 分。

100 分表示日常生活活动能力良好,不需要依赖他人。

>60 分评定为良,表示有轻度功能障碍,但日常基本生活基本自理。

60-41 分表示有中度功能障碍,日常生活需要一定的帮助。

40-21 分表示有重度功能障碍，日常生活明显需要依赖他人。

<20 分为完全残疾，日常生活完全依赖他人。

附件 5　跌倒、坠床风险评估表

患者入院或转入 24 h 内评估；病情改变（肢体活动改变）由负责人员评估；≥4 分，为高危性伤害/跌倒/坠床。

跌倒、坠床风险评估表

跌倒（坠床）的危险因子评估：
1. 最近一年曾有不明原因跌倒（坠床）经历（1 分）。
2. 意识障碍（1 分）。
3. 视力障碍（1 分）。
4. 活动障碍、肢体偏瘫（3 分）。
5. 年龄≥65 岁（1 分）。
6. 体能虚弱（3 分）。
7. 头晕、眩晕、体位性低血压（2 分）。
8. 服用影响意识或活动的药物（1 分） 散瞳剂、镇静安眠剂、降压利尿剂、镇挛抗癫剂、麻醉止痛剂。
9. 有高危跌倒（坠床）患者的标识。
10. 改变体位应遵守“三部曲”：即平躺 30 s，坐起 30 s，站立 30 s，再行走。避免突然改变体位，尤其是夜间。
高危跌倒（坠床）的预防方法：
1. 呼叫器放于患者易取位置，引导患者熟悉病房环境。
2. 避免穿大小不合适的鞋（或拖鞋），应用合适的助行器等辅助用物，以协助患者之活动。
3. 无论在卧床或下床活动时，应随时有陪伴在患者身旁。
4. 蛀牙患者服药后情形，若感头晕、软弱无力时，确保其在床上休息，并请告知医护人员。
5. 若患者意识不清楚或乱动时，为维护患者安全，需予以使用约束带。
6. 至卫生间如厕时，陪伴请勿随时离开患者。
7. 病房的医疗设备如有损坏或使用不便时（电灯等），请立即通知医护人员予以处理。
8. 指导偏瘫患者应由健侧边的床缘上下床。
9. 有高危跌倒患者的标识。
10. 改变体位应遵守“三部曲”：即平躺 30 s，坐起 30 s，站立 30 s，再行走。避免突然改变体位，尤其是夜间。

附件 6　Braden 压疮评分表

Braden 压疮评分表

评分内容	评估计分标准				评分
	1 分	2 分	3 分	4 分	
1. 感知能力	完全受限	十分受限	轻度受限	未受损害	
2. 潮湿程度	持续潮湿	常常潮湿	偶尔潮湿	干燥	
3. 活动能力	卧床	依靠轮椅	偶尔步行	经常步行	
4. 移动能力	完全受限	非常受限	轻微受限	不受限	
5. 营养摄取能力	非常差	可能不足	充足	非富	
6. 摩擦力和剪切力	有问题	有潜在问题	无明显问题		

备注：

1)15～18 分为轻度危险。

2)13～14 分为中度危险。

3)10～12 分为高度危险

4)≤9 分为极度危险。

附件 7　焦虑自评量表

每一条文字后有四级评分,1 表示没有或偶尔;2 表示有时;3 表示经常;4 表示总是如此。。在由自评者评定结束后,将 20 个项目的各个得分相加即得,再乘以 1.25 以后取得整数部分,就得到标准分。标准分越高,症状越严重。按照中国常模,标准分的分界值为 50 分,其中 50～59 分为轻度焦虑,60～69 分为中度焦虑,69 分以上为重度焦虑。

项目	分值			
1. 我觉得比平时容易紧张和着急。	1	2	3	4
2. 我无缘无故地感到害怕。	1	2	3	4
3. 我容易心里烦乱或觉得惊恐。	1	2	3	4
4. 我觉得我可能将要发疯。	1	2	3	4
5. 我觉得一切都很好,也不会发生什么不幸。	1	2	3	4
6. 我手脚发抖打战。	1	2	3	4
7. 我因为头痛、颈痛和背痛而苦恼。	1	2	3	4
8. 我感觉容易衰弱和疲乏。	1	2	3	4
9. 我觉得心平气和,并且容易安静坐着。	1	2	3	4
10. 我觉得心跳得快。	1	2	3	4
11. 我因为一阵阵头晕而苦恼。	1	2	3	4

项目	分值			
12. 我有晕倒发作,或觉得要晕倒似的。	1	2	3	4
13. 我呼气、吸气都感到很容易。	1	2	3	4
14. 我手脚麻木和刺痛。	1	2	3	4
15. 我因胃痛和消化不良而苦恼。	1	2	3	4
16. 我常常要小便。	1	2	3	4
17. 我的手常常是干燥温暖的。	1	2	3	4
18. 我脸红发热。	1	2	3	4
19. 我容易入睡并且一夜睡得很好。	1	2	3	4
20. 我做噩梦。	1	2	3	4

附件 8 抑郁自评量表

每一项问题回答分 4 个等级:没有(0 分)、少有(1 分)、常有(2 分)、一直有(3 分)。主要统计指标为总分 ≤15 分为无抑郁症状;16 ~ 19 分为可能有抑郁症,≥20 分为抑郁症。

项目	分值			
1. 我因一些小事而烦恼。	0	1	2	3
2. 我不大想吃东西,我的胃口不好。	0	1	2	3
3. 即使家属和朋友帮助我,我仍然无法摆脱心中的苦闷。	0	1	2	3
4. 我觉得我和一般人一样好 。	0	1	2	3
5. 我在做事时无法集中自己的注意力。	0	1	2	3
6. 我感到情绪低落。	0	1	2	3
7. 我感到做任何事都很费力。	0	1	2	3
8. 我觉得前途是有希望的。	0	1	2	3
9. 我觉得我的生活是失败的。	0	1	2	3
10. 我感到害怕。	0	1	2	3
11. 我的睡眠情况不好。	0	1	2	3
12. 我感到高兴。	0	1	2	3
13. 我比平时说话要少。	0	1	2	3
14. 我感到孤单。	0	1	2	3
15. 我觉得人们对我不太友好。	0	1	2	3
16. 我觉得生活得很有意思。	0	1	2	3

项目	分值			
17. 我曾哭泣。	0	1	2	3
18. 我感到忧虑。	0	1	2	3
19. 我觉得不被人们喜欢。	0	1	2	3
20. 我觉得无法继续我的日常工作。	0	1	2	3

附件 9　蒙特利尔认知评估量表中文版

蒙特利尔认知评估量表(MoCA)中文版,广泛用于 AD 轻度认知功能损害早期筛查,该量表 Cronbachd 系数为 0.818,重测信度 0.857。

蒙特利尔认知评估量表(MoCA)中文版

<table>
<tr><td colspan="8">视空间与执行功能</td><td>得分</td></tr>
<tr><td colspan="3">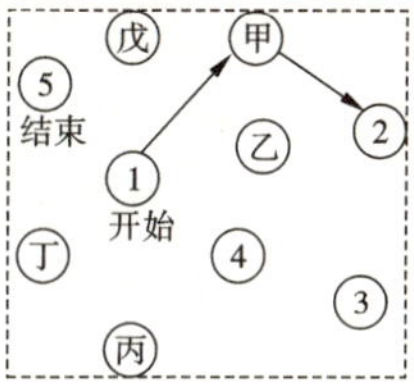
</td><td colspan="3">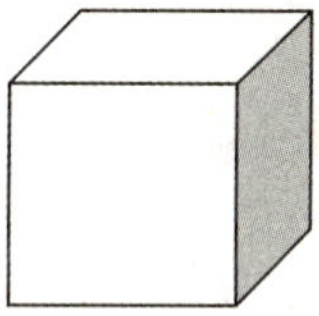
复制立方体</td><td colspan="2">画钟表(11 点过 10 分)
(3 分)</td><td rowspan="2">__/5</td></tr>
<tr><td colspan="3">[ ]</td><td colspan="3">[ ]</td><td colspan="2">轮廓[ ]指针[ ]数字[ ]</td></tr>
<tr><td>命名</td><td colspan="7"></td><td></td></tr>
<tr><td colspan="8">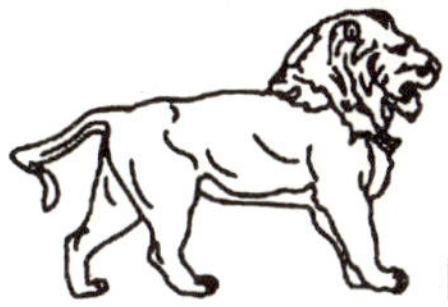 [ ] 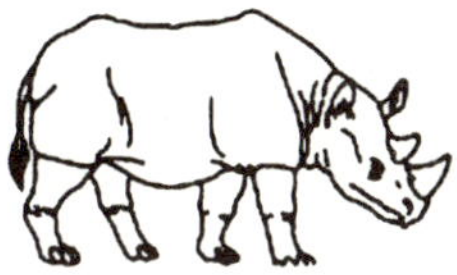 [ ] 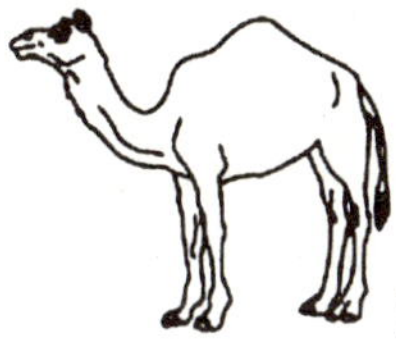 [ ]</td><td>__/3</td></tr>
<tr><td rowspan="3">记忆</td><td rowspan="3">读出下列词语,然后由患者重复上述过程重复 2 次,5 min 后回忆。</td><td></td><td>面孔</td><td>天鹅绒</td><td>教堂</td><td>菊花</td><td>红色</td><td rowspan="3">不计分</td></tr>
<tr><td>第一次</td><td></td><td></td><td></td><td></td><td></td></tr>
<tr><td>第二次</td><td></td><td></td><td></td><td></td><td></td></tr>
<tr><td rowspan="2">注意</td><td colspan="4" rowspan="2">读出下列数字,请患者重复(每秒 1 个)。</td><td colspan="3">顺背[ ] 21854</td><td rowspan="2">__/2</td></tr>
<tr><td colspan="3">倒背[ ] 742</td></tr>
<tr><td colspan="8">读出下列数字,每当数字出现 1 时,患者敲 1 下桌面,错误数大于或等于 2 不给分。
[ ]52139411806215194511141905112</td><td>__/1</td></tr>
<tr><td colspan="8">100 连续减 7　[ ]93　[ ]86　[ ]79　[ ]72　[ ]65
4~5 个正确得 3 分,2~3 个正确得 2 分,1 个正确得 1 分,0 个正确得 0 分</td><td>__/3</td></tr>
</table>

<table>
<tr><th colspan="8">视空间与执行功能</th><th>得分</th></tr>
<tr><td rowspan="2">语言</td><td>重复:</td><td colspan="6">“我只知道今天张亮是帮过忙的人”[ ]
“当狗在房间里的时候,猫总是躲在沙发下”[ ]</td><td>__/2</td></tr>
<tr><td>流畅性:</td><td colspan="6">在 1 min 内尽可能多地说出动物的名字。[ ]________(N≥11 名称)</td><td>__/1</td></tr>
<tr><td>抽象</td><td colspan="7">词语相似性:香蕉—橘子=水果 [ ]火车—自行车 [ ]手表—尺子</td><td>__/2</td></tr>
<tr><td>延迟回忆</td><td>没有提示</td><td>面孔
[ ]</td><td>天鹅绒
[ ]</td><td>教堂
[ ]</td><td>菊花
[ ]</td><td>红色
[ ]</td><td rowspan="3">只在没有提示的情况下给分</td><td rowspan="3">__/5</td></tr>
<tr><td rowspan="2">选项</td><td>类别提示:</td><td></td><td></td><td></td><td></td><td></td></tr>
<tr><td>多选提示:</td><td></td><td></td><td></td><td></td><td></td></tr>
<tr><td>定向</td><td colspan="7">[ ]星期 [ ]月份 [ ]年 [ ]日 [ ]地点 [ ]城市</td><td>__/6</td></tr>
<tr><td></td><td colspan="5">正常≥26/30</td><td colspan="3">总分 __/30
教育年限≤12 年加 1 分</td></tr>
</table>

MoCA 量表评分指导:

1:交替连线测验

指导语:“我们有时会用‘123……’或者汉语的‘甲乙丙……’来表示顺序。请您按照从数字到汉字并逐渐升高的顺序画一条连线。从这里开始[指向数字(1)],从 1 连向甲,再连向 2,并一直连下去,到这里结束[指向汉字(戊)]”。

评分:当患者完全按照“1-甲-2-乙-3-丙-4-丁-5-戊”的顺序进行连线且没有任何交叉线时给 1 分。当患者出现任何错误而没有立刻自我纠正时,给 0 分。

2:视结构技能(立方体)

指导语(检查者指着立方体):“请您照着这幅图在下面的空白处再画一遍,并尽可能精确”。

评分:完全符合下列标准时,给 1 分:

●图形为三维结构。

●所有的线都存在。

●无多余的线。

●相对的边基本平行,长度基本一致(长方体或棱柱体也算正确)。

●上述标准中,只要违反其中任何一条,即为 0 分。

3:视结构技能(钟表)

指导语:“请您在此处画一个钟表,填上所有的数字并指示出 11 点 10 分”。

评分:符合下列三个标准时,分别给 1 分:

●轮廓(1 分):表面必须是个圆,允许有轻微的缺陷(如,圆没有闭合)。

●数字(1 分):所有的数字必须完整且无多余的数字;数字顺序必须正确且在所属的象限内;可以是罗马数字;数字可以放在圆圈之外。

●指针(1 分):必须有两个指针且一起指向正确的时间;时针必须明显短于分针;指针的中心交点必须在表内且接近于钟表的中心。

上述各项目的标准中，如果违反其中任何一条，则该项目不给分。

4：命名

指导语：自左向右指着图片问患者："请您告诉我这个动物的名字"。

评分：每答对一个给1分。正确回答是：①狮子；②犀牛；③骆驼或单峰骆驼。

5：记忆

指导语：检查者以每秒钟1个词的速度读出5个词，并向患者说明："这是一个记忆力测验。在下面的时间里我会给您读几个词，您要注意听，一定要记住。当我读完后，把您记住的词告诉我。回答时想到哪个就说哪个，不必按照我读的顺序"。把患者回答正确的词在第一试的空栏中标出。当患者回答出所有的词，或者再也回忆不起来时，把这5个词再读一遍，并向患者说明："我把这些词再读一遍，努力去记并把您记住的词告诉我，包括您在第一次已经说过的词"。把患者回答正确的词在第二试的空栏中标出。

第二试结束后，告诉患者一会儿还要让他回忆这些词："在检查结束后，我会让您把这些词再回忆一次"。

评分：这两次回忆不记分。

6：注意

数字顺背广度：指导语："下面我说一些数字，您仔细听，当我说完时您就跟着照样背出来"。按照每秒1个数字的速度读出这5个数字。

数字倒背广度：指导语："下面我再说一些数字，您仔细听，但是当我说完时您必须按照原数倒着背出来"。按照每秒钟1个数字的速度读出这5个数字。

评分：复述准确，每一个数列分别给1分（注：倒背的正确回答是2-4-7）。

警觉性：指导语：检查者以每秒钟1个的速度读出数字串，并向患者说明："下面我要读出一系列数字，请注意听。每当我读到1的时候，您就拍一下手。当我读其他的数字时不要拍手"。

评分：如果完全正确或只有一次错误则给1分，否则不给分（错误时是指当读1的时候没有拍手，或读其他数字时拍手）。

*连续减*7：指导语："现在请您做一道计算题，从100中减去一个7，而后从得数中再减去一个7，一直往下减，直到我让您停下为止"。如果需要，可以再向患者讲一遍。

评分：本条目总分3分。全部错误记0分，一个正确给1分，两到三个正确给2分，四到五个正确给3分。从100开始计算正确的减数，每一个减数都单独评定，也就是说，如果患者减错了一次，而从这一个减数开始后续的减7都正确，则后续的正确减数要给分。例如，如果患者的回答是93-85-78-71-64，85是错误的，而其他的结果都正确，因此给3分。

7：句子复述

指导语："现在我要对您说一句话，我说完后请您把我说的话尽可能原原本本的重复出来（暂停一会儿）：我只知道今天张亮是帮过忙的人"。患者回答完毕后，"现在我再说另一句话，我说完后请您也把它尽可能原原本本的重复出来（暂停一会儿）：狗在房间的时候，猫总是躲在沙发下面"。

评分：复述正确，每句话分别给1分。复述必须准确。注意复述时出现的省略（如，省略了"只"，"总是"）以及替换/增加（如"我只知道今天张亮……"说成"我只知道张亮今天……”;或“房间”说成“房子”等)。

8:词语流畅性

指导语:“请您尽可能快、尽可能多地说出您所知道的动物的名称。时间是1 min,请您想一想,准备好了吗? 开始。”一分钟后停止。

评分:如果患者1 min内说出的动物名称≥11个则记1分。同时在检查表的背面或两边记下患者的回答内容。龙、凤凰、麒麟等神化动物也算正确。

9:抽象

让患者解释每一对词语在什么方面相类似,或者说他们有什么共性。指导语从例词开始。指导语:“请您说说橘子和香蕉在什么方面相类似?”如果患者回答的是一种具体特征(如,都有皮,或都能吃等),那么只能再提示一次:“请再换一种说法,他们在什么方面相类似?”如果患者仍未给出准确回答(水果),则说:“您说的没错,也可以说他们都是水果。”但不要给出其他任何解释或说明。在练习结束后,说:“您再说说火车和自行车在什么方面相类似?”当患者回答完毕后,再进行下一组词:“您再说说手表和尺子在什么方面相类似?”不要给出其他任何说明或启发。

评分:只对后两组词的回答进行评分。回答正确,每组词分别给1分。只有下列的回答被视为正确:

火车和自行车:运输工具;交通工具;旅行用的。

手表和尺子:测量仪器;测量用的。

下列回答不能给分:

火车和自行车:都有轮子。

手表和尺子:都有数字。

10:延迟回忆

指导语:“刚才我给您读了几个词让您记住,请您再尽量回忆一下,告诉我这些词都有什么?”对未经提示而回忆正确的词,在下面的空栏中打钩(√)作标记。

评分:在未经提示下自由回忆正确的词,每词给1分。

可选项目:

在延迟自由回忆之后,对于未能回忆起来的词,通过语义分类线索鼓励患者尽可能地回忆。经分类提示或多选提示回忆正确者,在相应的空栏中打钩(√)作标记。先进行分类提示,如果仍不能回忆起来,再进行多选提示。例如:“下列词语中哪一个是刚才记过的:鼻子,面孔,手掌?”

各词的分类提示和/或多选提示如下:

	分类提示	多选提示
面孔:	身体的一部分	鼻子、面孔、手掌
天鹅绒:	一种纺织品	棉布、的确良、天鹅绒
教堂:	一座建筑	教堂、学校、医院
菊花:	一种花	玫瑰、菊花、牡丹
红色:	一种颜色	红色、蓝色、绿色

评分:线索回忆不记分。线索回忆只用于临床目的,为检查者分析患者的记忆障碍类型提供进一步的信息。对于提取障碍导致的记忆缺陷,线索可提高回忆成绩;如果是编码障碍,则线索无助于提高回忆成绩。

11:定向

指导语:“告诉我今天是什么日期”。如果患者回答不完整,则可以分别提示患者:“告诉我现在是[哪年,哪月,今天确切日期,星期几]”。然后再问:“告诉我这是什么地方,它在哪个城市?”

评分:每正确回答一项给1分。患者必须回答精确的日期和地点(医院、诊所、办公室的名称)。日期上多一天或少一天都算错误,不给分。

总分:把右侧栏目中各项得分相加即为总分,满分30分。量表设计者的英文原版应用结果表明,如果受教育年限≤12年则加1分,最高分为30分。≥26分属于正常。

附件10 神经精神问卷中文版

神经精神问卷中文版(CNPI),广泛应用于住院AD患者中。症状分问卷 Cronbachα 系数为0.69,CNPI 苦恼分问卷 Cronbachd 系数为0.72。症状分问卷总分重测相关系数为0.96,苦恼分问卷总分重测相关系数为0.94。

神经精神问卷中文版

通过询问知情者或照料者完成。知情者与受试者的关系:1. 老伴 2. 子女 3. 其他(　　　　)。

指导语:受试者出现认知或记忆障碍后是否有以下行为的改变,如果有,请您按照严重程度进行分级。评分规则如下:症状有无(1~2分):1=有,2=无。频率(1~4分):1分=偶尔,少于每周一次;2分=经常,大约每周一次;3分=每周几次但少于每天一次;4分=十分频繁,每天一次或者更多或者持续。严重程度(1~3分):1分=轻度,可以觉察但是不明显;2分:中度,明显但不十分突出;3分=重度,非常突出的变化。该项症状引起照料者的苦恼程度(0~5分):0分=不苦恼;1分=极轻度的苦恼,照料者无须采取措施应对;2分=轻度苦恼,照料者很容易应对;3分=中度苦恼,照料者难以应对;4分=严重,照料者几乎无法应对;5分=极度苦恼,照料者无法应对。

症　　状	有/无	频率	严重程度	频率＊严重程度	使照料者苦恼程度
P1. 妄想:(错误的观念如:认为别人偷他/她的东西? 怀疑有人害他? 怀疑配偶不忠? 怀疑要遗弃他?)					
P2. 幻觉:(视幻觉或听幻觉? 看到或听到不存在的东西或声音? 和实际不存在的人说话?)					
P3. 激越/攻击性:(拒绝别人的帮助? 难以驾驭? 固执? 向别人大喊大叫? 打骂别人?)					
P4. 抑郁/心境恶劣:(说或表现出伤心或情绪低落? 哭泣?)					

症　　状	有/无	频率	严重程度	频率＊严重程度	使照料者苦恼程度
P5. 焦虑：（与照料者分开后不安？精神紧张的表现如急促、叹气、不能放松或感觉紧张？对将来的事情担心？）					
P6. 欣快：（过于高兴、感觉过于良好？对别人并不觉得有趣的事情感到幽默并开怀大笑？与情景场合不符的欢乐？）					
P7. 情感淡漠：（对以前感兴趣的活动失去兴趣？对别人的活动和计划漠不关心？自发活动比以前减少？）					
P8. 脱抑制：（行为突兀，如与陌生人说话，自来熟？说话不顾及别人感受？说粗话或谈论性？而以前他/她不会说这些）					
P9. 易激惹/情绪不稳：（不耐烦或疯狂的举动？对延误无法忍受？对计划中的活动不能耐心等待？突然暴怒？）					
P10. 异常运动行为：（反复进行无意义的活动，如围着房屋转圈、摆弄纽扣、用绳子包扎捆绑等？无目的活动，多动？）					
P11. 睡眠/夜间行为：（晚上把别人弄醒？早晨很早起床？白天频繁打盹？）					
P12. 食欲和进食障碍：（体重增加？体重减轻？喜欢食物的口味发生变化？）					
P13. 总分					

附件 11　Epworth 嗜睡量表

Epworth 嗜睡量表：该量表是一种十分简便的患者自我评估白天嗜睡程度的问卷表。该量表简体中文版总的 Cronbach'd 系数为 0.814。

Epworth 嗜睡量表

在下列情况下你打瞌睡（不仅仅是感到疲倦）的可能如何？这是指你最近几个月的通常生活情况；假如你最近没有做过其中的某些事情，请试着填上它们可能会给你带来多大的影响。运用下列标度给每种情况选出最适当的数字，从每一行中选一个最符合你情况的数字，用数字表示：0 = 从不打瞌睡；1 = 很少打瞌睡；2 = 有时打瞌睡；3 = 经常打瞌睡。

序号	在以下情况有无打盹、嗜睡的可能性	得分			
		0=从不	1=很少	2=有时	3=经常
1	坐着阅读书刊				
2	看电视				
3	在公共场所坐着不动（例如在剧场或开会）				
4	作为乘客在汽车中坐 1 h，中间不休息				
5	在环境许可时，下午躺下休息				
6	坐下与人谈话				
7	午餐不喝酒，餐后安静地坐着				
8	遇堵车时停车数分钟				
总分					

备注：在 24 分中评分>6 分提示瞌睡，>11 分则表示过度瞌睡，>16 分提示有危险性的瞌睡。

附件 12　Glasgow 昏迷评定量表（GCS）

检查项目	临床表现	评分
A 睁眼反应	自动睁眼	4
	呼之睁眼	3
	疼痛引起睁眼	2
	不睁眼	1
B 言语反应	定向正常	5
	应答错误	4
	言语错乱	3
	言语难辨	2
	不语	1
C 运动反应	能按指令动作	6
	对针痛能定位	5
	对针痛能躲避	4
	刺痛肢体屈曲反应	3
	刺痛肢体过伸反应	2
	无运动	1

备注:评价意识障碍的程度,得分范围为 3~15 分,分数越低,病情越重。

1)>8 分恢复机会较大。

2)<7 分预后较差。

>3 分及<5 分并伴有脑干反射消失的患者有潜在死亡的危险。

附件 13　营养状况评估

患者一般情况	
体质	BMI 值(BMI=体重 kg/身高 m^2)　体重:____kg　身高:____cm
初次筛查	
体质指数	□(0 分)正常　□(1 分)(BMI=体重 kg/身高 m^2)<18.5 由于严重胸水、腹水、水肿等病情,得不到准确的 BMI 值:或白蛋白<30 g/L
体重丢失情况	□(0 分)正常　□(1 分)最近 3 个月内患者体重有丢失
膳食情况	□(0 分)正常　□(1 分)最近 1 个星期内患者的膳食有减少
患者的病情	□(0 分)不严重　□(1 分)严重(如 在重症监护中)
注:如果任何有一个问题的答案是"是",则进入下面正式筛查;如果所有问题的答案均为"否",每隔两周要重新尽心筛查	
营养风险正式筛查	
1. 疾病严重程度	□(0 分)无 □(1 分)髋骨骨折、慢性疾病急性发作或有并发症者、COPD、血液透析、肝硬化、一般恶性肿瘤患者、糖尿病 □(2 分)腹部大手术、脑卒中、重度肺炎、血液恶性肿瘤 □(3 分)颅脑损伤、骨髓移植、大于 APACHE10 分的 ICU 患者
2. 营养受损状况评分	□(0 分)无 □(1 分)一周内进食量较从前减少 20%~50%;3 个月内体重下降超过 5% □(2 分)一周内进食量较从前减少 51%~75%;2 个月内体重下降超过 5% □(3 分)BMI<18.5;白蛋白<30 g/L(因严重胸腹水、水肿得不到准确 BMI 值时,无严重肝、肾功能异常者);一周内进食量较从前减少 76%~100%;1 个月内体重下降超过 5%
3. 年龄评分	□(0 分)≤70 岁　□(1 分)年龄>70 岁
总分	
营养风险筛查评定:≥3 分,患者存在营养风险,需告知医生。<3 分,一周后重新筛查	

附件 14 Caprini 血栓风险因素评估表

Caprini 血栓风险因素评估表

科别： 床号： 姓名： 性别： 年龄： 住院号：

A1 每个危险因素 1 分	B 每个危险因素 2 分
□年龄 40～59 岁 □计划小手术 □近期大手术 □肥胖（BMI>30 kg/m²） □卧床的内科患者 □炎症性肠病史 □下肢水肿 □静脉曲张 □严重的肺部疾病，含肺炎（1 个月内） □肺功能异常（慢性阻塞性肺疾病） □急性心肌梗死（1 个月内） □充血性心力衰竭（1 个月内） □败血症（1 个月内） □输血（1 个月内） □下肢石膏或肢具固定 □中心静脉置管 □其他高危因素	□年龄 60～74 岁 □大手术（<60 min） □腹腔镜手术（>60 min） □关节镜手术（>60 min） □既往恶性肿瘤 □肥胖（BMI>40 kg/m²） **C 每个危险因素 3 分** □年龄≥75 岁 □大手术持续 2～3 h □肥胖（BMI>50 kg/m²） □浅静脉、深静脉血栓或肺栓塞病史 □血栓家族史 □现患恶性肿瘤或化疗 □肝素引起的血小板减少 □未列出的先天或后天血栓形成 □抗心磷脂抗体阳性 □凝血酶原 2021 OA 阳性 □因子 Vleiden 阳性 □狼疮抗凝物阳性 □血清同型半胱氨酸升高
A2 仅针对女性（每项 1 分）	**D 每个危险因素 5 分**
□口服避孕药或激素替代治疗 □妊娠期或产后（1 个月） □原因不明的死胎 复发性自然流产（≥3 次） 由于毒血症或发育受限原因早产	□脑卒中（1 个月内） □急性脊髓损伤（瘫痪）（1 个月内） □选择性下肢关节置换术 □髋关节、骨盆或下肢骨折 □多发性创伤（1 个月内） □大手术（超过 3 h）

危险因素总分：____________

注：①每个危险因素的权重取决于引起血栓事件的可能性。如癌症的评分是 3 分，卧床的评分是 1 分，前者比后者更易引起血栓。②＊只能选择 1 个手术因素。

VTE 的预防方案(Caprini 评分)

危险因素总分	DVT 发生风险	风险等级	预防措施
0～1 分	<10%	低危	尽早活动,物理预防(　)
2 分	10%～20%	中危	药物预防或物理预防(　)
3～4 分	20%～40%	高危	药物预防和物理预防(　)
≥5 分	40%～80%,死亡率 1%～5%	极高危	药物预防和物理预防(　)

附件 15　疼痛数字评分法(NRS)

疼痛等级	评分	临床表现	
无痛	0	无痛	
轻度疼痛(不影响睡眠)	1～3	安静平卧时痛,翻身、咳嗽、深呼吸时疼痛	1 分:安静平卧不痛,翻身咳嗽时疼痛
			2 分:咳嗽疼痛,深呼吸不痛
			3 分:安静平卧不痛,咳嗽深呼吸疼痛
中度疼痛(入眠浅)	4～6	安静平卧时有疼痛,影响睡眠	4 分:安静平卧时间隙疼痛
			5 分:安静平卧时持续疼痛
			6 分:静卧时疼痛较重
重度疼痛(睡眠严重受扰)	7～10	翻转不安、无法入睡、全身大汗、无法忍受	7 分:疼痛较重,翻转不安,疲乏,无法入睡
			8 分:持续疼痛难忍,全身大汗
			9 分:剧烈疼痛无法忍受
			10 分:最疼痛,生不如死

备注:分值由 0～10 分

1)≤3 分,无须用药。

2)≥4 分,根据 WHO 三阶梯止痛原则给药。口服、按时、按阶梯、个性化、注意具体细节。

附件 16　面部疼痛表情量表

表情图		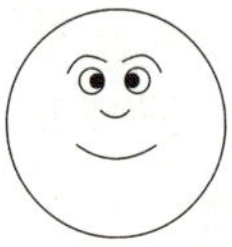	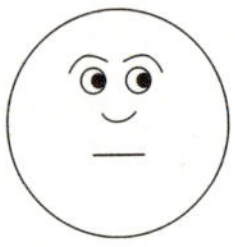	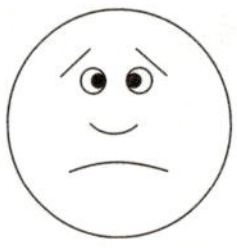	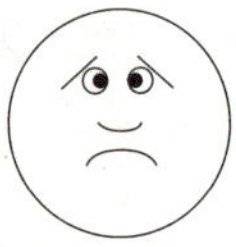	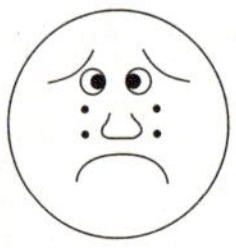
分值(分)	0	1～2	3～4	5～6	7～8	9～10
说明	非常愉快,无疼痛	有一点疼痛	有轻微的疼痛,能忍受	患者疼痛并影响睡眠,尚能忍受	疼痛难以忍受,影响食欲,影响睡眠	剧烈疼痛,哭泣

附件 17 Karnofsky（卡氏，KPS，百分法）功能状态评分标准

Karnofsky（卡氏，KPS，百分法）功能状态评分标准

体力状况	评分
正常，无症状和体征	100 分
能进行正常活动，有轻微症状和体征	90 分
勉强进行正常活动，有一些症状或体征	80 分
生活能自理，但不能维持正常生活和工作	70 分
生活能大部分自理，但偶尔需要别人帮助	60 分
常需要人照料	50 分
生活不能自理，需要特别照顾和帮助	40 分
生活严重不能自理	30 分
病重，需要住院和积极的支持治疗	20 分
重危，临近死亡	10 分
死亡	0 分

备注：得分越低，健康状况越差；若得分<60 分，许多有效的抗肿瘤治疗就无法实施。

附件 18 简易精神状态查检法（MMSE）

简易精神状态检查表（mini-mental state examination，MMSE）

题号	检查内容	记分	项目号
1	现在是那一年？	□	1
2	现在是什么季节？	□	2
3	现在是几月份？	□	3
4	今天是几号？	□	4
5	今天是星期几？	□	5
6	我们现在是在哪个国家？	□	6
7	我们现在是在哪个城市？	□	7
8	我们现在是在哪个城区？	□	8
9	这里是哪个医院（胡同）？	□	9
10	这里是第几层楼（门牌号是多少）	□	10
11	我告诉你 3 样东西，在我说完之后请你重复一遍它们的名字，“树”“钟”“汽车”。请你记住，过一会儿我还要你回忆出它们的名字来。	树□ 钟□ 汽车□	11 12 13

题号	检查内容	记分	项目号
12	请你算算下面几组算术： 100 — 7 = ? 93 — 7 = ? 86 — 7 = ? 79 — 7 = ? 72 — 7 = ?	 □ □ □ □ □	 14 15 16 17 18
13	现在请您说出刚才我让你记住的那三种东西的名字?	树□ 钟□ 汽车□	19 20 21
14	(出示手表)这个东西叫什么?	□	22
15	(出示铅笔)这个东西叫什么?	□	23
16	请你跟我说“如果、并且、但是”	□	24
17	我给你一张纸,请你按我说的去做,现在开始:“用右手拿着张纸”; “用两只手将它对折起来”“放在你的左腿上”	□ □	25 26
18	请你念念这句话,并按上面的意思去做。“闭上你的眼睛”	□	28
19	请你给我写一个完整的句子	□	29
20	(出示图案)请你按这个样子把它画下来。 (图在下面)	□	30

备注:MMSE 由 20 个问题共 30 项组成。

(1)每项回答正确计 1 分,错误或不知道计 0 分,不适合计 9 分。

(2)拒绝回答或不理解计 8 分。

(3)在积累总分时,8 分和 9 分均按 0 分计算。

(4)最高分为 30 分。

(5)文盲小于 17 分、小学小于 20 分、中学以上小于 24 分为痴呆。

附件 19　波士顿诊断性失语检查法

波士顿诊断性失语检查法(Boston Diagnostic aphasia test,BDAE)

分级	表现
0	无有意义的言语或听觉理解能力
1	言语交流中有不连续的言语表达,但大部分需要听者去推测、询问和猜测;可交流的信息范围有限,听者在言语交流中感到困难
2	在听者的帮助下,可能进行熟悉话题的交谈;但对陌生话题常常不能表达出自己的思想,使患者与检查者都感到进行言语交流有困难

分级	表现
3	在仅需少量帮助下或无帮助下,患者可以讨论几乎所有的日常问题;但由于言语和理解能力的减弱,使某些谈话出现困难或不大可能
4	言语流利,但可观察到有理解障碍,但思想和言语表达尚无明显限制
5	有极少的可分辨得出的言语障碍,患者主观上可能感到有点困难,但听者不一定能明显觉察到

附件 20　疾病不确定感量表中文版

疾病不确定感量表中文版

项目名称	请在跟您情况符合的选项上划“√”				
1. 我不知道自己出了什么毛病	A 非常不同意	B 不同意	C 不确定	D 同意	E 非常同意
2. 我有很多疑问,得不到确定答案	A 非常不同意	B 不同意	C 不确定	D 同意	E 非常同意
3. 我不确定自己的病情是变好或变坏	A 非常不同意	B 不同意	C 不确定	D 同意	E 非常同意
4. 我不晓得我会不舒服到什么程度	A 非常不同意	B 不同意	C 不确定	D 同意	E 非常同意
5. 我不清楚医护人员对我的病情所做的解释	A 非常不同意	B 不同意	C 不确定	D 同意	E 非常同意
6. 我清楚每一个治疗的目的	A 非常不同意	B 不同意	C 不确定	D 同意	E 非常同意
7. 我了解疼痛与我病情变化的相关性	A 非常不同意	B 不同意	C 不确定	D 同意	E 非常同意
8. 我的症状仍持续不稳定地变化无法预测	A 非常不同意	B 不同意	C 不确定	D 同意	E 非常同意
9. 我了解医护人员向我解释的每一件事	A 非常不同意	B 不同意	C 不确定	D 同意	E 非常同意
10. 医生说的话都模棱两可	A 非常不同意	B 不同意	C 不确定	D 同意	E 非常同意
11. 我接受的治疗,非常复杂,不易了解	A 非常不同意	B 不同意	C 不确定	D 同意	E 非常同意
12. 我不确定我所接受的治疗或所服的药是否有效	A 非常不同意	B 不同意	C 不确定	D 同意	E 非常同意
13. 医院里有许多不同的医疗工作人员,我不清楚他们负责什么	A 非常不同意	B 不同意	C 不确定	D 同意	E 非常同意
14. 由于我的病况变化莫测很难预料,使我无法计划未来	A 非常不同意	B 不同意	C 不确定	D 同意	E 非常同意
15. 我的康复过程不稳定,时好时坏	A 非常不同意	B 不同意	C 不确定	D 同意	E 非常同意
16. 我不清楚在离开医院后,将如何处理自己所忧虑的问题	A 非常不同意	B 不同意	C 不确定	D 同意	E 非常同意
17. 关于我的病情有许多不同的说法	A 非常不同意	B 不同意	C 不确定	D 同意	E 非常同意

项目名称	请在跟您情况符合的选项上划“√”
18.我的检查结果报告前后不一致	A非常不同意　B不同意　C不确定　D同意　E非常同意
19.我不知道下一步会发生什么事	A非常不同意　B不同意　C不确定　D同意　E非常同意
20.我所接受的治疗是不是有效还远没有确定	A非常不同意　B不同意　C不确定　D同意　E非常同意
21.很难决定要多久以后,我才能自己照顾自己	A非常不同意　B不同意　C不确定　D同意　E非常同意
22.因为治疗的缘故,使得我可以做及不可以做的事情总在改变	A非常不同意　B不同意　C不确定　D同意　E非常同意
23.我目前接受的治疗成功率很高	A非常不同意　B不同意　C不确定　D同意　E非常同意
24.他们没有给我一个明确的诊断	A非常不同意　B不同意　C不确定　D同意　E非常同意
25.医生和护士的说明很简单,我可以听得懂	A非常不同意　B不同意　C不确定　D同意　E非常同意

备注:疾病不确定感量表测量患者对于疾病的症状、诊断、预后、与照顾者的关系等所感受到的不确定感觉,曾被广泛地使用在癌症患者、心脏病患者及许多慢性疾病患者的研究中。疾病不确定感量表由MISHEL教授于1981年编制,包括模糊和不可预测2个维度,25个条目,采用Likert 5级评分,得分越高,表明患者的疾病不确定感水平越高。量表各维度的Cronbach'sα系数为0.64~0.91,总量表的Cronbach'sα系数为0.89~0.91。

附件21　周围性面神经炎治疗成绩评分表

周围性面神经炎治疗成绩评分表(portmann评分法)

项目 评分	皱眉			闭眼			动鼻翼			吹口哨			微笑			鼓腮		
无自主运动	0	0	0	0	0	0	0	0	0	0	0	0	0	0	0	0	0	0
稍有自主运动	1	1	1	1	1	1	1	1	1	1	1	1	1	1	1	1	1	1
运动减弱	2	2	2	2	2	2	2	2	2	2	2	2	2	2	2	2	2	2
与健侧基本相同	3	3	3	3	3	3	3	3	3	3	3	3	3	3	3	3	3	3
安静时印象分	优			良			差			治疗前评分		治疗中评分		治疗后评分		治疗次数		
	2	2	2	1	1	1	0	0	0									

备注:主诉:面部不适、头痛、耳后和/或耳心痛、流泪、口角歪斜、感冒、受凉或吹冷风、疱疹、外伤。评分表采用portmann简易评分法评分,分为6个项目,分别为皱眉、闭眼、动鼻翼、吹口哨、微笑、鼓腮,每项3分,共18分,加上安静时印象分2分,共20分。评分标准:与侧腱基本相同3分,运动减弱2分,稍有自主运动1分,无自主运动0分;安静时印象:优2分,良1分,差0分。

附件 22　镇痛评估量表

Richmond 镇静程度评估表(Richmond analgesia assessment scale,RASS)

+4	有攻击性	有暴力行为
+3	极度躁动	试着拔出呼吸管,胃管或静脉点滴;具有攻击性
+2	躁动	频繁的无目的动作,无法配合呼吸机
+1	烦躁不安	焦虑、恐惧但动作不具攻击性
0	清醒且平静	清醒自然状态
-1	嗜睡	非完全清醒状态,但声音刺激后能够维持清醒状态(睁眼并有眼睛接触>10s)
-2	轻度镇静	声音刺激后能维持短暂清醒状态(睁眼和眼睛接触<10s)
-3	中度镇静	声音刺激后有活动或睁眼反应(但无眼睛接触)
-4	深度镇静	对身体刺激有反应,但身体刺激后有活动或睁眼
-5	不可叫醒	对声音及身体刺激都无反应

备注:2013 年 IPAD 指南中推荐使用 Richmond 躁动镇静评分(Richmond Agitation-sedation Scale,RASS)评估成年 ICU 患者镇静深度。RASS 评分是一个标准的 10 分镇静评分。

附件 23　中文版重症监护疼痛观察工具(CPOT)

中文版重症监护疼痛观察工具

指标	条目	描述	得分
1. 面部表情	放松、自然	无肌肉紧张表现	0
	表情紧张	皱眉、眉毛下垂、眼窝紧缩、轻微的面肌收缩,或其他改变(如侵害操作中睁眼或流泪)	1
	脸部扭曲 表情痛苦	出现上述所有面部运动,并有眼睑紧闭(可以表现出张口或紧咬气管插管)	2
2. 身体活动	没有活动 或正常体位	根本不动或正常体位	0
	防卫活动	缓慢、小心的活动,轻触或摩擦痛处,通过活动寻求关注	1
	躁动不安	拔管、试图坐起,肢体乱动/翻滚,不听指令,攻击义务人员,试图爬离床	2
3. 肌肉紧张度	放松	被动运动时无抵抗	0
	紧张、僵硬	被动运动时有抵抗	1
	非常紧张或僵硬	强烈抵抗,无法完成或被动运动	2

指标	条目	描述	得分
4. 机械通气顺应性（插管患者）	耐受呼吸机或活动	无报警，通气顺畅	0
	咳嗽但可耐受	咳嗽，可触发报警但自动停止报警	1
	人机对抗	不同步：人机对抗，频繁引起报警	2
5. 发声（无插管患者）	言语正常或不发声	说话音调正常或不发声	0
	叹息，呻吟	叹息，呻吟	1
	喊叫，哭泣	喊叫，哭泣	2

备注：CPOT 包括面部表情、身体活动、肌肉紧张度和通气顺应性或发声等 4 个条目，其中，“通气顺应性”和“发声”分别用于气管插管患者和非气管插管患者，每个条目有 3 中描述，根据患者的反应情况分别评为 0 ~ 2 分，量表总分 0 ~ 8 分。CPOT 用于危重患者疼痛评估时，内部一致性 Cronbach’s a 系数 0.795，用于气管插管和非气管插管患者分别为 0.781 和 0.812。

附件 24　BradenQ 压疮评分表

BradenQ 压疮评分表

评分内容	评估计分标准				评分
	1 分	2 分	3 分	4 分	
1. 感知度	完全受限	严重受限	轻度受限	未受损害	
2. 潮湿度	持续潮湿	很潮湿	偶尔潮湿	很少潮湿	
3. 活动度	限制卧床	局限坐椅	偶尔步行	经常步行	
4. 移动度	完全受限	严重受限	轻微受限	无受限	
5. 营养	极度贫乏	贫乏	正常	良好	
6. 摩擦力与剪切力	存在严重问题	存在问题	存在潜在问题	无明显问题	
7. 组织灌注与氧合	极度不足	不足	正常	良好	

备注：

（1）16 ~ 23 分为轻度危险。

（2）13 ~ 15 分为中度危险。

（3）10 ~ 12 分为高度危险。

（4）≤9 分为极度危险。

参考文献

[1]贾建平,陈生弟.神经病学[M].8版.北京:人民卫生出版社,2018.

[2]尤黎明,吴瑛.内科护理学[M].6版.北京:人民卫生出版社,2017.

[3]刘芳,杨莘.神经内科重症护理手册[M].北京:人民卫生出版社,2016.

[4]王陇德.中国脑卒中防治报告[M].北京:人民卫生出版社,2020.

[5]刘新峰,孙文,朱武生,等.中国急性缺血性脑卒中早期血管内介入诊疗指南2018[J].中华神经科杂志,2018,51(09):683-691.

[6]中国吞咽障碍康复评估与治疗专家共识组.中国吞咽障碍评估与治疗专家共识(2017年版)第二部分 治疗与康复管理篇[J].中华物理医学与康复杂志,2018,40(1):1-10.

[7]LIU X,DAI Q,YE R,et al. Endovascular treatment versus standard medical treatment for vertebrobasilar artery occlusion (BEST):an open-label,randomised controlled trial[J]. Lancet Neurol,2020,19(2):115-122.

[8]董漪,桂莉,郑华光.2019 AHA/ASA急性缺血性卒中早期管理指南全面解读[J].中国卒中杂志,2020,15(01):63-74.

[9]中国卒中学会中国脑血管病临床管理指南撰写委员会.中国脑血管病临床管理指南(节选版)[J].中国卒中杂志,2019,14(7):690-691.

[10]李晓军,陈锦秀,陈婷玉.良肢位摆放在脑卒中偏瘫患者肢体功能障碍中作用及时间差异的Meta分析[J].护理学杂志,2015,30(21):81-87.

[11]李佳梅,陈鸿芳,刘宁,等.脑梗死偏瘫患者良肢位管理的最佳证据总结[J].护理学报,2019,26(24):22-27.

[12]钟迪,张舒婷,吴波.《中国急性缺血性脑卒中诊治指南2018》解读[J].中国现代神经疾病杂志,2019,19(11):897-901.

[13]中华医学会神经病学分会,中华医学会神经病学分会脑血管病学组.中国脑血管病一级预防指南2019[J].中华神经科杂志,2019,52(9):684-709.

[14]李妍,周爱红,赵丽娜,等.轻度阿尔茨海默病患者自发语言特点研究[J].中华神经科杂志,2019,52(3):177-183.

[15]WANG H,ZHANG H. Reconsideration of anticholinesterase therapeutic strategies against Alzheimer's disease[J]. ACS Chemical Neuroscience,2018,12(6):1917-1933.

[16]陈晓春,张杰文,贾建平,等.2018中国痴呆与认知障碍诊治指南(一):痴呆及其分类诊断标准[J].中华医学杂志,2018,98(13):965-970.

[17]杜蘅,袁晓东. 阿尔茨海默病病因及发病机制研究进展[J]. 山东大学学报(医学版),2017,55(10):21-27.

[18]贾建平,魏翠柏. 2018 中国痴呆与认知障碍诊治指南(二):阿尔茨海默病诊治指南[J]. 中华医学杂志,2018,98(13):971-977.

[19]贾建军,彭丹涛,王延江,等. 2018 中国痴呆与认知障碍诊治指南(四):认知障碍疾病的辅助检查[J]. 中华医学杂志,2018,98(15):1130-1142.

[20]中国老年医学学会认知障碍分会,认知障碍患者照料及管理专家共识撰写组. 中国认知障碍患者照料管理专家共识[J]. 中华老年医学杂志,2016,35(10):1051-1060.

[21]中国微循环学会神经变性病专委会,中华医学会神经病学分会神经心理与行为神经病学学组,中华医学会神经病学分会神经康复学组. 阿尔茨海默病康复管理中国专家共识(2019)[J]. 中华老年医学杂志,2020(01):9-19.

[22]吴惠涓,赵忠新. 中国发作性睡病诊断与治疗指南[J]. 中华神经科杂志,2015,48(06):445-452.

[23]中华医学会. 临床诊疗指南:癫痫病分册(2015 修订版)[M]. 北京:人民卫生出版社,2015.

[24]肖波,周罗. 癫痫最新临床诊疗指南:机遇与挑战并存[J]. 协和医学杂志,2017,8(Z1):122-126.

[25]中华医学会神经病学分会帕金森病及运动障碍学组,中国医师协会神经内科医师分会帕金森病及运动障碍专业委员会. 中国帕金森病的诊断标准(2016 版)[J]. 中华神经科杂志,2016,49(4):268-271.

[26]宗睿,何建风,张德康,等. 磁共振引导超声聚焦系统("磁波刀")在治疗特发性震颤中的应用[J]. 解放军医学院学报,2019,40(01):1-6.

[27]宋鲁平,王强. 帕金森病康复中国专家共识[J]. 中国康复理论与实践,2018,24(07):745-752.

[28]康霞. 神经干细胞移植治疗帕金森病的效果观察[J]. 中国实用神经疾病杂志,2018,21(11):1233-1237.

[29]郭凌云,李勤静,刘钢. 宏基因组测序技术在中枢神经系统感染病原体检测中的应用现状 [J]. 中华传染病杂志,2019,37(5):314-317.

[30]杨慧兰. 带状疱疹中国专家共识解读[J]. 中华皮肤科杂志,2018,51(09):699-700.

[31]邵凤霖,朱一新. 李斯特菌脑膜脑炎患者的观察和护理[J]. 中华护理杂志,2016,51(05):587-589.

[32]中华医学会创伤学分会颅脑创伤专业委员会. 颅脑创伤患者脑脊液管理中国专家共识[J]. 中华神经外科杂志,2019(08):760-764.

[33]中华医学会神经病学分会神经免疫学组,中国免疫学会神经免疫学分会. 中国重症肌无力诊断和治疗指南 2015[J]. 中华神经科杂志,2015,48(11):934-940.

[34]中华医学会神经病学分会,中华医学会神经病学分会神经肌肉病学组,中华医学会神经病学分会肌电图与临床神经生理学组. 肌电图规范化检测和临床应用共识修订

版[J]. 中华神经科杂志,2015,48(11):950-964.
[35]王维治,刘卫彬. 重症肌无力管理国际共识(2016)解读[J]. 中华神经科杂志,2017,50(02):83-87.
[36]刘桂成,初春. 作好常规肌电图检查需要注意的问题[J]. 癫痫与神经电生理学杂志,2019,28(4):246-249.
[37]夏恒磊,周志明. 急性脊髓炎的诊断与治疗[J]. 中华全科医学,2019,17(11):1800-1801.
[38]ANNUNZIATA P,MASI G,CIONI C,et al. Clinical,laboratory features,and prognostic factors inadult acute transverse myelitis:an Italian multicenter study[J]. Neurol Sci,2019,40(7):1383-1391.
[39]中华医学会神经病学分会神经重症协作组,中国医师协会神经内科医师分会神经重症专委会. 大脑半球大面积梗死监护与治疗中国专家共识[J]. 中华医学杂志,2017,97(9):645-652.
[40]杨莘,刘芳. 神经内科临床护理思维与实践[M]. 北京:人民卫生出版社,2013.
[41]常红,宋海庆. 脑卒中居家照护指导手册[M]. 北京:人民卫生出版社,2019.
[42]马玉芬,成守珍,刘义兰,等. 卧床患者常见并发症护理专家共识[J]. 中国护理管理,2018,18(06):740-747.
[43]李乐之,路潜. 外科护理学[M]. 6 版. 北京:人民卫生出版社,2017.
[44]陈孝平,汪建平,赵继宗. 外科学[M]. 北京:人民卫生出版社,2018.
[45]赵继宗. 神经外科学[M]. 北京:人民卫生出版社,2019.
[46]宁宁,朱红,刘晓艳. 神经外科护理手册[M]. 北京:科学出版社,2015.
[47]吴欣娟. 外科护理学[M]. 北京:人民卫生出版社,2017.
[48]中华医学会放射肿瘤治疗学分会. 胶质瘤放疗中国专家共识(2017)[J]. 中华放射肿瘤学杂志,2018,27(2):123-131.
[49]中国医师协会神经外科医师分会脑胶质瘤专业委员会. 胶质瘤多学科诊治(MDT)中国专家共识[J]. 中华神经外科杂志,2018,34(2):113-118.
[50]中国脑胶质瘤协作组,中国医师协会脑胶质瘤专业委员会. 唤醒状态下切除脑功能区胶质瘤手术技术指南(2018 版)[J]. 中国微侵袭神经外科杂志,2018,23(8):383-384.
[51]中国医师协会脑胶质瘤专业委员会,上海市抗癌协会神经肿瘤分会. 中国中枢神经系统胶质瘤免疫和靶向治疗专家共识[J]. 中华医学杂志,2018,98(5):324-331.
[52]中华医学会儿科学分会神经学组,中国抗癫痫协会,中华儿科杂志编辑委员会. 生酮饮食疗法在癫痫及相关神经系统疾病中的应用专家共识[J]. 中华儿科杂志,2019,57(11):820-825.
[53]柏瑞,赵丽娜,徐兆威,等. 经鼻内镜垂体瘤切除术中颅底重建策略及术后颅内感染因素分析[J]. 中国肿瘤临床,2020,47(14):723-728.
[54]陈美平,朱惠娟. X 连锁肢端肥大性巨人症的发病机制及临床诊疗进展[J]. 中华内分泌代谢杂志,2020,36(11):975-978.

[55]梁苑英竹,袁松,郭宁子,等.注射用醋酸奥曲肽微球体内外释放度分析[J].药物分析杂志,2020,40(06):955-963.
[56]李晓强,张福先,王深明.深静脉血栓形成的诊断和治疗指南(第三版)[J].中国血管外科杂志(电子版),2017,9(04):250-257.
[57]中国颅底外科多学科协作组.听神经瘤多学科协作诊疗中国专家共识[J].中华神经外科杂志,2016,32(3):757-758.
[58]上海交通大学颅神经疾病诊治中心.面肌痉挛诊疗中国专家共识[J].中国微侵袭神经外科杂志,2014,19(11):528-532.
[59]LI X,ZHENG X,WANG X,et al. Microvascular decompression treatment for post-Bell's palsy bemifacial spasm[J]. Neurol Res,2013,35(2):187-192.
[60]FENG B,ZHENG X,ZHANG W,et al. Surgical treatment of pediatric hemifacial spasm patients[J]. Acta Neurochir(Wien),2011,153(5):1031-1035.
[61]常海刚,高国军,黄立勇,等.面肌痉挛微血管减压术后并发迟发性小脑出血1例及文献复习[J].临床神经外科杂志,2019,16(05):443-447.
[62]刘海云,高进喜,陈渊,等.神经电生理监测异常肌肉反应在面神经微血管减压术中的应用[J].中国微创外科杂志,2016,16(06):532-534.
[63]冯英,钟历勇.颅咽管瘤的分子病因学分型与临床意义[J].中华医学杂志,2017,97(22):1753-1755.
[64]郭亚飞,程敬亮,张勇,等.磁共振扩散加权成像在鉴别鞍区恶性生殖细胞肿瘤与颅咽管瘤中的价值[J].中华医学杂志,2017,97(37):2903-2907.
[65]漆松涛,彭俊祥,潘军,等.不同生长方式颅咽管瘤患者垂体功能减退模式[J].中华医学杂志,2018,98(1):19-24.
[66]颅咽管瘤治疗专家共识编写委员会,中华医学会神经外科学分会小儿神经外科学组.颅咽管瘤患者长期内分泌治疗专家共识(2017)[J].中华医学杂志 2018,98(1):11-18.
[67]颅咽管瘤治疗专家共识编写委员会,中华医学会神经外科学分会小儿神经外科学组.颅咽管瘤围手术期管理中国专家共识(2017)[J].中华医学杂志,2018,98(01):5-10.
[68]中华医学会创伤学分会颅脑创伤专业委员会.颅脑创伤患者后脑脊液管理中国专家共识[J].中华神经外科杂志,2019,35(8):760-764.
[69]中华医学会神经外科学分会,中国神经外科重症管理协作组.中国重型颅脑创伤早期康复管理专家共识(2017)[J].中华医学杂志,2017,97(21):1615-1623.
[70]中华医学会神经外科学分会小儿学组,中华医学会神经外科学分会神经重症协作组,《甘露醇治疗颅内压增高中国专家共识》编写委员会.甘露醇治疗颅内区增高中国专家共识[J].中华医学杂志,2019,99(23):1763-1766.
[71]SUN M Z,OH T,IVAN M E,et al. Survival impact of time to initiation of chemoradiotherapy after resection of newly diagnosed glioblastoma[J]. J Neurosurg,2015,122(5):1144-1150.
[72]CARNEY N,TOTTEN A M,O'REILLY C et al. Guidelines for the Management of Severe

Traumatic Brain Injury, Fourth Edition[J]. Neurosurgery, 2017, 80:6-15.
[73] 肖国栋. 徐加平. 石际俊. 未破裂颅内动脉瘤患者管理指南美国心脏协会/美国卒中协会针对医疗专业人员的指南[J]. 国际脑血管病杂志, 2015, (8):561-583.
[74] 姜睿璇. 张娟. 边立衡. 2013 年欧洲卒中组织关于颅内动脉瘤及蛛网膜下腔出血的管理指南(第一部分)[J]. 中国卒中杂志, 2014, 9(06):508-515.
[75] 姜睿璇. 张娟. 边立衡. 2013 年欧洲卒中组织关于颅内动脉瘤及蛛网膜下腔出血的管理指南(第二部分)[J]. 中国卒中杂志, 2014, 9(07):605-612.
[76] 黄清海. 杨鹏飞. 颅内动脉瘤血管内介入治疗中国专家共识(2013)[J]. 中国脑血管病杂志, 2013, 10(11):606-616.
[77] 董漪. 郭珍妮. 李琦. 中国脑血管病临床管理指南(节选版)——蛛网膜下腔出血临床管理[J]. 中国卒中杂志, 2019, 14(08):814-818.
[78] 中国卒中学会科学声明专家组, 濮月华, 荆京, 等. 症状性颅内外动脉粥样硬化性大动脉狭窄管理规范—中国卒中学会科学声明[J]. 中国卒中杂志, 2017, 12(01):64-71.
[79] WANG Y, ZHAO X, LIU L, et al. Prevalence and outcomes of symptomatic intracranial large artery stenoses and occlusions in China: the Chinese Intracranial Atherosclerosis (CICAS) Study[J]. Stroke, 2014, 45:663-669.
[80] 张通, 赵军, 白玉龙, 等. 中国脑血管病临床管理指南(节选版)—卒中康复管理[J]. 中国卒中杂志, 2019, 14(08):823-831.
[81] 霍晓川, 高峰. 急性缺血性卒中血管内治疗中国指南 2018[J]. 中国卒中杂志, 2018, 13(07):706-729.
[82] 中国卒中学会重症脑血管病分会专家撰写组. 急性缺血性脑卒中血管内治疗术后监护与管理中国专家共识[J]. 中华医学杂志, 2017, 97(3):162-172.
[83] 李宝民, 缪中荣, 王拥军, 等. 症状性颅内动脉粥样硬化性狭窄血管内治疗中国专家共识 2018[J]. 中国卒中杂志, 2018, 13(06):594-604.
[84] 濮月华, 荆京, 宗黎霞. 症状性颅内外动脉粥样硬化性大动脉狭窄管理规范——中国卒中学会科学声明(2)[J]. 中国卒中杂志, 2017, 12(02):164-174..
[85] 王陇德. 中国脑卒中防治指导规范[M]. 北京:人民卫生出版社, 2018.
[86] 刘新峰. 脑血管病介入治疗学[M]. 北京:人民卫生出版社, 2019.
[87] 中华医学会外科学分会血管外科学组. 颈动脉狭窄诊治指南[J]. 中华血管外科杂志, 2017, 02(2):78-84.
[88] 烟雾病和烟雾综合征诊断与治疗中国专家共识编写组. 烟雾病和烟雾综合征诊断与治疗中国专家共识(2017)[J]. 中华神经外科杂志, 2017. 33(6):541-547.
[89] 烟雾病治疗中国专家共识编写组. 烟雾病治疗中国专家共识 [J]. 国际脑血管病杂志, 2019, 27(9):645-650.
[90] 陈姣红, 刘东媛, 张红波, 等. 成人出血型烟雾病围手术期护理观察[J]. 中国临床神经外科杂志, 2018, 23(06):437-438.
[91] 陈洋, 何跃, 于加省. 烟雾病颞浅动脉-大脑中动脉搭桥术后过度灌注综合征的研究

进展[J]. 中华神经外科杂志,2015,31(6):638-640.
[92]孙登彬,縻相明,刘运振. 磁共振灌注成像在烟雾病血管重建术中的临床应用价值[J]. 中国临床神经外科杂志,2019,24(02):78-80.
[93]王素平,李芸,王东,等. CTA 与 DSA 对烟雾病的诊断价值分析[J]. 神经损伤与功能重建,2019,14(07):362-363.
[94]景在平,谷涌泉,郑月宏,等. 血管疾病临床护理案例分析[M]. 上海:复旦大学出版社,2019.